Barbara Emmert, Michael Gerstorfer

Crashkurs Gynäkologie

Repetitorium mit Einarbeitung der wichtigsten Prüfungsfakten

1. Auflage

ELSEVIER
URBAN & FISCHER

URBAN & FISCHER München · Jena

Zuschriften und Kritik an:
Elsevier GmbH, Urban & Fischer Verlag, Isabella de la Rosée, Karlstraße 45, 80333 München,
E-Mail: medizinstudium@elsevier.de

Wichtiger Hinweis für den Benutzer
Die Erkenntnisse in der Medizin unterliegen laufendem Wandel durch Forschung und klinische Erfahrungen. Herausgeber und Autoren haben große Sorgfalt darauf verwendet, dass die in diesem Werk gemachten therapeutischen Angaben (insbesondere hinsichtlich Indikation, Dosierung und unerwünschten Wirkungen) dem derzeitigen Wissensstand entsprechen. Das entbindet den Nutzer dieses Werkes aber nicht von der Verpflichtung, anhand der Beipackzettel zu verschreibender Präparate zu überprüfen, ob die dort gemachten Angaben von denen in diesem Buch abweichen, und seine Verordnung in eigener Verantwortung zu treffen.

Wie allgemein üblich wurden Warenzeichen bzw. Namen (z.B. bei Pharmapräparaten) nicht besonders gekennzeichnet.

Um den Textfluss nicht zu stören, wurde bei Patienten und Berufsbezeichnungen die grammatikalisch maskuline Form gewählt. Selbstverständlich sind in diesen Fällen immer Frauen und Männer gemeint.

Bibliografische Information Der Deutschen Bibliothek
Die Deutsche Bibliothek verzeichnet diese Publikation in der Deutschen Nationalbibliografie; detaillierte bibliografische Daten sind im Internet über http://dnb.ddb.de abrufbar.

Planung: Dr. Dorothea Hennessen
Lektorat: Andrea Wintermayr, Dr. Dorothea Pusch
Redaktion: Dr. Dorothea Pusch
Herstellung: Peter Sutterlitte
Satz: abc.Mediaservice, Buchloe
Druck und Bindung: LegoPrint, S.p.A., Lavis (TN)
Umschlaggestaltung: SpieszDesign, Neu-Ulm

Printed in Italy
ISBN 3-437-43520-5

Aktuelle Informationen finden Sie im Internet unter www.elsevier.de

Vorwort

Tolle, lege! – Nimm und lies!
Hl. Augustinus

In dem vorliegenden Buch ist der Stoff der Gynäkologie und Geburtshilfe in kurzer und sehr prägnanter Weise dargestellt. Wir haben nach umfangreichen Recherchen und in Anlehnung an den Gegenstandskatalog zur ärztlichen Prüfung ein Lehrbuch erstellt, welches dem Leser hilft, innerhalb kurzer Zeit das gesamte Spektrum der Gynäkologie und Geburtshilfe zu überblicken.

Das vorliegende Buch soll die Prüfungsvorbereitung in kurzer Zeit ebenso ermöglichen wie das schnelle Nachschlagen eines knapp und präzise erklärten Begriffs. Gerade im Rahmen der heutigen Ausbildung zum Arzt ist es aufgrund der Fülle des Stoffes und der Anzahl verschiedener klinischer Fächer wichtiger denn je, Überblick über ein bestimmtes Fach zu erhalten. So kann ein schnelles und erfolgreiches Verstehen und ein Lernerfolg erzielt werden. Unser Motto lautete dabei: „So kurz wie möglich, aber so lang wie nötig."

Es hat uns Spaß gemacht, dieses Buch zu schreiben, obwohl es ein Stück harter Arbeit war. Diese harte Arbeit mit vielen Stunden der Diskussion, des Recherchierens und Lesens von anderen Lehrbüchern und Fachartikeln und letztlich das Schreiben des Buches selbst, wäre uns nicht ohne die Unterstützung unserer Familien und unserer Ehepartner, Nicole Gerstorfer bzw. Thomas Schachtner, möglich gewesen. Wir möchten uns deshalb besonders bei ihnen bedanken. Zur Fertigstellung eines Buches benötigt man neben einer toleranten Familie aber auch die Unterstützung eines Verlagsteams. Mit unserer Lektorin, Frau Dr. Dorothea Pusch, hatten wir in dieser Hinsicht sehr viel Glück, und wir bedanken uns an dieser Stelle ganz herzlich bei ihr. Weiterer Dank gilt auch Frau Andrea Wintermayr von Elsevier, der „Geburtshelferin" dieses Buches.

Das vorliegende Buch möchten wir aber unseren Müttern, Elsbeth Emmert bzw. Ulrike Gerstorfer, widmen, die uns geboren und erzogen haben.

Burghausen und München, März 2005

Barbara D. Emmert
Michael J. Gerstorfer

Benutzerhinweise

Die Crashkurs-Reihe ermöglicht eine knappe, prägnante Wiederholung des gesamten Prüfungswissens des Faches in verständlicher und strukturierter Form. Durch die strenge Gliederung wird das Wissen aktiviert und systematisiert. Der Stoff kann in kurzer Zeit aufgearbeitet werden und so sind Prüfungsangst und Zeitdruck kein Thema mehr.

- In blau hinterlegten **Kästen** zu Beginn jedes Abschnittes finden sich sog. **keywords**. Sie geben einerseits den Überblick über den im folgenden Abschnitt behandelten Stoff, können aber auch zur eigenen Lernkontrolle genutzt werden: Weiß man zu einem Begriff gar nichts zu sagen, empfiehlt es sich, den entsprechenden Abschnitt noch einmal durchzulesen.
- Die Begriffe der **Randspalte** dienen der Strukturierung und Orientierung innerhalb der Kapitel. Der Lernstoff soll damit in Portionen geteilt werden, die unter einem bestimmten Stichpunkt gespeichert werden können. Zudem soll die gezielte Suche nach bestimmten Begriffen eines Kapitels erleichtert werden. Freier Platz in der Randspalte lässt Raum für eigene Notizen.
- Kästen mit Ausrufezeichen markieren Merksätze, Besonderheiten, Fallstricke des IMPP oder geben Hinweise für mündliche Prüfungen.
- Kästen mit Stethoskop enthalten klinische Hinweise.

Abbildungsverzeichnis

[1] Bürklein D., T. Tischer, A. Weusten, C. Gratzke: Lernkarten Anatomie, 1. Aufl. Elsevier, München 2004

[2] Goerke K. A. Valet: Kurzlehrbuch Gynäkologie und Geburtshilfe, 5. Aufl. Urban & Fischer, München – Jena 2002

[3] Huch, R., C. Bauer (Hrsg.): Mensch – Körper – Krankheit, 4. Aufl. Urban & Fischer, München – Jena 2003

[4] Bühling, K. J., W. Friedmann: Intensivkurs Gynäkologie und Geburtshilfe, 1. Aufl. Urban & Fischer, München – Jena 2004

[5] Hick, Chr., A. Hick: Kurzlehrbuch Physiologie, 4. Aufl. Urban & Fischer, München – Jena 2002

[6] Goerke, K., U. Bazlen (Hrsg.): Pflege konkret. Gynäkologie und Geburtshilfe, 2. Aufl. Urban & Fischer, München – Jena 2002

[7] Oethinger, M.: Kurzlehrbuch Mikrobiologie und Immunologie, 11. Aufl. Elsevier, München 2004

[8] Bruch, H.-P., O. Trentz (Hrsg.): Berchtol Chirurgie, 4. Aufl. Urban & Fischer, München – Jena 2001

Inhaltsverzeichnis

Abkürzungsverzeichnis

A./Aa.	Arteria/Arteriae
ACTH	adrenokortikotropes Hormon
ADH	antidiuretisches Hormon
AGS	adrenogenitales Syndrom
AIDS	acquired immunodeficiency syndrome
AK	Antikörper
ARDS	acute respiratory distress syndrome
AZ	Allgemeinzustand
BE	base excess = Basenüberschuss
BGA	Blutgasanalyse
BZ	Blutzucker
β-HCG	β-Humanchoriongonadotropin
CA	Karzinom
CMV	Zytomegalie-Virus
CT	Computertomographie
DD	Differentialdiagnose
DHEA	Dehydroepiandrosteron
DIC	disseminierte intravasale Gerinnung
EBV	Epstein-Barr-Virus
EEG	Elektroenzephalogramm
EIA	Enzym-Immunoassay
ELISA	enzyme-linked immuno sorbent assay
EUG	Extrauteringravidität
FSH	Follikel-stimulierendes Hormon
FTA-Abs	Fluoreszenz-Treponemen-Antikörper-Absorptionstest
Gl./Gll.	Glandula/Glandulae
GHRH	growth hormone releasing hormone
GnRH	gonadotropin releasing hormone
γ-GT	γ-Glutamyl-Transferase
Hb	Hämoglobin
HCG	Humanchoriongonadotropin
HF	Herzfrequenz
HHL	Hypophysenhinterlappen
Hkt	Hämatokrit
HLA	human lymphocyte antigen
HMV	Herzminutenvolumen
HSV	Herpes-simplex-Virus
HVL	Hypophysenvorderlappen
HZV	Herzzeitvolumen
I. E.	internationale Einheit(en)
i. m.	intramuskulär
i. v.	intravenös
JÜR	Jahresüberlebensrate
KI	Kontraindikation
Krea	Kreatinin
LH	luteinisierendes Hormon
LHRH	Luteinisierendes-Hormon-Releasing-Hormon
LK	Lymphknoten
M.	Morbus
M./Mm.	Musculus/Musculi
MRT	Magnetresonanztomographie
MSH	Melanozyten-stimulierendes Hormon
N./Nn.	Nervus/Nervi
Nl./Nll.	Nodus lymphaticus/ Nodi lymphatici
NNR	Nebennierenrinde
OP	Operation
pCO_2	Kohlendioxidpartialdruck
PCR	Polymerase-Kettenreaktion
PET	Positronenemissionstomographie
p. c.	post conceptionem
p. m.	post menstruationem
p. o.	per os (= peroral)
p. p.	post partum
pO_2	Sauerstoffpartialdruck
RR	Blutdruck
SD	Schilddrüse
Sono	Sonographie
SSW	Schwangerschaftswoche
STH	somatotropes Hormon (Wachstumshormon)
T_3	Trijodthyronin
T_4	Thyroxin
TBG	thyroxinbindendes Globulin
TEE	transösophageale Echokardiographie
TPHA	Treponema-pallidum-Hämagglutinationstest
TPI	Treponema-pallidum-Immobilisationstest
TRH	thyreotropin releasing hormone
TSH	Thyroidea-stimulierendes Hormon
VDRL	veneral disease research laboratory test
V./Vv.	Vena/Venae
ZVK	Zentralvenenkatheter

1 Geschlechtsspezifische Entwicklung und ihre Störungen

B. Emmert

1.1 Sexuelle Differenzierung und ihre Störungen

1.1.1 Normale Geschlechtsentwicklung

Geschlechtsentwicklung · Entwicklung der weiblichen Geschlechtsorgane

Geschlechtsentwicklung

- bis 7.–8. SSW ist das **Geschlecht** des Embryos **undifferenziert**
- **TDF** (Testes determinierender Faktor) ist auf dem Y-Chromosom kodiert
- Ist **kein Y-Chromosom vorhanden**, wird TDF nicht exprimiert: Die Anlage ist weiblich
- Ist ein **Y-Chromosom vorhanden**, wird TDF exprimiert: Es kommt zur Hodenanlage
- Für das **männliche Geschlecht** sind zusätzliche Hormonstimuli notwendig:
  - Leydig-Zwischen-Zellen → **Testosteron**
  - Sertoli-Zellen → **AMH** (Anti-Müller-Hormon)
- Die Hormonbildung beginnt ab der 8. SSW

Entwicklung der weiblichen Geschlechtsorgane

- 4. SSW: **Urkeimzellen** wandern aus dem Dottersack in die Genitalleiste
- Ansiedlung der Keimzellen in den **primären Keimleisten**
- Weiterentwicklung zu **Ovarien**
- Rinde mit **Oogonien**
- umgebendes Zölomepithel mit **Follikelzellen**
- Anlage von zwei **Genitalsträngen:**
  - **Wolff-Gang** = Urnierengang → Rückbildung → **Gartner Gang**
  - **Müller-Gang** → Uterus, Tuben, obere zwei Drittel des Uterus
- Sinus urogenitalis → unteres Drittel des Uterus
- Genitalhöcker, Genitalfalte, Genitalwulst → Klitoris, kleine und große Labien

1.1.2 Störungen der Geschlechtsentwicklung

Epidemiologie · chromosomale Aberrationen · Mosaikbildung · Gonadendysgenesie · Intersexualität · Diagnostik

Epidemiologie

Risiko einer gestörten Geschlechtsentwicklung steigt mit **Alter der Mutter:**

- > 35. Lebensjahr: 10/1000 Lebendgeburten
- > 40. Lebensjahr: 25/1000 Lebendgeburten
- > 45. Lebensjahr: 60/1000 Lebendgeburten

Chromosomale Aberrationen

nummerische Aberrationen · strukturelle Aberrationen · Punktmutationen

nummerische Aberrationen

- Entstehung durch sog. **Nondisjunction** (fehlerhafte Aufteilung homologer Chromosomen) in der Meiose (Reifeteilung)
- die beiden dabei entstehenden Gameten besitzen nicht jeweils 1 Chromosom, sondern 0 (aploid) bzw. 2 Chromosomen (diploid)
- bei der Befruchtung entstehen dann durch die Konjugation Zellen mit nur 1 Chromosom (**Monosomie**) bzw. mit drei Chromosomen (**Trisomie**)

Monosomien

– gonosomal

Krankheitsbilder s. Kap. 1.1.3

- 45, XO (Ullrich-Turner-Syndrom)
- fehlendes X-Chromosom

– autosomal

fehlendes Autosom

! Autosomale Monosomien sind **nicht mit dem Leben vereinbar!**

Trisomien

– gonosomal

Krankheitsbilder s. Kap. 1.1.3

- 47, XXY (Klinefelter-Syndrom)
- 47, XXX (Triple-X-Syndrom)

– autosomal

- Trisomie 21 (Down-Syndrom)
- Trisomie 18 (Edwards-Syndrom)
- Trisomie 13 (Pätau-Syndrom)

strukturelle Aberrationen

Entstehung während **Crossing-over** in der Prophase der Meiose
Strukturveränderung durch Gewinn/Verlust eines Chromosomenteils

Formen

- **Deletion:** Verlust eines Chromosomenstücks
- **Defizienz:** Verlust eines Chromosomenendes, evtl. Ausbildung eines Ringchromosoms
- **Isochromosom:** Verlust beider kurzer oder beider langer Arme
- **Translokation:** Übertragung eines Chromosomenteils auf ein anderes Chromosom
- **reziproke Translokation:** Austausch von Chromosomenteilen, dadurch Entstehung partieller Mono- oder Trisomien

Strukturanomalien

Krankheitsbilder s. Kap. 1.1.3

– gonosomal

- Swyer-Syndrom

– autosomal

- partielle Monosomie 5p (Cri-du-chat-Syndrom)

Punktmutation

Formen

Austausch, **Deletion** (Verlust) oder **Insertion** (Einfügen) von einzelnen Basen oder Basensequenzen. Dadurch entsteht eine Verschiebung des Leserasters und damit eine **Veränderung der Aminosäuresequenz** und des Genproduktes.

Mutationsbeispiele

Krankheitsbilder s. Kap. 1.1.3

- testikuläre Feminisierung
- adrenogenitales Syndrom
- fragiles X-Chromosom

gonosomale Störung	Krankheitsbild	Chromosomen
nummerische Aberration Monosomie Trisomie	 Ullrich-Turner-Syndrom fehlendes Gonosom Klinefelter-Syndrom XXX-Syndrom	 45, X0 47, XXY 47, XXX
strukturelle Aberration	Swyer-Syndrom	46, XY
Punktmutation	testikuläre Feminisierung adrenogenitales Syndrom fragiles X-Chromosom	46, XY 46, XX 46, XY oder 46, XX

Tab. 1.1: Übersicht über gonosomale Störungen

Mosaikbildung

Durch mitotische Non-disjunction in der postzygotischen Phase entstehen **mehrere Zelllinien mit unterschiedlichem Chromosomensatz** innerhalb eines Körpers.

Mosaikbeispiel

Pseudo-Turner-Mosaik

Gonadendysgenesie

Hypoplasie der Gonaden

Dysgenesiebeispiel

- im Rahmen eines **Syndroms:** Ullrich-Turner-Syndrom
- **isoliert:** Swyer-Syndrom

Form	Krankheitsbild	Chromosomen
Gonadendysgenesie	Ullrich-Turner-Syndrom Noonan-Syndrom Swyer-Syndrom XX-Gonadendysgenesie XY-Gonadendysgenesie	45, X0 46, XY 46, XX 46, XY
Genitalfehlentwicklung	XX-Mann-Syndrom Klinefelter-Syndrom Ullrich-Turner-Syndrom	46, XX 47, XXY 45, X0

Tab. 1.2: Formen gestörter Geschlechtsentwicklung

Intersexualität

hormonal-endogen · exogen psychisch

hormonal-endogen

Hermaphroditismus verus (echter Zwitter)

- Hoden und Eierstöcke liegen **gleichzeitig** vor (einzeln oder zu einem Organ verschmolzen
- chromosomales Geschlecht kann männlich oder weiblich sein

Pseudohermaphroditismus

Abweichung der ausgebildeten Geschlechtsorgane und sekundären Geschlechtsmerkmale vom chromosomalen Geschlecht und den angelegten Keimdrüsen:

- **Pseudohermaphroditismus masculinus:**
  - testikuläre Feminisierung (46, XY; Androgenresistenz durch Rezeptordefekt)
  - Pseudohermaphroditismus masculinus internus (defekte Konversion von Testosteron in Dihydrotestosteron)

- **Pseudohermaphroditismus femininus:** adrenogenitales Syndrom (Störung in der Steroidbiosynthese mit vermehrter Ausschüttung von Androgenen)

exogen psychisch Transsexualität (psychischer Wunsch, dem anderen Geschlecht anzugehören, und dementsprechendes Handeln)

Diagnostik

genetische Erkrankung von Verwandschaft / Geschwister / Fetus · Alter der Eltern

Als diagnostische Maßnahmen stehen die **Chorionzottenbiopsie** bzw. **Amniozentese** zur Verfügung. Indikation:
- genetische Erkrankung der Eltern
- genetische Erkrankung direkter Verwandter der Eltern
- vorhergehendes Geschwister mit Chromosomenaberration
- Alter der Mutter > 35 Jahre
- Alter des Vaters > 45 Jahre
- klinischer Anhalt für eine genetische Erkrankung des Fetus (z. B. Sonographie: Messung der Nackenfalte)

1.1.3 Klinische Beispiele gestörter Geschlechtsentwicklung

Ullrich-Turner-Syndrom · Noonan-Syndrom · fehlendes X-Chromosom · Klinefelter-Syndrom · XXX-Syndrom · XY-Gonadendysgenesie · XX-Gonadendysgenesie · XX-Mann-Syndrom · testikuläre Feminisierung · adrenogenitales Syndrom · fragiles X-Syndrom · Hermaphroditismus verus · Transsexualität

Ullrich-Turner-Syndrom

Definition: 45, X0 · Epidemiologie
Klinik: weiblicher Phänotyp · Kleinwuchs · sexueller Infantilismus · Kopf-/Halsanomalien · Lymphödem · Organfehler
Therapie: Wachstums- / Geschlechtshormone

Definition **Monosomie (45, X0)** mit Verlust eines Geschlechtschromosoms

Epidemiologie 0,4 / 1000 Lebendgeburten

95 % der Ullrich-Turner-Syndrom-Anlagen **entwickeln sich nicht weiter,** sterben intrauterin ab und werden meist schon mit der nächsten Menstruation ausgestoßen!

Klinik
- **weiblicher Phänotyp**
- Hypoplasie von Mammae (infantile mammae), Vulva, Vagina, Uterus und Ovarien (Gonadendysgenesie, Streak-Gonaden)
- fehlende bzw. geringe Schambehaarung
- primäre Amenorrhoe und Sterilität
- Kleinwuchs

- alt wirkendes Sphinxgesicht
- tiefer Haaransatz
- Pterygium colli (Faltenhals)
- Schild- oder Fassthorax
- antimongoloide Augenstellung
- Lymphödeme an Füßen und Händen
- Herzfehler (Aortenisthmusstenose)
- Fehlbildungen von Nieren und Harnleitern
- Skelettanomalien.

Therapie

- < 12. Lebensjahr: Substitution von Wachstumshormonen (bewirkt wenig, da Kleinwuchs genetisch determiniert)
- > 12. Lebensjahr: Substitution von Geschlechtshormonen (Östrogen, Gestagen)

Noonan-Syndrom (Pseudo-Ullrich-Turner-Syndrom)

Definition: keine Chromosomenaberration
Klinik: s. Ullrich-Turner-Syndrom
Therapie: symptomatisch

Definition **keine nachweisbare Chromosomenaberration (46, XY)**, vermutlich ist das Y-Chromosom beschädigt

Klinik Symptomatik wie bei Ullrich-Turner-Syndrom

Therapie symptomatisch

Fehlendes X-Chromosom

Definition: Mutation FMR1-Gen durch CGG-Triplet-Expansion · Epidemiologie
Klinik: bei > 200 Repeats nicht mit dem Leben vereinbar

Definition Mutation am FMR1-Gen durch CGG-Tripletexpansion

Epidemiologie 0,5/1000 Lebendgeburten

Klinik nicht mit dem Leben vereinbar

Repeat = sich mit bestimmter Häufigkeit wiederholende DNA-Basensequenz:
normal: 6–54 Repeats
symptomlose Überträger: 55–200 Repeats
nicht mit dem Leben vereinbare Erkrankung: > 200 Repeats

Klinefelter-Syndrom

Definition: 47, XXY · Epidemiologie
Klinik: Hochwuchs · männlicher Phänotyp · verminderte Geschlechtsentwicklung · Pubertas tarda
Therapie: Testosteron

Definition **Trisomie (47, XXY)**, selten 48, XXXY, 48, XXYY, 49, XXXXY, 49, XXXYY

Epidemiologie 0,4 / 1000 Lebendgeburten

Klinik

- **eunuchoider Hochwuchs** durch verzögerten Epiphysenschluss an den Extremitäten
- männliches äußeres Genitale
- hypoplastischer Hoden
- **Infertilität** durch fehlende Spermiogenese
- retinierte Nebenhoden
- kleines Skrotum
- Osteoporose
- **Gynäkomastie** mit weiblicher Behaarung
- Pupertas tarda
- Intelligenzminderung

Therapie Substitution von Testosteron bei Hormonmangel.

! Auch unter Hormontherapie kann **keine Fertilität** erreicht werden.

XXX-Syndrom (Triple-X-Syndrom)

Definition: 47, XXX · Barr-Körperchen
Klinik: vorzeitiges Klimakterium · psychische Erkrankungen · Epilepsie
Therapie: symptomatisch

Definition

- **Trisomie X** (**47, XXX** „Super woman")
- Nachweis von 2 Barr-Körperchen in Mundschleimhaut

Klinik

- meist **unauffälliger Phänotyp**
- vorzeitiges Klimakterium
- verminderte Fertilität bzw. Sterilität
- **psychische** Erkrankungen
- epileptische Anfälle

Männliche Nachkommen fertiler Frauen mit XXX-Syndrom weisen in vielen Fällen ein **Klinefelter-Syndrom** auf!

Therapie symptomatisch

XY-Gonadendysgenesie (Swyer-Syndrom)

Definition: strukturelle Aberration · HY-Antigen
Klinik: weiblicher Phänotyp · retinierte Hoden · Sterilität
Therapie: Östrogene · Gestagene · Gonadenentfernung

Definition

- **46, XY**
- Mutation im SRY-Gen → keine Expression des TDF

Klinik

- weiblicher Phänotyp
- infantiler Habitus

- hypoplastisches weibliches Genitale, spärl. Schambehaarung
- Amenorrhoe
- Sterilität
- vorhandene Keimleisten

> Die angelegten Keimleisten habe eine hohe Entartungstendenz!

Therapie

- Substitution von Östrogenen und Gestagenen
- operative Entfernung der Keimleisten

XX-Gonadendysgenesie

> **Definition:** fehlerhafter FSH-Rezeptor durch Punktmutation
> **Klinik:** primäre Amenorrhoe, Sterilität
> **Therapie:** zyklische Hormonsubstitution

Definition

Punktmutation führt zu fehlerhaftem FSH-Rezeptor und Untergang der Granulosazellen

Klinik

- primäre Amenorrhoe
- Sterilität

Therapie

zyklische Substitution von Östrogenen und Gestagenen

XX-Mann-Syndrom

> **Definition:** Translokation eines Y-Teils auf das X-Chromosom
> **Klinik:** männlicher Phänotyp · kleine Testes · rudimentärer Penis · Azoospermie · Gynäkomastie
> **Therapie:** Hormonsubstitution

Definition

- **46, XX**
- Translokation eines Teiles des Y-Chromosoms auf das X-Chromosom mit Expression des TDF

Klinik

- **weiblicher Karyotyp**, aber **männlicher Phänotyp**
- kleine Testes
- rudimentärer Penis
- Azoospermie
- **Gynäkomastie** und weiblicher Körperbau

Therapie

Hormonsubstitution (Testosteron)

Testikuläre Feminisierung

> **Definition:** Androgenresistenz durch veränderten Rezeptor · Epidemiologie
> **Klinik:** weiblicher Phänotyp · Vagina blind endend · Uterus/Adnexe fehlen · Amenorrhoe/Sterilität · Sekundärbehaarung fehlt · Hochwuchs
> **Therapie:** Hormonsubstitution

Definition
- Pseudohermaphroditismus masculinus (siehe auch unten)
- Mutation des Androgenrezeptorgens

Epidemiologie
0,05/1000 Lebendgeburten

Klinik
- **weiblicher Phänotyp** mit normaler Brustentwicklung
- Vagina endet blind
- Fehlen von Uterus, Tuben und Ovarien
- Amenorrhoe
- Sterilität
- fehlende Sekundärbehaarung („hairless woman")
- Hochwuchs (> 1,75 m)
- weibliche sexuelle Identität

Therapie
Substitution von Östrogen und Gestagen

Adrenogenitales Syndrom

Definition: Störung in der Steroidbiosynthese · Epidemiologie
Klinik: bei Mädchen: Pseudohermaphroditismus femininus · bei Jungen: Pseudopubertas praecox, Hodenatrophie und Azoospermie
Therapie: Substitution von Hydrocortison oder Prednisolon

Definition
Mutation der Oxidoreduktase → Störung in der Steroidbiosynthese mit vermehrter Androgenausschüttung

Epidemiologie
0,1/1000 Lebendgeburten

Klinik

allgemein
- Kleinwuchs durch verfrühten Epiphysenschluss

Mädchen
- Pseudohermaphroditismus femininus
- primäre Amenorrhoe
- Virilisierung und Hirsutismus
- unauffälliges inneres Genitale und Ovarien

Jungen
- Pseudopubertas praecox mit Penishypertrophie und zu früh einsetzendem Bartwuchs
- Hodenatrophie mit Azoospermie

Therapie
Substitution von Hydrocortison bzw. Prednisolon

Fragiles X-Chromosom

Definition: Mutation im FMR1-Gen · Synonym · Epidemiologie
Klinik: Hodenvergrößerung · großer Hirnschädel · Hyperaktivität · geistige Retardierung · Epilepsie
Therapie: symptomatisch

Definition
Mutation im FMR1-Gen

Synonym
Martin-Bell-Syndrom, Marker-X-Syndrom

Epidemiologie
0,5/1000 Lebendgeburten

Klinik

- Hodenvergrößerung
- großer Hirnschädel
- Hyperaktivität
- geistige Retardierung
- Epilepsie

> **Betroffen sind meist Männer,** Frauen mit einer Teilmutation können völlig symptomfrei sein.

Therapie

symptomatisch

Hermaphroditismus verus

> **Definition:** gleichzeitiges Auftreten von Ovar und Hoden · Epidemiologie
> **Klinik:** rein weiblich, männlich oder gemischt · Sterilität
> **Therapie:** operative Korrektur · Hormonsubstitution

Definition

- echter Zwitter
- **gleichzeitiges Vorliegen von Ovar und Hoden** entweder getrennt oder als Testovar / Ovartestes

> **!**
> - **Hermaphroditimus verus** = echte Intersexualität mit Anlage beider Geschlechter
> - **Pseudohermaphroditismus masculinus** = bedingt durch zu geringe Einwirkung von Androgenen (Synthesestörung, Androgenresistenz). Bsp.: testikuläre Feminisierung
> - **Pseudohermaphroditismus femininus** = bedingt durch zu starke Androgeneinwirkung (Androgenzuführung, zu starke Ausschüttung). Bsp.: Adrenogenitales Syndrom

Epidemiologie

sehr selten

Klinik

- Karyotyp meist rein weiblich oder männlich
- Phänotyp männlich, weiblich oder gemischt
- Hoden und Ovar liegen als Testovar, Ovartestis oder getrennt vor.
- Sterilität

> Sehr selten liegt als Karyotyp ein **Mosaik** vor.

Therapie

- Unterstützung des vorherrschenden Geschlechts
- operative Korrektur: plastische Korrektur und Entfernung der anderen Geschlechtsmerkmale
- Hormonsubstitution (weiblicher Typ Östrogen und Gestagen, männlicher Typ Testosteron)

Transsexualität

Definition: Wunsch, dem anderen Geschlecht anzugehören
Therapie: Hormonsubstitution · Geschlechtsumwandlung

Definition Der Wunsch, dem anderen anatomischen Geschlecht anzugehören, mit dementsprechendem Handeln und dem fehlendem Zugehörigkeitsgefühl zum eigenen Geschlecht. Ziel ist meist eine Geschlechtsumwandlung.

Therapie medikamentöse (Hormonsubstitution) bzw. operative Therapie (Geschlechtsumwandlung)

1.2 Struktur und Funktion der weiblichen Fortpflanzungsorgane und der Brustdrüse

M. Gerstorfer

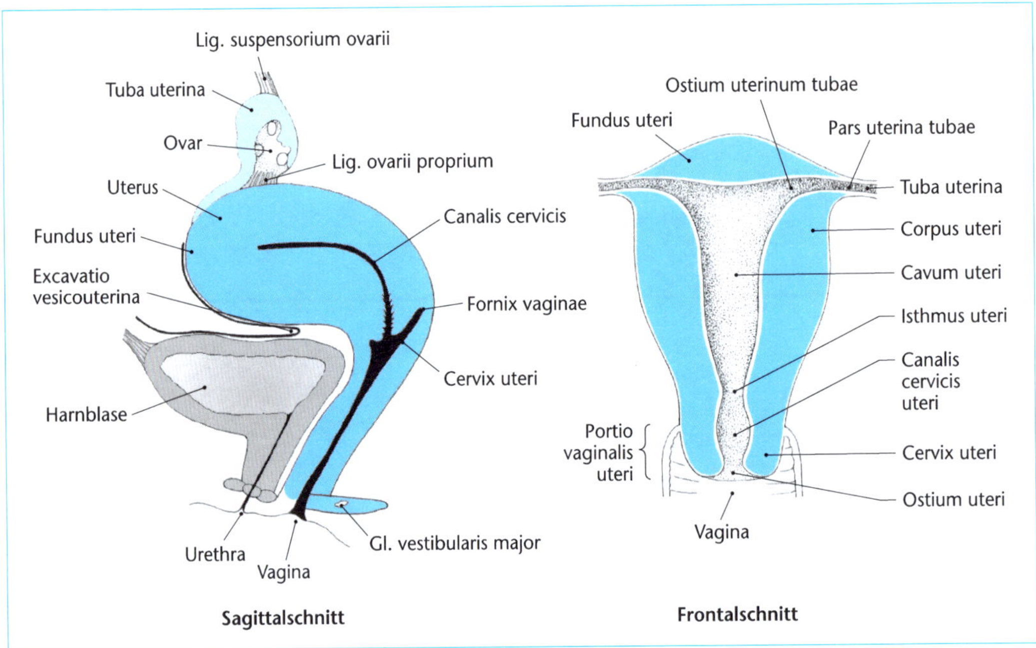

Abb. 1.1: Weibliche Fortpflanzungsorgane [1]

1.2.1 Anatomie des weiblichen Beckens

knöchernes Becken · Beckenboden · funktionelle Einteilung

knöchernes Becken
Knochen

Das knöcherne Becken wird aus folgenden Knochen gebildet:
- **Ossa coxae** (Hüftbeine)
- **Os sacrum** (Kreuzbein)
- **Os coccygis** (Steißbein)

Das paarige Os coxae besteht aus 3 miteinander verschmolzenen Knochen: **Os ilii** (Darmbein), **Os pubis** (Schambeim) und **Os ischii** (Sitzbein).

Aufbau

- An den beiden Seiten liegen die beiden **Ossa coxae** (Hüftbeine), die nach ventral über die **Symphyse** miteinander verbunden sind.
- Dorsal liegen das **Os sacrum** (Kreuzbein), an dessen kaudaler Spitze sich das **Os coccygis** (Steißbein) befindet. Das Os sacrum steht mit den Ossa coxae über das **Iliosakralgelenk (ISG)** in Verbindung.
- Der **Beckenring** wird aus 3 Knochen gebildet: dem Os sacrum und den beiden Ossa coxae.
- Im Unterschied zum männlichen Becken ist das weibliche **breiter und niedriger**. Dadurch bietet es mehr Platz. Dieser Geschlechtsunterschied bildet sich erst mit dem Beginn der Pubertät aus.

> Während einer **Schwangerschaft** führt die hormonelle Umstellung zu einer **Auflockerung der Knochenverbindungen** im Bereich des Beckenringes:
> - **Stellungsänderung der Symphyse** → Änderung des Winkels der Ossa coxae zueinander → das Becken wird insgesamt weiter und bietet der Frucht mehr Platz
> - **Auflockerung der ISG** → vermehrte Beweglichkeit der Ossa coxae zum Os sacrum → dadurch vergrößert sich der Beckendurchmesser
> - **Abwinkelung des Steißbeines** → mehr Platz für die Frucht nach kaudal

Beckenboden

Nach unten wird das Becken vom muskulären Beckenboden verschlossen. Dabei handelt es sich um 3 Muskelschichten, die übereinander angeordnet sind:

Diaphragma pelvis

- **Lage:** bildet oberhalb des Diaphragma urogenitale die untere Begrenzung des Beckens (Abschluss des knöchernen Beckenrings zwischen den Beckenknochen nach unten)
- **Aufbau:**
  - besteht im Wesentlichen aus dem **M. levator ani** und dem **M. coccygeus**
  - enthält nur Öffnungen für Harn- und Geschlechtsorgane sowie den Enddarm
  - stärkste Schicht des muskulären Beckenbodens
- **Innervation:** Plexus sacralis S3–4

Diaphragma urogenitale

- **Lage:** zwischen Symphyse, Rami inferiores ossis pubis und Tuber ischiadicum
- **Aufbau:** besteht im Wesentlichen aus dem M. transversus perinei profundus.
- **Innervation:** N. pudendus

Schließmuskelschicht

- **Lage:** unterhalb des Diaphragma urogenitale
- **Aufbau:** besteht im Wesentlichen aus dem M. sphincter ani externus und dem M. bulbospongiosus
- **Innervation:** N. pudendus

Sphinktersystem: s. Kap. 10.2

funktionelle Einteilung

großes Becken: enthält Abdominalorgane (z. B. Schlingen des Ileums, Teile des Colons)

kleines Becken: enthält Blase, Genitalorgane und Enddarmabschnitte sowie deren zu- und abführende Nerven und Gefäße

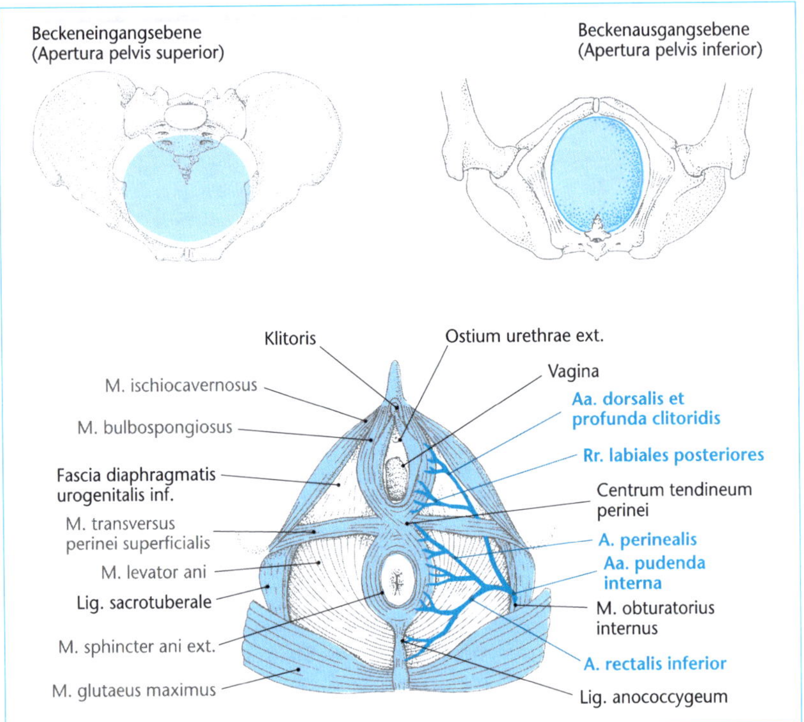

Abb. 1.2: Weiblicher Beckenboden, Schema [2]

! Die **Linea terminalis** stellt die Grenzlinie zwischen großem und kleinem Becken dar. Dabei handelt es sich um die gedachte Linie, die vom Promontorium auf der Innenseite des Os ilium (Darmbein, Teil des Hüftbeins) über das Tuberculum pubicum bis zur Symphyse verläuft.

1.2.2 Einteilung der weiblichen Geschlechtsorgane

Fortpflanzungsorgane · Brustdrüse · primäre/sekundäre Geschlechtmerkmale

Bei den weiblichen Geschlechtsorganen unterscheidet man:

- Fortpflanzungsorgane:
  - äußeres Genitale
  - inneres Genitale
- Brustdrüse

primäre Geschlechtsmerkmale

Bereits bei Geburt vorhandene Geschlechtsorgane, die der Reifung und Ausbildung der Eizellen, dem Geschlechtsverkehr und der anschließenden Aufnahme der Frucht dienen. Dazu gehören Vulva, Vagina, Uterus und Tuben.

sekundäre Geschlechtsmerkmale

Merkmale, die sich erst in der Pubertät **unter dem Einfluss von Geschlechtshormonen** entwickeln und nicht primär der Ausbildung von Eizellen, Zeugung oder Austragung dienen. Als Beispiel sind die Mammae oder die Körperbehaarung zu nennen.

1.2.3 Anatomie, Funktion und Fehlbildungen des äußeren Genitales

Aufbau · Innervation · Blut-/Lymphgefäße · Funktion · Hymenalatresie

Aufbau

Das äußere Genitale wird im Allgemeinen als **Vulva** bezeichnet. Sie besteht aus dem Mons pubis, den Schamlippen, der Klitoris, verschiedenen Drüsen und dem Hymen.

Mons pubis (Schamhügel)

subkutanes Fellpolster kranial der Symphyse. Geht nach lateral in die Schamlippen über.

Labia (Schamlippen)

Man unterscheidet:
- **Labia maiora** (große Schamlippen): beidseits des **Vestibulum vaginae** liegende behaarte Hautfalten, die aus dem Corpus cavernosum hervorgehen. Sie bilden den Schamspalt und bedecken i. d. R. die kleinen Schamlippen.
- **Labia minora** (kleine Schamlippen): beidseits des **Vestibulum vaginae** liegende unbehaarte Hautfalten aus gefäß- und nervenreichem Bindegewebe. Sie umschließen das **Vestibulum vaginae** (Scheidenvorhof) und das **Ostium urethrae externum** (Harnröhrenöffnung).

Klitoris (Kitzler)

- ventrale Verbindung zwischen den beiden kleinen Schamlippen
- besteht aus zwei erektilen Schwellkörpern **(Corporae clitoridis).** Diese vereinigen sich zur **Glans ciltoridis,** die vom **Praeputium clitoridis** bedeckt ist.
- wird von vielen Nerven durchzogen und innerviert (einer der zentralen Punkte der sexuellen Erregung der Frau)
- ist entwicklungsgeschichtlich mit dem männlichen Penis vergleichbar

Hymen (Jungfernhäutchen)

- liegt zwischen Vulva und Vagina am Eingang zur Vagina
- stellt die Grenze zwischen äußerem und innerem Genitale dar
- umgibt bei der Jungfrau den Eingang zur Vagina und besitzt eine zentrale Öffnung, die zum Abfluss des Menstruationsblutues nötig ist.
- zerreißt beim ersten Geschlechtsverkehr (bzw. dehnt sich stark) und ist im weiteren Leben allenfalls nur noch angedeutet sichtbar

Vulvadrüsen

Die Vulvadrüsen sondern, besonders bei sexueller Erregung, schleimiges Sekret ab. Dadurch wird die Penetration erleichtert. Man unterscheidet:
- **Bartholin-Drüsen** im hinteren Teil der Labien (sezernieren über einen Ausführungsgang hinter die Labiae minorae)
- **Glandulae paraurethrales** und **Glandulae vestibulares minores** im Bereich des Ostium urethrae externum und des Vestibulum vaginae

Innervation

Die sensible Innervation erfolgt über den **N. pudendus** (aus S3–5), den R. genitalis des **N. genitofemoralis** und die Rr. labiales anteriores des **N. ilioinguinalis.**

Blut-/Lymphgefäße

Arterien/Venen

siehe Vagina

Lymphabfluss

Der untere Teil der Vagina und die Vulva drainieren in die **Nll. inguinales superficialies** und dann weiter in die **Nll. inguinales profundi** und **epigastrici.**

Funktion

Das äußere Genitale dient der Vorbereitung auf den Geschlechtakt, zudem ist hier der Sitz der sexuellen Erregung.

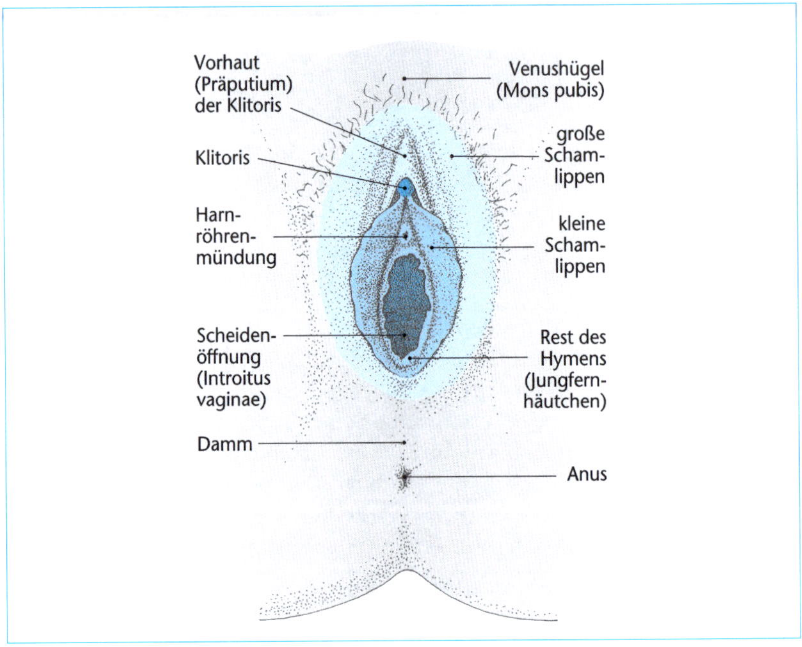

Abb. 1.3: Äußeres weibliche Genitale, Blick von oben [3]

Hymenalatresie (Hymen imperforatus)

Definition — angeborener völliger Verschluss der Scheide durch ein nicht durchgängiges Hymen

Klinik
- rezidivierende Regelschmerzen im Unterbauch ohne Eintritt einer Blutung (Molimina menstrualis)
- das Blut staut sich in der Vagina vor dem Hymen (Hämatokolpos) zurück, die Stauung kann bis in den Uterus (Hämatometra) und sogar bis in die Tuben (Hämatosalpinx) reichen

Therapie — Querspaltung des Hymens und Ausräumung (Infektionsgefahr!)

1.2.4 Anatomie, Funktion und Fehlbildungen des inneren Genitales

Vagina · Uterus · Tuben · Ovarien

Vagina (Scheide)

Größe/Lokalisation · Begrenzungen · Aufbau · Innervation · Blut-/Lymphgefäße · Funktion · zyklische Veränderungen · Fehlbildungen

Größe/Lokalisation Die Vagina ist etwa **8–10 cm lang.** Sie erstreckt sich vom **Ostium vaginae** (Eingang der Vagina), welches das Ende der Vulva nach innen darstellt, bis zur **Cervix uteri**, die in die Scheide hineinragt.

Begrenzungen
- **nach kaudal:** Die Vagina ist nach unten hin zur **Vulva** offen.

- **nach kranial:** Wird die Vagina nach oben hin von der **Portio vaginalis uteri** verschlossen.
- **nach ventral:** Über das **Septum vesicovaginale** und das **Septum urethrovaginale** besteht eine Verbindung zu Harnblase und Harnröhre (Urethra).
- **nach dorsal:** Über das **Septum rectovaginale** besteht eine Verbindung zum Rectum.

Aufbau

Bei der Vagina handelt es sich um ein schlauchförmiges muskulöses **Hohlorgan.** Außen ist sie von Bindegewebe (sog. **Paracolpium**) umgeben, das sich zwischen den Septen befindet. Innen wird sie von Schleimhaut ausgekleidet.

Scheidengewölbe

Der Vaginalschlauch umschließt den unteren Teil des Uterus, der etwas in die Scheide ragt. Dadurch entstehen die 4 Scheidengewölbe:

- **vorderes Scheidengewölbe:** großes Scheidengewölbe, liegt der Blase an
- **seitliche Scheidengewölbe**: 2 kleine seitliche Scheidengewölbe, liegen der umgebenden Muskulatur an
- **hinteres Scheidengewölbe (Receptaculum seminis):** großes Scheidengewölbe im dorsalen Teil der Scheide, das die Spermien nach dem Koitus aufnimmt. Es liegt dem Douglas-Raum (Excavatio rectouterina = tiefster Punkt des Peritonealraums) an.

> Bei einer **Blutung im Bauchraum** findet man bei der Ultraschalluntersuchung im Douglas-Raum eine Ansammlung von freier Flüssigkeit, da dies der tiefste Punkt im Peritonealraum ist.

Schleimhaut und Muskelschichten

Die Schleimhaut besteht aus unverhorntem mehrschichtigem Plattenepithel. Im Inneren der Vagina erkennt man quer verlaufende Falten (sog. **Rugae**, sie werden bei der Geburt zerstört).
Die Vagina wird von 2 Muskelschichten umgeben: innere Längsmuskelschicht, äußere zirkuläre Muskelschicht.

Innervation

Die sensible Innervation erfolgt über den **N. pudendus** (aus S3–5), den **R. genitalis des N. genitofemoralis** und die **Rr. labiales anteriores des N. ilioinguinalis.**

Blut-/Lymphgefäße

Arterien

- kranialer Anteil der Vagina: **A. vaginalis** aus der **A. uterina** (Ast der A. iliaca interna)
- mittlerer Teil der Vagina: **A. vesicalis inferior** aus der **A. iliaca interna.**
- kaudaler Teil der Vagina: **A. pudenda interna** aus **A. iliaca interna** und der **A. rectalis media**.

Venen

Die Venen begleiten die gleichnamigen Arterien.

Lymphabfluss

- Vulva und unteres 1/3 der Vagina: **Nll. inguinales superficiales**
- obere 2/3 der Vagina und Cervix uteri: **Nll. iliaci externi**

Funktion

Die Vagina dient dem Geschlechtsakt und der Geburt.

zyklische Veränderungen

Je nach Stand des weiblichen Zyklus passt sich das mehrschichtige unverhornte Plattenepithel funktionell an. Es handelt sich um sehr hormonsensitive Zellen.

Follikelphase

- Im Mikroskop zeigt sich ein sog. follikuläres Zellbild mit großen einzeln liegenden, polyedrischen Zellen **(Parabasalzellen).** Diese Zellen verfügen zunächst über einen bläschenförmigen, später eher kleinen Kern.
- Die Zellen sind eosinophil (Rotfärbung).

Corpus-luteum-Phase

- Es kommt zur Massenabschilferung der Epithelien. Dabei bilden sich typischerweise Haufen und Falten. Die sog. **Intermediärzellen** haben einen bläschenförmigen Kern.
- Die Zellen sind vorwiegend basophil (Blaufärbung).

Scheidenflora

Je nach Alter setzt sich die Scheidenflora anders zusammen:

- **bis zur Pubertät:** hauptsächlich Staphylokokken und Streptokokken
- **Pubertät bis zur Postmenopause:** v.a. fakultativ anaerobe Stäbchenbakterien (sog. **Döderlein-Stäbchen**) wie z.B. Lactobacillus acidophilus. Diese Bakterien vergären Glykogen zu Milchsäure. Dadurch entsteht das schützende saure Scheidenmilieu (pH 3,8–4,5): Der niedrige pH-Wert schützt vor Keimaszensionen und Entzündungen der Vagina.
- **ab Postmenopause:** wieder ähnliche Bakterienbesiedlung wie vor der Pubertät.

> Systemische bzw. lokale Anwendung bestimmter Antibiotika oder übertriebene Intimhygiene können zu **Störungen der physiologischen Vaginalflora** führen. Diese Störungen erhöhen das Risiko einer vaginalen Infektion, die sich u.U. auf andere Teile des Genitaltraktes ausbreiten kann.
> Der pH-Wert in der Scheide sollte **sauer** sein, eine Erhöhung des pH-Wertes weist auf eine vaginale Infektion hin!

Fehlbildungen

Fehlbildungen der Vagina sind aufgrund der embryonalen Entwicklung beider Organe aus den **Müller-Gängen** häufig mit **Fehlbildungen des Uterus** verbunden. Deshalb werden viele Fehlbildungen im Unterkapitel Uterus besprochen.

Vaginalaplasie (Aplasia uterovaginalis, Mayer-Rokitansky-Küster-Syndrom)

- Bei der fehlerhaften Verschmelzung der Müller-Gänge bildet sich kein Scheidenlumen aus. Es kommt zur Vaginalaplasie mit einem rudimentären Uterus.
- **Therapie:** operative Rekonstruktion der Scheide

Vaginalatresie

- Verschluss des Scheidenhohlraumes durch angeborene (z.B. Hymenalatresie, s.o.) oder erworbene Verwachsungen (z.B. entzündlich bedingt).
- **Therapie:** operative Entfernung der Verwachsungen

Vaginalagenesie

- Die Scheide (sowie meist auch das gesamte innere Genitale) ist überhaupt nicht angelegt.
- **Therapie:** ggf. Versuch der operativen Konstruktion einer Scheide.

Uterus (Gebärmutter)

Größe/Lokalisation · Aufbau · Innervation · Blut-/Lymphgefäße · Funktion · Fehlbildungen

Größe/Lokalisation

- Beim Uterus handelt es sich um ein ca. 70–100 g schweres, birnenförmiges Organ mit einer Länge von etwa 5–10 cm und einer Dicke von 1,2–3 cm.
- Der Uterus liegt im kleinen Becken in enger Beziehung zu den Nachbarorganen Blase, Vagina und Rectum.
- **Lage (Versio):** Die Lage des Uterus wird immer in Bezug auf die Vagina angegeben und ist stark vom Füllungszustand des Rectums und der Harnblase abhängig. Man unterscheidet zwischen **Anteversio** und **Retroversio.** Im Normalfall

ist der Uterus gegen die Achse der Vagina rechtwinklig nach ventral geneigt (Anteversio ca. 90 °).

- **Flexio:** Lage des Corpus uteri zur Cervix uteri: Man unterscheidet zwischen **Anteflexio** und **Retroflexio.** Im Normalfall ist der Corpus uteri gegenüber der Cervix uteri nach ventral abgeknickt (Anteflexio 135 °) und liegt dem Harnblasendach auf.

> ! Bei den meisten Frauen (ca. 90 %) findet man einen **anteflektierten** und **antevertierten** Uterus. Deshalb ist dies auch als Norm anzusehen.

Aufbau

Corpus uteri (Gebärmutterkörper)

- der Corpus uteri ist ca. 5–10 cm lang
- besteht zu 1/3 aus Muskelgewebe, zu 2/3 aus Bindegewebe
- ist außen größtenteils mit **Serosa** überzogen
- ist im Inneren der etwa dreieckigen **Cavitas uteri** (Gebärmutterhöhle) mit **Endometrium** (Gebärmutterschleimhaut) ausgekleidet

Isthmus uteri

- der Isthmus ist ca. 0,5–1 cm lang
- muskelarmer Übergang vom Corpus zur Cervix uteri
- Das Endometrium ist hier im Vergleich zum Corpus dünner und nimmt fast gar nicht am Zyklusgeschehen teil.
- In der Schwangerschaft (ab 3. Schwangerschaftsmonat) wird der Isthmus Bestandteil der Bruthöhle.

Cervix uteri (Gebärmutterhals)

- 3 cm langer Schlauch, der z. T. in die Vagina hineinragt, den in die Vagina reichenden Teil bezeichnet man als **Portio**
- Auskleidung ebenfalls mit Endometrium. Im Verlauf des Monatszyklus kommt es zu deutlichen Veränderungen im Sekretionsverhalten der Schleimhaut → Erleichterung der Penetration von Spermien.

Transformationszone (Übergangszone)

Grenzbereich zwischen der Schleimhaut der Cervix und dem Plattenepithel der Portio. Je nach Alter und Geschlechtsreife verschiebt sich diese Grenze:

- **vor der Pubertät und nach der Menopause** liegt die Übergangszone tief in der Cervix
- **während der Geschlechtsreife** befindet sich die Transformationszone unter dem Einfluss von Östrogen außerhalb der Cervix im Bereich der Portio

> In der Transformationszone entstehen die meisten **Cervixkarzinome.** Bei der gynäkologischen Untersuchung kann sich die verlagerte Transformationszone als sog. **Ektopie** darstellen.

Wandaufbau des Uterus

Die Uteruswand besteht aus 3 Schichten (von außen nach innen):

- **Perimetrium** (Tunica serosa des Uterus): Peritonealüberzug des Uterus
- **Myometrium** (Tunica muscularis): besteht aus glatten, spiralförmig angelegten Muskelzellen, die der Austreibung des Kindes bei der Geburt dienen. Das Myometrium ist sehr gut durchblutet.
- **Endometrium** (Tunica mucosa): Gebärmutterschleimhaut, in der sich die befruchtete Eizelle einnistet. Sie besteht aus 2 Schichten:
  - **Lamina basalis:** liegt auf dem Myometrium und stellt die Regenerationsschicht dar

- **Lamina functionalis:** ist die oberste Zellschicht des Uterus und unterliegt einem hormonabhängigen Zyklus. Im Rahmen des 28-tägigen Zyklus wird diese Schicht auf- und abgebaut (s. Kap. 1.5).

Halteapparat

Beim Halteapparat unterscheidet man zwischen einem kranialen und einem kaudalen Bandapparat. Der kaudale Bandapparat wird in seiner Gesamtheit als **Parametrien** bezeichnet und bildet einen Teil des Beckenbodens.

– kranialer Anteil

Sämtliche Bänder des kranialen Anteils liegen paarig vor:

- **Ligamentum teres uteri:** verläuft von den Ecken der Tuben durch den Leistenkanal zur Symphyse und geht dort in die große Schamlippe über; ist im Wesentlichen verantwortlich für die Anteversio des Uterus
- **Lig. supensorium ovarii:** verläuft von der Beckenwand zu den Ovarien; enthält die Aa. ovaricae
- **Lig. latum uteri:** vom Peritoneum überzogene Bindegewebsplatte; zieht vom seitlichen Corpus uteri zur lateralen Beckenwand und bildet eine horizontale Befestigung für die Tuben
- **Lig. ovarii proprium:** zieht vom Tubenwinkel des Uterus zum Ovar; soll das Ovar in Uterusnähe halten

– kaudaler Anteil

- **Lig. pubovesicalium:** zieht von der Symphyse zur Blase; dient zusammen mit dem Lig. vesicouterinum der ventralen Fixierung
- **Lig. vesicouterinum:** zieht von der Blase zum Uterus; dient zusammen mit dem Lig. pubovesicalium der ventralen Fixierung
- **Lig. cardinale uteri** (sog. **Mackenrodt-Band**): zieht von der Cervix uteri zur seitlichen Beckenwand; enthält die A. uterina und dient der lateralen Fixierung; paariges Band
- **Lig. sacrouterium:** zieht von Os sacrum am Rectum vorbei zum Uterus; dient der dorsalen Fixierung

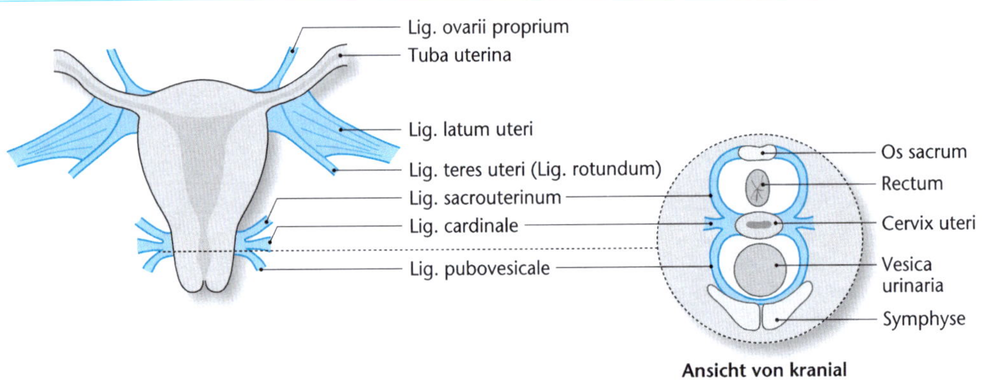

Abb. 1.4: Bandapparat des Uterus [4]

Innervation

Der Uterus wird aus dem sakralen Rückenmark über den **N. pelvicus** innerviert.

Blut-/Lymphgefäße

Arterien

- Versorgung des Uterus über die paarige **A. uterina** (Ast der A. iliaca interna).
- Zusätzlich dazu besteht eine Anastomose zur **A. ovarica** (direkter Ast der Aorta abdominalis).

Venen

Der venöse Abfluss verläuft über den **Plexus venosus uterinus**, ein Netz klappenloser Venen, der in die rechte und linke **V. iliaca interna** mündet.

Lymphgefäße

- Abfluss des Cervix uteri: zu den **Nll. iliacales** und **sacrales**
- Abfluss von Corpus und Fundus: **Nll. lumbales** und **paraaortales**

Funktion

- erleichterte Spermienaszension durch zyklusabhängige Veränderungen der Schleimhaut
- Nidation der Eizelle
- Ernahrung und Versorgung des heranwachsenden Kindes im Mutterleib
- Auspressen des Kindes während des Geburtsvorgangs durch starke glatte Muskulatur

Fehlbildungen

Häufige Fehlbildungen des Uterus sind neben der **Aplasie,** der **Atresie** und der **Agenesie** v.a. **Doppelbildungen.** Diese entstehen durch fehlende oder fehlerhafte Verschmelzungen der Müller-Gänge.

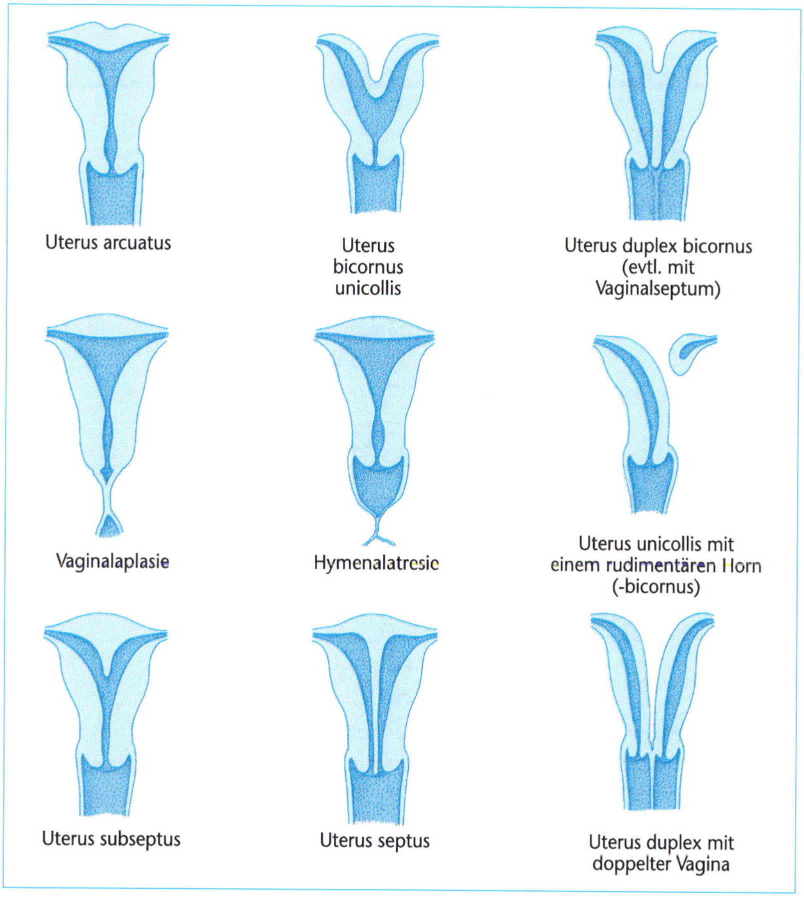

Abb. 1.5: Fehlbildungen von Uterus und Vagina durch fehlerhafte Verschmelzung der Müller-Gänge [2]

- **symmetrische Fehlbildungen** (z.B. Uterus unicornis, bicornus und duplex) werden meist nicht bemerkt. Sie werden oft als Zufallsbefund bei infertilen Frauen gefunden.
- **asymmetrische Doppelbildungen** (z.B. Uterus unicollis) können nach der Menarche zu Beschwerden führen. Man findet häufig Dysmenorrhoe, Unterbauchschmerzen und Resistenzen im Unterbauch.

> **Fehlbildungen des inneren Genitales** gehen überproportional häufig auch mit **Fehlbildungen des Harntraktes** einher. Deshalb sollte in diesen Fällen auch immer nach Nierenfehlbildungen gefahndet werden. Es empfehlen sich dabei Ultraschalluntersuchungen und ggf. eine i. v. Pyelographie.

Tuba uterina (Salpinx, Eileiter, Tube)

Größe/Lokalisation · Aufbau · Funktion · Fehlbildungen

Größe/Lokalisation

- Die Tube ist etwa **10–15 cm lang** und hat einen **Durchmesser von etwa 2–10 mm.**
- Verlauf vom **Fundus uteri** in die unmittelbare Nähe des **Ovars**
- Die Tuben liegen **intraperitoneal.**

Aufbau

Die paarig angelegten Tuben werden in **3 Teile** gegliedert:
- **Pars uterina:** Einmündung am Uterus
- **Isthmus:** engster Teil der Tuba uterina mit einem Durchmesser von 2–3 mm
- **Ampulla:** hier befindet sich das **Infundibulum** (Trichter), das sich mit seinen **Fimbrien** („Fransen", die das Ovar umstreichen) um das Ovar spannt.

Innen ist die Tuba uterina mit Flimmerepithel ausgekleidet, das peristaltische Bewegungen in Richtung Uterus durchführt.

Funktion

- **Abnahme der befruchtungsfähigen Eizelle am Ovar:** Die Fimbrien „fangen" nach der Ovulation die befruchtungsfähigen Eizellen ab.
- **Spermienaszension**
- **Transport der befruchteten Eizelle** zur Cavitas uteri: Der Transport der Eizelle in Richtung Uterus erfolgt mit Hilfe des Flimmerepithels in peristaltischen Wellen. Für die Distanz von 10–12 cm braucht die Eizelle ca. 3–5 Tage.

Fehlbildungen

Es kann zu **Verklebungen** oder **Verengungen** der Tuben kommen. Diese führen dann aufgrund des gestörten Eitransports sehr häufig zur Extrauteringravidität, bei beidseitiger Fehlbildung zur Sterilität.

Ovarium (Eierstock)

Größe/Lokalisation · Aufbau · Innervation · Blut-/Lymphgefäße · Funktion

Größe/Lokalisation

- Die Größe der Ovarien ist stark zyklusabhängig. Ein Ovar ist etwa **3–5 cm lang, 1,5–2,5 cm breit** und **0,5–1,5 cm dick.** Das **Volumen** beträgt bei Frauen im gebärfähigen Alter etwa **5–10 cm³**. In der Menopause nimmt das Volumen auf etwa 2,5–3,5 cm³ ab.

> Das **postmenopausale Ovar** nimmt an Volumen ab, da es nicht mehr zur Hormonbildung und zur Eizellreifung benötigt wird. Hierbei handelt es sich um einen normalen Alterungsprozess und nicht um eine pathologische Erscheinung.

- Die beiden Ovarien liegen **intraperitoneal in der Fossa ovarica** des kleinen Beckens an der **Teilungsstelle der A. iliaca communis** in die A. iliaca externa und die A. iliaca interna.

Aufbau
Man unterscheidet am Ovar im Wesentlichen zwischen **Rinde** und **Mark.**

Rinde
Ort der Follikelreifung. Hier befinden sich bei der geschlechtsreifen Frau die Eizellen in verschiedenen Entwicklungsstufen.

Mark
gefäßreiches Bindegewebe

Halteapparat
- medial: **Lig. ovarii proprium** (vom Ovar zum Uterus)
- lateral: **Lig. suspensorium ovarii** (vom Ovar zur seitlichen Beckenwand)
- ventral: **Mesovarium**

Nach dorsal ist das Ovar nicht fixiert.

Blut-/Lymphgefäße

Arterien
- **A. ovarica** (Ast der Aorta abdominalis), entspringt kaudal der Aa. renales
- **R. ovaricus** (Ast der A. uterina); verläuft im Lig. ovarii proprium und anastomosiert mit der A. ovarica

Venen
Das venöse Blut sammelt sich im **Plexus venosus ovaricus** (= Plexus pampiniformis ovarii) und fließt über die **V. ovarica** rechts direkt in die **V. cava inferior** und links zuerst in die **V. renalis** und dann in die V. cava inferior.

Lymphabfluss
Die Lymphgefäße des Ovariums führen zur **seitlichen Beckenwand** und zu den **Nll. iliacales**

Funktion

Follikelreifung · Hormonbildung · Corpus-luteum-Bildung

- **Follikelreifung:** Bildung von befruchtungsfähigen Eizellen (s. Kap. 1.8)
- **Hormonbildung:** Bildung von Östrogenen, Gestagenen und Progesteron sowie geringer Mengen von Testosteronvorstufen
- **Bildung des Corpus luteum**

1.2.5 Anatomie und Fehlbildungen der Brustdrüse

Größe/Lokalisation · Aufbau · Blut-/Lymphgefäße · Entwicklung der Brust · Fehlbildungen

Größe/Lokalisation
- Mamma und Gl. mammaria (Brustdrüse) sind bei beiden Geschlechtern gleichartig angelegt.
- Die **paarig angelegte Mamma** (weibliche Brust) befindet sich in der Regel im Bereich der **3.–6. Rippe,** wo sie mit der **Faszie des M. pectoralis major** verschieblich verbunden ist. Nach medial wird jede Mamma von der Parasternallinie und nach lateral von der vorderen Axillarlinie begrenzt.

> ! Die **weibliche Brustdrüse** beginnt erst zu Beginn der Pubertät zu wachsen, es handelt sich also um ein **sekundäres Geschlechtsmerkmal.** Ihre **postpubertäre Größe** ist interindividuell sehr verschieden.

Aufbau

Drüsengewebe · Fettgewebe · Bindegewebe · Gangsystem · Mamille

Die weibliche Brustdrüse ist die größte Hautdrüse des Menschen. Das **Corpus mammae** (Drüsenkörper) ist wesentlicher Bestandteil der Mamma und besteht aus **drei Gewebstypen:**
- Drüsengewebe
- Fettgewebe
- Bindegewebe

> ! Das Drüsengewebe ist in Fettgewebe eingebettet und wird von bindegewebigen Faserzügen durchzogen.

Drüsengewebe

Das Drüsengewebe untergliedert sich in folgende Strukturen:
- ca. **15–20 Lobi** (Lappen), die durch Bindegewebe voneinander getrennt sind. Jeder Lappen verfügt über einen eigenen Milchgang (Ductus lactiferus).
- Jeder Lobus teilt sich wiederum auf in **Lobuli** (Läppchen), deren Anzahl interindividuell stark variiert.
- Ein Läppchen besteht aus sog. **Milchbläschen** (Alveolen), dabei handelt es sich um beerenfömige Endstücke, in denen die Milch schließlich abgepresst wird.

Fettgewebe

umhüllt die Bestandteile des Drüsengewebes

> ! Der **Fettgewebsanteil** bestimmt in hohem Maß die Mammagröße.

Bindegewebe

- umhüllt das Drüsen- und Fettgewebe
- bildet **Bindegewebssepten** (Ligg. Suspensoria mammaria, Cooper-Septen), die die jeweiligen Lappen voneinander abgrenzen und mit der Faszie des M. pectoralis major verwachsen sind
- ist von **zahlreichen Nerven, Blut- und Lymphgefäßen durchzogen.**

> **Im Rahmen von hormonellen Umstellungen** (z.B. prämenstruell, Schwangerschaft) kann es zu einer **Größenzunahme des Drüsenkörpers** kommen. Dies macht sich als ziehender Schmerz im Bereich der Mammae bemerkbar, da die nervenfaserreichen Septen gedehnt werden.

Gangsystem

Die weibliche Brust ist aus etwa 15–20 **Lobi** (Drüsenlappen) aufgebaut, die wiederum aus zahlreichen **Lobuli** (Drüsenläppchen) bestehen. Die kleinste Einheit eines Lobulus stellen die **Milchbläschen** dar, es handelt sich dabei im weitesten Sinn um apokrine Drüsen.
An den Milchbläschen beginnt das baumartig verzweigte **Ausführungsgangsystem** der Lobuli, das in die **Ductus lactiferi** (Milchgänge) der Lobi mündet. Jeder Lobus verfügt über einen eigenen Ductus lactiferus, der zur Brustwarze (Mamille) zieht. Kurz vor der Mündung in die Brustwarze erweitert sich der Ductus lactife-

rus zum **Sinus lactiferus** (Milchsinus), über einen **Ductus lactiferus colligens** (Ausführungsgang) mündet der Sinus dann schließlich in die Spitze der **Mamille** (Brustwarze).

Papilla mammae (Brustwarze, Mamille)

- stellt die Mündung des **gesamten Milchgangsystems nach außen** dar
- darunter liegendes Geflecht aus **glatter Muskulatur** ermöglicht eine Erektion der Mamille
- ist von der **Areola mammae** (sog. **Warzenvorhof**) umgeben. Diese ist pigmentiert, dadurch wirkt die gesamt Brustwarze von der Umgebung scharf begrenzt. Hier münden die **Gll. areolae,** die ein apokrines, talgiges Sekret sezernieren können. Dieses Sekret scheint Duftstoffe zu enthalten, die dem Säugling helfen, die Mamille zu finden.

! Durch die Erektion der Mamille wird das **Stillen erleichtert.** Stark abgeflachte bzw. eingezogene Brustwarzen **(Dysthelie)** können das Stillen behindern.

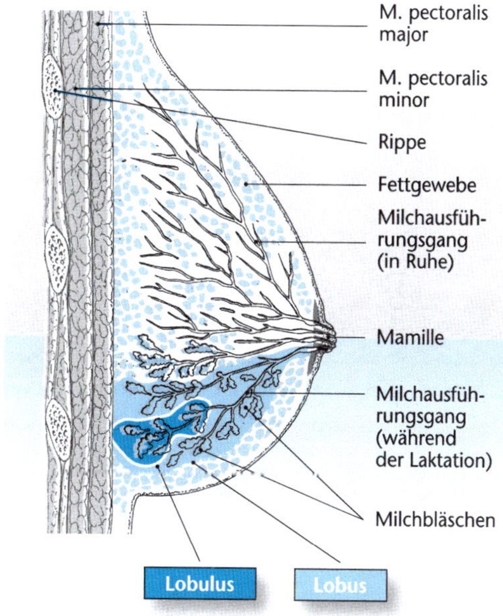

Abb. 1.6: Aufbau der Brustdrüse, Querschnitt [2]

Blut-/Lymphgefäße

Arterien

- **Rr. mammarii mediales** versorgen den **medialen Anteil** der Mamma. Sie stammen aus der **A. thoracica interna** (Ast der A. subclavia).
- **Rr. mammarii laterales** versorgen den **lateralen Anteil** der Mamma. Sie stammen aus der **A. thoracica lateralis** (Ast der A. axillaris). Bei ca. der Hälfte der Frauen werden die Rr. mammarii laterales zusätzlich aus den jeweiligen **Aa. intercostales** gespeist.

Venen

Die Venen begleiten die gleichnamigen Arterien.

Lymphgefäße

Das Lymphsystem ist im Bereich der Mammae stark vernetzt (**Rete lymphaticum interlobulare**). Von dort erfolgt der Abfluss in 4 regionäre Lymphknotenbereiche:
- **Nll. paramammarii:** um die Brustdrüse herum
- **Nll. parasternales:** neben dem Sternum auf der Innenseite des Brustkorbes, entlang der A.+V. thoracica interna
- **Nll. axillares:** in der Tiefe der Achselhöhle und entlang des lateralen Randes des M. pectoralis maior
- **Nll. supraclaviculares:** kranial der Clavicula

> Die genaue Kenntnis der Lymphabflusswege ist v.a. beim **Mammakarzinom** von großer Bedeutung. Man kann je nach befallener Region die 1. Station der regionalen Lymphknotenmetastasen vermuten und operativ entfernen.

Entwicklung der Brust

Pubertät

Unter dem Einfluss von Ovarialhormonen kommt es durch Zellproliferation zu einer Größen- und Längenzunahme der Ductus lactiferi. Zugleich vermehrt sich das umgebende Fettgewebe und das Bindegewebe. Die Mamille wird größer und steht leicht über das Hautniveau vor. Die Brust insgesamt vergrößert sich.

nichtlaktierende Mamma

Die Brust einer erwachsenen Frau unterliegt zyklischen Veränderungen.
- **Ovulation:** durch steigenden Östrogenspiegel im Blut vergrößern sich die Milchgänge und Adipozyten (Fettzellen) → Größe der Brust nimmt etwas zu
- **prämenstruelle Phase:** hoher Östrogenspiegel → weitere Vergrößerung der Brust durch zunehmende Wassereinlagerung im Bindegewebe und Hyperämie
- **Menstruationsphase:** Östrogenspiegel sinkt → Rückbildung der o.g. Phänomene

laktierende Mamma

- Bereits während der Schwangerschaft kommt es zu einer Größenzunahme der Mamma in Vorbereitung auf die Stillzeit.
- Die sekretorischen Anteile der laktierenden Mamma (Ductus lactiferi, Milchbläschen etc.) vergrößern sich, das Binde- und Fettgewebe nimmt eher ab.

Abstillen

Durch das nicht mehr vollständige Entleeren der Brust zerreißen die sezernierenden Enstücke und bilden sich ebenso wie die in der Schwangerschaft eingetretenen Veränderungen wieder zurück. Mit dem Beginn des Monatszyklus beginnen auch die zyklischen Veränderungen der Brust (s.o.) wieder.

Altersveränderungen

Zu Beginn der Menopause nimmt die Produktion von Ovarialhormonen ab. Die sekretorischen Anteile der Brust atrophieren ebenso wie das interstitielle Gewebe und die Brust wird kleiner.

Fehlbildungen

Amastie

- **komplettes Fehlen der Brustanlage** (ein- oder beidseitig)
- Therapie: ggf. prothetische Versorgung, ab dem 18. Lebensjahr kosmetische operative Korrektur

Athelie

- **fehlende Anlage der Mamille**
- Therapie: ggf. kosmetische operative Korrektur oder Simulation einer Mamille durch Tätowierung.

Polymastie
– akzessorische Mamma

überzählige Brustanlagen entlang der Milchleiste
- **überzählige komplette Brustanlage** mit Mamille
- Therapie: in der Regel operative Entfernung

– aberrierende Mamma

- **Anlage von Brustdrüsengewebe ohne Mamille außerhalb der Milchleiste.** Eine aberrierende Mamma fällt oft erst im Rahmen einer Schwangerschaft auf (hormonell bedingtes Wachstum des Drüsengewebes mit Milcheinschuss und damit verbundenen Schmerzen, da Sekret nicht ablaufen kann).
- Therapie: Operative Therapie ist nur selten nötig, da sich nach Ausbildung einer stabilen Hormonsituation die Schmerzen legen.

Polythelie

- **überzählige Anlage von Mamillen im Bereich der Milchleiste**
- Therapie: ggf. kosmetische operative Entfernung überzähliger Mamillen

> ! Amastie, Athelie oder Polythelie können in Kombination mit einer **Entwicklungsstörung der Nieren** vorliegen.

Makromastie

- **zu große Anlage der Mamma,** häufig verbunden mit Rückenschmerzen und Haltungsstörungen
- Therapie: ggf. operative Mammareduktion

1.3 Entwicklung der Fortpflanzungsorgane und der sekundären Geschlechtsmerkmale von der Geburt bis zur Geschlechtsreife

B. Emmert

1.3.1 Veränderungen der Fortpflanzungsorgane und Entwicklung der sekundären Geschlechtsmerkmale

Definitionen · Entwicklungsstadien

Definitionen

primäre Geschlechtsmerkmale · sekundäre Geschlechtsmerkmale

primäre Geschlechtsmerkmale

- Hoden
- Ovarien

sekundäre Geschlechtsmerkmale

entwickeln sich in der Pubertät unter dem Einfluss der Geschlechtshormone:
- Behaarungstyp
- Brustwachstum
- Bartwuchs
- charakteristische Fettverteilung
- Stimmentwicklung

Entwicklungsstadien

neonatologische Periode · Ruheperiode · Präpubertät · Pubertät · geschlechtsreife Periode · Klimakterium · Senium

neonatologische Periode

Zeitraum **Geburt–1. Lebensmonat**

Entwicklung

- Bei Geburt sind **alle Eizellen vollständig angelegt** (ca. 400.000–500.000, Anzahl nimmt bereits intrauterin ab) und der Beginn der ersten Reifeteilung (**Meiose**) vollzogen. Die Oozyten treten nun bis zur Geschlechtsreife in das **Diktyotän** (Ruhephase) ein.
- Durch den Wegfall der plazentaren Hormone kommt es zu einem Gonadotropinanstieg mit kurzfristiger Follikelreifung.

> Erscheinungsbild in der neonatologischen Periode:
> - während Schwangerschaft Bildung von **Zervixschleim** und Wachstum von **Uterus-/Vaginalepithel** infolge Plazentahormonwirkung; nach der Geburt **Rückbildung** dieser Veränderungen infolge Wegfall der Plazentahormone
> - evtl. **vaginaler Blutabgang** infolge Hormonentzug nach der Geburt
> - gut sicht- und tasbare **Brustdrüsen** infolge mütterlicher Steroidhormonwirkung während Schwangerschaft
> - selten Bildung von **Hexenmilch** (etwas Sekret, das nach der Geburt abgesondert wird) infolge mütterlicher Prolaktinwirkung während Schwangerschaft

Ruheperiode

Zeitraum **2. Lebensmonat–9. Lebensjahr**

Entwicklung

- keine relevante Hormonproduktion
- Ruhephase östrogenabhängiger Gewebsanteile (neutraler Scheiden-pH, kein Uteruswachstum)

> Erscheinungsbild in der Ruheperiode:
> - kindlicher Erscheinungstyp
> - fehlende sekundäre Geschlechtsmerkmale
> - primäre Amenorrhoe
> - absolute Sterilität

Präpubertät

Zeitraum **9. Lebensjahr**

Entwicklung

- niedrige Steroidhormonspiegel
- zunehmend Empfindlichkeit der Hypophyse gegen niedrige Östrogenspiegel
- Follikelwachstum mit Atresie (Untergang der Eibläschen statt Ovulation)

> Erscheinungsbild in der Präpubertät:
> - Wachstumsschub mit **weiblicher Formgebung des Beckens**

Pubertät

Zeitraum **10.–15. Lebensjahr**

Entwicklung

- **zunehmende Hormonproduktion** (Östrogen, GnRH, LH, FSH, DHEA)
- Ovarienwachstum (bis ca. 7 g)
- Wachstum des Corpus uteri
- Ausbildung der Anteflexion des Uterus
- Ausbildung des Scheidengewölbes

Erscheinungsbild in der Pubertät:
- Auftreten des ersten **Fluor** durch Öffnung des Zervixkanals
- Auftreten von **Stimmungsschwankungen,** Gereiztheit, Ängsten und Sorgen im Zuge des Erwachsenwerdens.

Pubertätsphasen

– Thelarche

Zeitraum: ca. **9. Lebensjahr**
- Ausgelöst durch v. a. Östrogen, FSH, LH
- Weiterentwicklung von Brustdrüsen und -warzen
- Aussprossung der Milchgänge
- zunehmende Pigmentierung von Mamille und Areola

– Pubarche

Zeitraum: ca. **12. Lebensjahr**
- Ausgelöst durch v. a. Östrogen, FSH, LH
- Wachstum von Scham- und Achselhaaren

– Menarche

Zeitpunkt: ca. **13. Lebensjahr**
- erste ovariell gesteuerte Regelblutung
- **FSH-Spiegel** überschreitet den erforderlichen Schwellenwert
- unregelmäßiger, häufig anovulatorischer Zyklus
- Östrogenentzugsblutung
- eingeschränkte Fertilität durch relative Corpus-luteum-Insuffizienz

!
- Mit der Verbesserung der Lebensumstände verschiebt sich die Menarche immer weiter nach vorne.
- Die Brust- und Pubesentwicklung wird nach Tanner eingeteilt.

geschlechtsreife Periode

Zeitraum

16.–45. Lebensjahr

Entwicklung

- zunehmende Hormonproduktion
- Ausbildung **sekundärer Geschlechtsmerkmale**
- regelmäßiger Zyklus
- regelmäßige Ovulation
- absolute Fertilität

Klimakterium

Zeitraum

46.–60. Lebensjahr

Entwicklung

siehe Kap. 1.8

Senium

Zeitraum

ab 61. Lebensjahr

Entwicklung

siehe Kap. 1.9

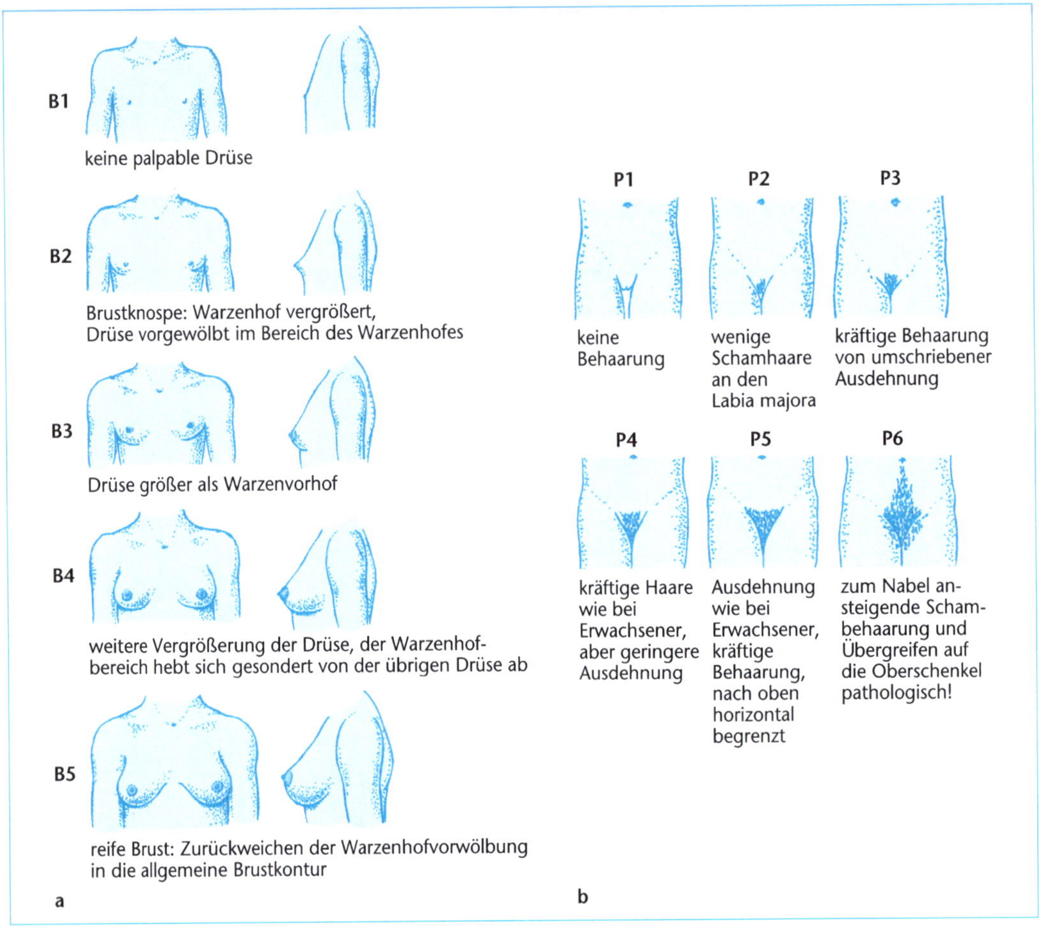

Abb. 1.7: Stadien der Brust- (a) und Pubesentwicklung (b) [4]

1.3.2 Störungen der Entwicklung, gynäkologische Erkrankungen des Kindes- und Adoleszentenalters

Pubertas praecox · Pubertas tarda

Pubertas praecox

Definition: Pubertät vor 8. Lebensjahr
Ätiologie/Pathogenese: Pubertas praecox vera · inkomplette Pubertas praecox · Pseudopubertas praecox
Klinik: Brustdrüsenwachstum · Entwicklung von Scham- und Achselbehaarung · Wachstumsschub · Menarche · Minderwuchs
Diagnose: Anamnese · Knochenalterbestimmung · Hormonbestimmung
Therapie: Tumorentfernung · GnRH-Analoga · Antiandrogene

Definition

prämature (d.h. vorzeitige) Entwicklung sekundärer Geschlechtsmerkmale **vor dem 8. Lebensjahr**

Äthiologie / Pathogenese

Pubertas praecox vera

Gonadotropinsekretion über **hypothalamisch-hypophysäre Achse**
- familiär gehäuft
- posttraumatisch
- postinflammatorisch
- Gehirntumoren
- angeborener ZNS-Defekt

inkomplette Pubertas praecox

einzelnes prämatures Auftreten einer Thelarche, Pubarche, Adrenarche oder Menarche

Pseudopubertas praecox

pathologische **autonome periphere Hormonproduktion**
- HCG-produzierender **Tumor** (z.B. Nebennierenrindentumor, Ovarialtumor)
- adrenogenitales Syndrom
- iatrogen (Hormonsubstitution)

Klinik

- frühe **Thelarche** (Brustdrüsenwachstum)
- frühe **Pubarche** (Entwicklung der Schambehaarung und der Achselbehaarung)
- fühe **Menarche** (erste Regelblutung)
- zunächt Wachstumsschub aufgrund starker Östrogenwirkung
- **Minderwuchs** durch vorzeitigen Epiphysenfugenschluss

Diagnose

- Anamnese (erste Anzeichen der Pubertät)

Hormonbestimmung (u.a. Androgene, Östrogene, FSH, LH)

- Knochenalterbestimmung
- Tumorsuche

> Differentialdiagnostisch relevante Hormonspiegel:
> - **Pseudopubertas praecox:** hoher Steroidspiegel bei niedrigem Gonadotropinspiegel (negative Rückkopplung, Supression)
> - **Pubertas praecox vera:** hoher Gonadotropinspiegel und dadurch hoher Steroidspiegel

Therapie

- **Pubertas praecox:** GnRH-Analoga, Antiandrogene
- **inkomplette Pubertas praecox:** keine Therapie erforderlich
- **Pseudopubertas praecox:** Beseitigung der Ursache (Tumor)

Pubertas tarda

Definition: Menarche nach 16. Lebensjahr/fehlende Pubertätszeichen bis 14. Lebensjahr
Ätiologie/Pathogenese: hypergonadotroper Hypergonadismus · ovarielle Gonadotropinresistenz · hypothalamisch-hypophysäre Insuffizienz
Klinik: fehlende Pubertätszeichen
Diagnose: Hormonbestimmung · GnRH-Test · Schilddrüsenhormonbestimmung · Bestimmung des Knochenalters ·Tumorsuche · Ausschluss ZNS-Anomalien
Therapie: Ursachenbeseitigung · Hormonsubstitution

Definition

Menarche **nach dem 16. Lebensjahr** oder keine Pubertätszeichen bis zum 14. Lebensjahr

Ätiologie / Pathogenese

- hypergonadotroper Hypergonadismus
- ovarielle Gonadotropinresistenz
- hypothalamisch-hypophysäre Insuffizienz (z.B. Kallmann-Syndrom, Hypophysentumoren)
- schwere Allgemeinerkrankungen
- Hochleistungssport
- Mangelernährung mit Unterernährung
- Gonadendysgenesie (z.B. Ullrich-Turner-Syndrom)

Klinik

fehlende Zeichen der Pubertät (Thelarche, Pubarche, Menarche)

Diagnose

- **Hormonbestimmung** (Androgene, hypophysäre, ovarielle und adrenale Hormone)
- **GnRH-Test** (Beurteilung der hypothalamisch-hypophysär-ovariellen Einheit)
- Schilddrüsenhormonbestimmung (Ausschluss Hypothyreose)
- Genanalyse (Ausschluss Chromosomendefekt)
- Bestimmung des Knochenalters
- Tumorsuche
- radiologischer Ausschluss von ZNS-Anomalien

Therapie

- Beseitigung der Ursache
- Hormonsubstitution (Östrogen, Gestagen)

1.4 Regelung der Fortpflanzung in der Geschlechtsreife

B. Emmert

Hormone sind **Botenstoffe** des endokrinen Systhems und binden an **spezifischen Rezeptoren** des Zielorgans.

1.4.1 Hormone des Hypothalamus

Grundlagen · Gonadotropin-Releasing-Hormon (GnRH) · Prolaktin-Releasing-Hormon (PRLRH)

Grundlagen

Das **Sexualzentrum** liegt im basalen Anteil des **Hypothalamus** und grenzt direkt an den Hypophysenstil. Die Kerngebiete des Sexualzentrums (**Nuclei tuberales**) bilden Hormone, die über Axone in die **Hypophyse** transportiert werden. Dort wirken sie stimulierend (**Releasing-Hormone**) oder hemmend (**Inhibiting-Hormone**) auf die Ausschüttung der Hypophysenhormone.
Releasing-Hormone werden **über das Blut** an die Hypophyse transportiert.

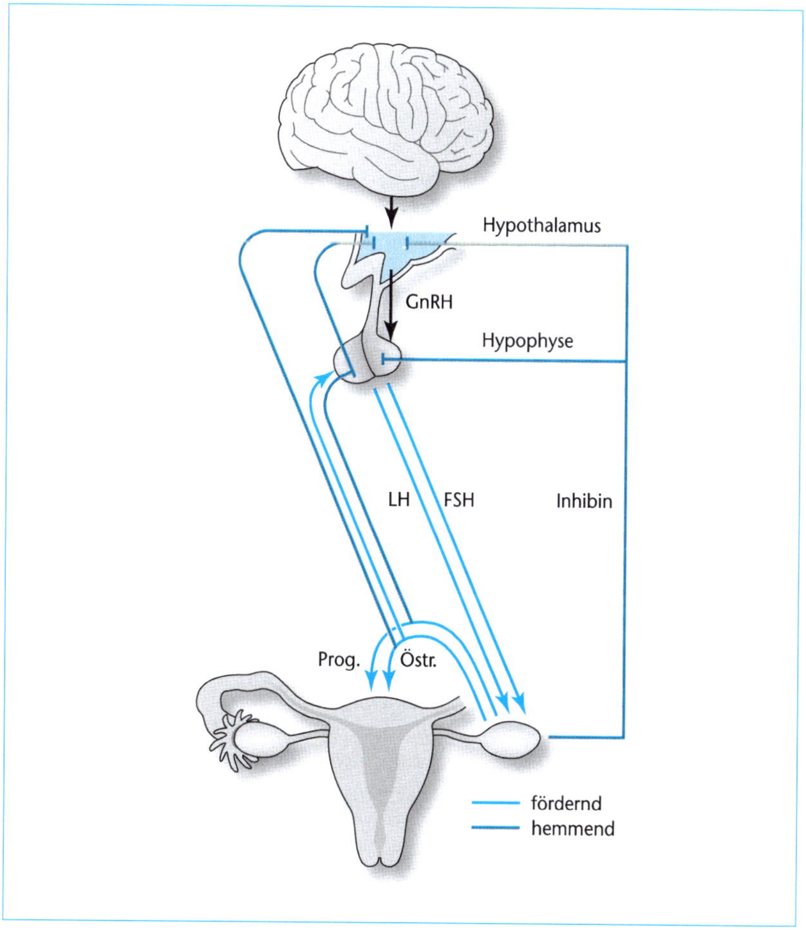

Abb. 1.8: Hormonregulation zwischen Hypothalamus, Hypophyse und Ovar [4]

Gonadotropin-Releasing-Hormon (GnRH)

- Synonym: luteinisierendes Hormon-Releasing-Hormon (LH-RH), follikelstimulierendes Hormon-Releasing-Hormon (FSH-LH)
- Bildungsort: Nucleus arcuates
- Regulierung: **Rückkopplung über die Plasmakonzentration**
- Wirkung: **Synthese und Freisetzung von LH und FSH**

Prolaktin-Releasing-Hormon (PRLRH)

- Bildungsort: Nucleus arcuates
- Regulierung: **Rückkopplung über die Plasmakonzentration**
- Wirkung: **Synthese und Freisetzung von Prolaktin**

Oxytocin als HHL-Hormon

s.u. (HHL-Hormone)

1.4.2 Hormone des Hypophysenvorderlappens (HVL) (Adenohypophyse)

Grundlagen · luteinisierendes Hormon (LH) · follikelstimulierendes Hormon (FSH) · Prolaktin

Grundlagen

Im Hypophysenvorderlappen werden **nicht geschlechtsspezifische Proteohormone (Gonadotropine)** gebildet. Die Gonadotropinsekretion ist beim Mann relativ konstant, bei der Frau variiert sie zyklisch (1 × monatlich).

Wirkweise

Gonadotropine wirken durch Bindung an **membranständige, spezifische Rezeptoren** der Intestinal-, Theka- und Granulosazellen des **Ovars.** Der **geschlechtsspezifische Unterschied** der Gonadotropine rührt nicht von unterschiedlicher Wirkung her, sondern entsteht durch den **Ansatz an verschiedenen Erfolgsorganen.**

luteinisierendes Hormon (LH)

- Bildungsort: **Adenohypophyse**
- Regulierung:
  - **Anstieg des GnRH** → Steigerung der Synthese und Freisetzung von LH
  - Sekretion erfolgt diskontinuierlich und pulsatil (zyklusabhängig)
- Wirkung:
  - Ovulationsauslösung
  - Bildung und Erhaltung des Corpus luteum
  - Steigerung der Gestagensynthese
  - Stimulation der Leydig-Zellen → erhöhte Testosteronproduktion

follikelstimulierendes Hormon (FSH)

- Bildungsort: Adenohypophyse
- Regulierung:
  - **Anstieg des GnRH** → Steigerung der Synthese und Freisetzung von FSH
  - Sekretion erfolgt **pulsatil** (v. a. in der frühen und mittleren Follikelphase), das **Maximum** wird in der **Zyklusmitte** erreicht
- Wirkung:
  - Stimulation des Wachstums von **Sekundär- und Tertiärfollikeln**
  - Steigerung der **Östrogensynthese**
  - Beeinflussung der **Spermatogenese**

Prolaktin

- Synonym: laktotropes Hormon (LTH)
- Bildungsort:
  - HVL
  - Plazenta
- Regulierung:
  - Anstieg des **PIF (prolaktininhibitierender Faktor = Dopamin)** bewirkt Drosselung der Prolaktinbildung und -freisetzung
  - zirkadianer **Rhythmus** mit **physiologischem nächtlichem Anstieg**
  - Sekretionsanstieg in zweiter Zyklushälfte, Schwangerschaft und Stillzeit
- Wirkung:
  - **Stimulation der Galaktopoese** (Milchproduktion)
  - Steigerung der adrenalen Steroidgenese
  - **Hemmung der Ovulation** (hoher Prolaktinspiegel)
  - Hemmung der Gelbkörperbildung (hoher Prolaktinspiegel)

> Prolaktinhemmer werden im klinischen Alltag zum **Abstillen verwendet.**

> **!** Weitere im Hypophysenvorderlappen gebildete Hormone:
> - **ACTH** (adrenokortikotropes Hormon)
> - **STH** (somatotropes Hormon)
> - **TSH** (thyroideastimulierendes Hormon)
> - **MSH** (melaninstimulierendes Hormon)

1.4.3 Hormone des Hypophysenhinterlappens (HHL) (Neurohypophyse)

Oxytocin

- Bildungsort: **Nuclei supraopticus und paraventricularis** des Hypothalamus
- Regulierung: **Stimulation der Sekretion** (z. B. durch mechanische Manipulation der Mamillen, Dehnung des Geburtskanals, Schreien kleiner Kinder)
- Wirkung:
  - Kontraktion der Uterusmuskulatur (Wehen, Uterusinvolution)
  - Kontraktion der Milchdrüsenmuskulatur (Laktation)
  - Milcheinschuss

> **!** **Oxytocin** wird ebenso wie **ADH** (antidiuretisches Hormon= Vasopressin) nach der **Bildung im Hypothalmus** über **axonalen Transport** in den HHL transportiert und dort gespeichert oder freigesetzt. Daher zählt es zu den **HHL-Hormonen.**

> Aufgrund seiner **uteruskontrahierenden Wirkung** wird in der Klinik synthetisch hergestelltes Oxytocin eingesetzt:
> - bei Geburtseinleitung (sog. Wehentropf)
> - bei Wehenschwäche
> - nach operativer Geburtsbeendigung (Sectio)
> - bei postpartaler Uterusatonie
> - bei Uterusblutung

1.4.4 Hormone der Ovarien

Grundlagen · Östrogene · Gestagene · Androgene

Grundlagen

In den Ovarien werden **Polypeptide** (z. B. Inhibin, Sexualhormone) gebildet. Die **Sexualhormone (Östrogene, Gestagene, Androgene)** sind **Stereoidhormone** und leiten sich somit vom Cholesterin ab.

Östrogene

Bildungsort

- Ovarien
  - bis zur Ovulation v. a. im **Follikel**
  - mit Einsetzen der Luteinisierung und Progesteronbildung in den **Granulosazellen**
- Placenta (Synzytium)
- NNR
- Hoden

Regulierung

- **Anstieg der FSH-Konzentration** → Synthese und Freisetzung von Östrogenen
- Sekretion erfolgt **zyklusabhängig** mit physiologisch langsamem Anstieg vor der Ovulation
- Elimination **hepatisch und renal** (v. a. Östradiol)

Wirkung

- Geschlechtsentwicklung:
  - Entwicklung und Erhaltung sekundärer weiblicher Geschlechtsmerkmale
  - Wachstumsförderung von Vagina, Uterus, Ovar, Tube
- im Rahmen des Zyklus:
  - Proliferation von Endometrium und Vaginalepithel
  - Verflüssigung und Alkalisierung des Zervixsekrets
  - positives Farnkrautphänomen

! **Farnkrautphänomen** (Arborisationsphänomen): unter Östrogeneinfluss charakteristische **Kristallbildung** mit farnkrautähnlichem Muster im getrockneten Zervixschleim; besonders deutlich kurz vor der Ovulation sichtbar, verschwindet unter Progesteroneinwirkung.

- Stoffwechsel:
  - Proteinanabolismus
  - Zunahme des subkutanen Fettpolsters
  - Senkung des Serumcholesterins
- Knochenstoffwechsel:
  - Steigerung von Ca-Resorption und -Einbau in den Knochen → Erhalt der Knochenmasse

Im Klimakterium kommt es durch Abnahme des Östrogenspiegels vermehrt zu **Osteoporose!**

- **Gefäße**: Vasodilatation

Gestagene

Gelbkörperhormone (Hauptvertreter: **Progesteron**)

Bildungsort

- Corpus luteum (Granulosa-, Luteinzellen)
- Ovarien
- Plazenta
- NNR

Regulierung

- **Lutealphase:** glockenförmige Sekretionsphasenkurve
- **Follikelphase:** keine Gestagensynthese nachweisbar
- Elimination hepatisch und renal (v. a. Pregnandiol)

Wirkung

- Sexualorgane:
  - sekretorische und/oder regressive Veränderungen von Endometrium und Vaginalepithel (Übergang vom Proliferations- in das **Sekretionsstadium**) → Vorbereitung der Einnistung des befruchteten Eies
  - Verdickung und Abnahme des Zervixschleims → **negatives Farnkrautphänomen**
  - Steigerung der Sekretionsbereitschaft der Brustdrüse durch Ausbildung eines sekretionsfähigen Milchgangsysthems (Vorbereitung der Gravidität)
- Erhöhung der Basaltemperatur
- Stoffwechsel: Proteinkatabolismus,
- Muskulatur: Tonusabnahme der glatten Muskulatur → Varikosis, Tokolyse (Wehenhemmung)

Durch orale Gabe von Gestagenen und Östrogenen (hormonale Kontrazeption) wird eine **Schwangerschaft vorgetäuscht.** Über den negativen Rückkopplungsmechanismus wird so die **Gonadotropinsekretion verhindert,** der Eisprung bleibt aus.

Androgene

Bildungsort

- NNR
- Ovar
- Umwandlung aus **Androgenen** in Fettgewebe

Bildungsort der Androgene beim Mann: Leydig-Zwischenzellen des Hodens.

Regulierung

Die Sekretion wird auf 2 Arten gesteuert:

- **ACTH** steuert die Freisetzung aus der **NNR**
- **Gonadotropin** steuert die Freisetzung aus **Hoden** und **Ovar**
- Elimination in Fettgewebe, Leber und Niere

Biologisch wirksame Androgenformen: freie, d.h. nicht proteingebundene Androgene **(Dihydrotestosteron, Testosteron)**

Wirkung

- Stoffwechsel:
anabole Wirkung → Wachstumsstimulation über Eiweißsynthesesteigerung
- Knochen:
  - Induktion des Epiphysenschlusses
  - Kalzifizierung der Knochen
- Sexualorgane:
  - Entwicklung sekundärer männlicher Geschlechtsmerkmale (Haarwuchs, Stimme)
  - Steigerung der **Libido**
- Zwischenstufe in der **Östrogensynthese**
- Förderung des Wachstums der **Fortpflanzungsorgane** (Ductus deferens, Prostata, Vesikulardrüsen, Penis)

Bei der Frau führen hohe Androgenspiegel zur **Virilisierung!**

1.5 Ovulatorischer Zyklus

M. Gerstorfer

Ein normaler Zyklus dauert **etwa 28 Tage**, leichte Abweichungen sind möglich und nicht unbedingt pathologisch.

Man unterscheidet den ovariellen und den endometrialen Zyklus:

- **ovarieller Zyklus:** beschreibt die Veränderungen des Ovars und der Hormonproduktion im Rahmen der Follikelreifung
- **endometrialer (= menstrueller) Zyklus:** beschreibt die zyklischen Veränderungen der Lamina functionalis der Endometriumschleimhaut

1.5.1 Regelung und Veränderung an den Fortpflanzungsorganen

ovarieller Zyklus · endometrialer Zyklus · zyklusabhängige Veränderungen

Aus den Urkeimzellen entwickeln sich bereits im Mutterleib ca 700.000 bis 2 Mio. primäre Oozyten, die sich bei Geburt im **Diktyotän** (Ruhezustand in der 1. meiotischen Teilung) befinden. In der Pubertät vermindert sich die Oozytenzahl auf ca. 400, die im Rahmen der ovariellen Zyklen nach und nach zu Follikeln reifen.

Ovarieller Zyklus

Follikelphase · Ovulation · Lutealphase

Follikelphase

Zeitraum: **1.–14.** Zyklustag, variiert sehr stark

Ablauf:
- In der **Follikelphase** des ovariellen Zyklus kommt es durch **FSH**-Einfluss zur Ausreifung mehrerer **Primärfollikel** (1.–5. Zyklustag), der größte (sog. **dominanter Follikel** reift weiter zum **Sekundär-** und schließlich zum **Tertiärfollikel**, die anderen Begleitfollikel gehen durch Apoptose zu Grunde (5.-11. Zyklustag).
- Der dominante Follikel entwickelt sich am 11.-14. Zyklustag weiter zum **Graaf-Follikel.** Dieser produziert ab dem 14. Zyklustag Östradiol.
- Durch **Anstieg des FSH** wächst der Follikel.
- Ab einer gewissen Follikelgröße beginnen **Granulosazellen** unter dem Einfluss von FSH **Östrogene** zu synthetisieren und der **Östrogenspiegel** steigt.
- Durch steigenden Östrogenspiegel kommt es zu einer **negativen Rückkopplung** auf die **Hypophyse** und die **FSH-Produktion** in der Hypophyse sinkt wieder ab.

> !
> - **Primärfollikel:** ruhende Oozyten + umgebendes einschichtiges Epithel
> - **Sekundärfollikel:** mehrschichtiges Epithel, produziert Östrogen
> - **Tertiärfollikel:** Größe ca. 20 mm, flüssigkeitsgefüllte Höhle, Granulosa-Zellen bilden an der Innenwand Eihügel (Cummulus oophorus) mit enthaltener Eizelle, Zona pellucida (Masse aus Polysacchariden) umgibt die Eizelle
> - **Graaf-Follikel:** sprungreifer Follikel, Größe bis zu 25 mm

Ovulation

Zeitpunkt: normalerweise **15.** Zyklustag, abhängig von Dauer der Follikelphase

Ablauf:
- Durch hohe **Östrogenspiegel** kommt es zu einer **positiven Rückkopplung** auf die Hypophyse mit Anstieg der LH-Produktion.
- Durch LH **aktivierte Enzyme** perforieren die Follikelwand und induzieren so die **Freisetzung der Eizelle (Ovulation).**

Lutealphase

Zeitraum: **15.–28.** Zyklustag, im Gegensatz zur Follikelphase relativ konstant

Ablauf:
- nach der Ovulation wandelt sich der **Follikel** zum **Corpus luteum** (Gelbkörper) um
- die Produktion von **Progesteron** im Corpus luteum wird von hohen LH-Spiegeln stimuliert

- **Progesteron** bereitet das Endometrium durch sekretorische Transformation auf die Aufnahme der befruchteten Eizelle vor

> **!** Ist in der Lutealphase keine Schwangerschaft eingetreten, kommt es zu einer **Abbruchblutung.** Der Zyklus wiederholt sich bis zum Eintritt einer Schwangerschaft oder des Klimakteriums beständig etwa alle 28 Tage.

Endometrialer (menstrueller) Zyklus

Menstruationsphase · Proliferationsphase · Sekretionsphase

Die Änderung der hormonellen Situation bewirkt auch eine **Veränderung der Endometriumschleimhaut**, die sich je nach Hormonstatus zyklisch umbaut. Dieses Phänomen kann man am Uterus beobachten.

Menstruationsphase

Zeitraum

1.–4. Zyklustag (1. Menstruationstag = 1. endometrialer Zyklustag)

Ablauf

- Unterteilung in **Desquamationsphase** (1.–2. Menstruationstag) und **Regenerationsphase** (3.–4. Menstruationstag).
- Nistet sich keine befruchtete Eizelle in die Schleimhaut ein **(Nidation),** hört die Schleimhaut wegen des Wegfalls der Sexualhormone auf zu wachsen.
- Die Schleimhaut lockert sich auf und wird stärker durchblutet. Die **Drüsen verändern sich** und werden korkenzieherartig.
- Duch Abfall von **LH** und **FSH** kommt es zur Rückbildung des **Corpus luteum** im Ovar mit Abfall des **Östrogen- und Progesteronspiegels.**
- Es kommt zur **Entzugsblutung** mit Abstoßung der obersten Zellreihen des Endometriums.
- ca. 200 ml Blutverlust.

> Stärkere Blutungen bedürfen immer einer genauen Abklärung der Ursache.

Proliferationsphase

Zeitraum

5.–14. Zyklustag

Ablauf

Unter dem Einfluss der steigenden Östrogenspiegel nimmt die Zellzahl und -größe sowie die Schichtdicke des Endometriums zu.

Sekretionsphase

Zeitraum

15.–28. Zyklustag

Ablauf

- Nach dem Eisprung kommt es unter dem Einfluss der hohen **Progesteronspiegel aus dem Corpus luteum** zum Wachstum der Schleimhautdrüsen
- Ausbildung einer **sekretorischen Schleimhaut,** die Drüsen sind gerade angeordnet.

Zyklusabhängige Veränderungen

Cervix · Vagina

Cervix

- Die Cervix ist von einem Schleimpfropf (sog. **Kristeller-Pfropf**) verschlossen, je nach **Östrogenkonzentration** ist dieser Schleimpfropf für **Spermien durchgängig** oder nicht
- In der **Follikelphase** (1.–14 Zyklustag) steigt die Östrogenkonzentration im Blut, zugleich nimmt die Schleimproduktion in der Cervix zu: Das Sekret wird zunehmend dünnflüssiger und weniger viskös, die **Spinnbarkeit ist erhöht**
- Zum Zeitpunkt der **Ovulation** (15. Zyklustag) ist die Spinnbarkeit am höchsten → maximale Durchlässigkeit für Spermien ist gegeben. Das Vaginalsekret ist dann fast völlig zellfrei und hat einen sehr hohen Glukosegehalt. Der Cervixkanal weitet sich auf bis zu 5 mm auf.

> Im Mikroskop erkennt man zu diesem Zeitpunkt das sog. **Farnkrautphänomen,** es handelt sich dabei um ein Netz aus Glycoproteinen. Das Farnkrautphänomen ist Hinweis auf eine gesteigerte Östrogenproduktion.

- Die Spinnbarkeit des Schleimpropfes nimmt postovulatorisch während der Lutealphase (15.–28. Zyklustag) unter dem Einfluss des steigenden **Progesterons** wieder ab.

Vagina

- **Follikelphase:** Nachweis großer, flach und polyedrisch geformter Zellen mit kleinen Kernen → sog. **follikuläres Zellbild**
- **Corpus-luteum-Phase:** Nachweis von in Haufen zusammenliegenden, bläulich erscheinenden Zellen mit großen Kernen → sog. **luteales Zellbild**

> Die zyklusabhängigen Veränderungen der Vagina kann man mit einem **Vaginalabstrich** zytologisch bestimmen.

1.5.2 Methoden der Zyklusdiagnostik

Anamnese · Basaltemperaturkurve · Cervix-Score nach Insler · Vaginalzytologie · Hormonbestimmung · transvaginale Sonographie · Laparoskopie · Nachweis einer Ovulation

Anamnese

- Zyklusintervalle
- letzter Menstruationstermin
- sog. Mittelschmerz beim Eisprung
- Blutungsstärke

Basaltemperaturkurve

- Messung der Rektaltemperatur immer zur gleichen Uhrzeit morgens vor dem Aufstehen nach ausreichend Schlaf (mind. 6 h)
- Anstieg der Körpertemperatur 24–48 h nach der Ovulation um ca. 0,5 °C
- erhöhte Körpertemperatur (Einfluss von Progesteron) bis zur Menstruation (Atrophie des Gelbkörpers; s. Abb. 1.9)

> ! Progesteron beeinflusst nicht bei allen Frauen die zentrale Temperaturregulation im Thalamus!

Cervix-Score nach Insler

- indirekter Parameter zur Bestimmung der Follikelreife. Dieser Score fasst alle zervikalen Phänomene zusammen (s. Abb. 1.10).

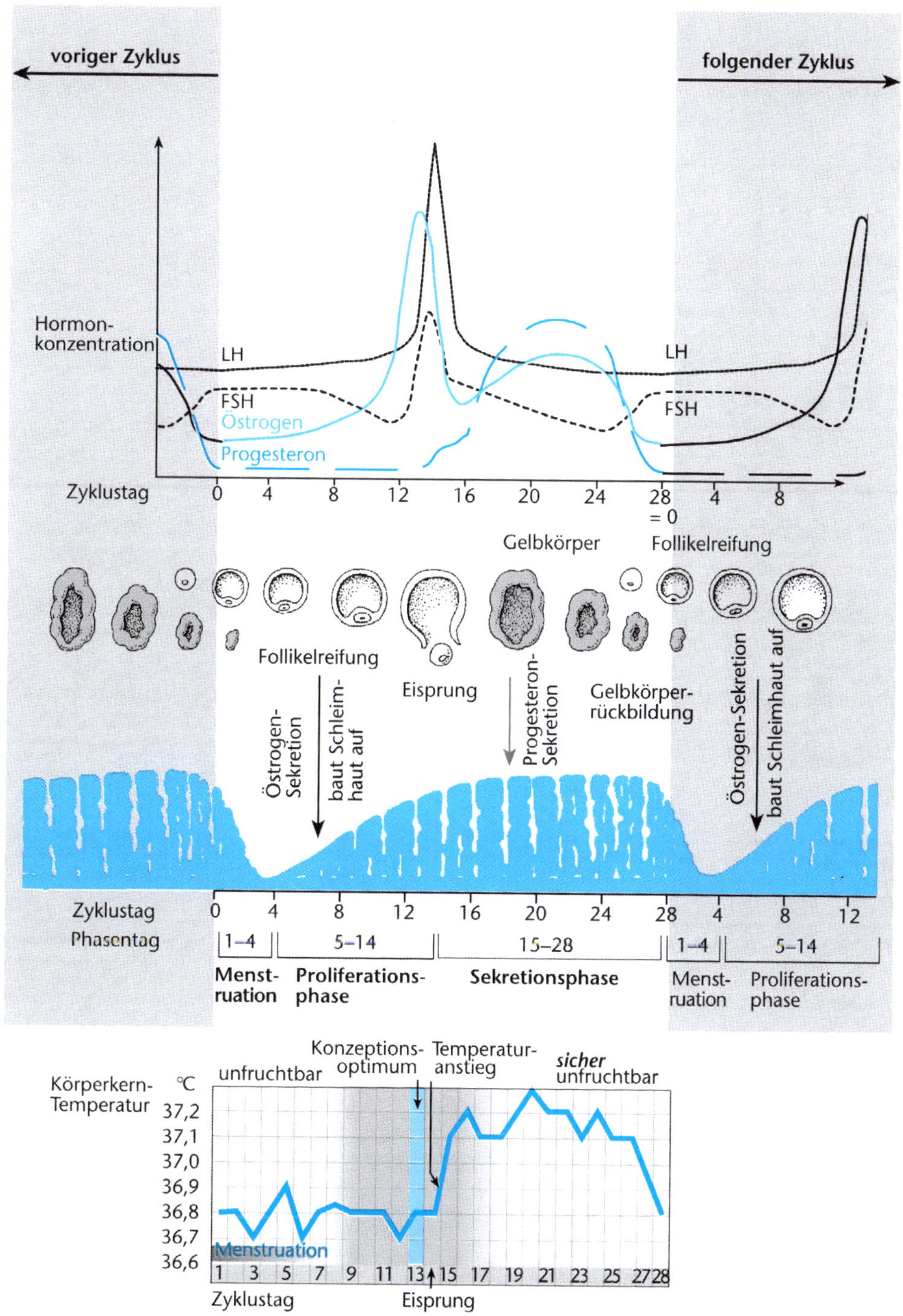

Abb. 1.9: Hormonwirkung auf Uterusschleimhaut und Ovar sowie Temperaturkurve in Abhängigkeit des Zykluszeitpunktes [5]

Vaginalzytologie

- Abstrich von Vaginalepithelzellen und ergänzend Hormonbestimmung im Serum (E2, LH und Progesteron)
- mikroskopische Beurteilung des zyklusabhängigen Zellbildes

Hormonbestimmung

- Die Serumkonzentration der Hormone wird mittels ELISA, Radioimmunoassay und Photometrie gemessen.

Östradiol

- **Normwert:** 30–350 pg/ml
- **Maximalwert** kurz vor der Ovulation: 100–350 pg/ml
- **Minimalwert** am Zyklusende: 10–35 pg/ml

Progesteron

- **Normwert:** 0,2–1 ng/ml
- **Maximalwert** in der Lutealphase: 6–30 ng/ml
- **Minimalwert** vor der Menstruation: 0,1–0,2 ng/ml

FSH

- **Normwert:** 2–8 I.E./l)
- **Maximalwert** in Zyklusmitte: bis 25 I.E./l

LH

- **Normwert:** 2–20 I.E./l
- **Maximalwert** in Zyklusmitte: bis 100 I.E./l

Punkte	**0**	**1**	**2**	**3**
Zervikal-sekretmenge	kein Sekret	wenig Sekretion	vermehrt glänzender Tropfen im CK	reichlich Sekret fließt spontan aus dem CK
Muttermund-weite	geschlossen	geschlossen	teilweise offen, leicht sonden-durchgängig	offen, Os externum klaffend
Spinnbarkeit	keine	auf $^1/_4$ der Scheidenlänge	gut $^1/_2$ der Scheidenlänge	sehr gut bis vor die Vulva
Farnkraut-phänomen	keines	feine Linien an einigen Stellen	gutes Farnkraut-phänomen mit seitlichen Verzweigungen	volles Farnkraut-phänomen über das ganze Präparat

Beurteilung: periovulatorisch optimal 10–12 Punkte
mäßig 8–10 Punkte
schlecht < 8 Punkte

Abb. 1.10: Cervix-Score nach Insler [2]

transvaginale Sonographie

- Präovulatorisch ist die zunehmende **Follikelgröße** erkennbar (Größe des dominanten Follikels ca. 2–3 cm).
- Unmittelbar nach einer Ovulation ist im **Douglas-Raum** freie Flüssigkeit nachweisbar.
- Mit **steigender Östradiolkonzentration** bildet sich eine Dreiteilung des Endometriums aus. Die Endometriumsdicke erreicht kurz vor der Ovulation mit 8 mm ihr Maximum und flacht nach der Ovulation deutlich wieder ab.

Laparoskopie

- direkte Beobachtungsmethode
- für den klinischen Alltag i.d.R. zu invasiv, zu teuer und zu komplikationsreich

Nachweis einer Ovulation

> Den **sicheren Nachweis einer Ovulation** erhält man nur durch direkte Beobachtung im Rahmen einer Laparoskopie oder durch indirekte Beobachtung per Ultraschall zusammen mit Hormonbestimmungen (E2, Progesteron und LH am 13. Zyklustag und E2 und Progesteron am 19. Zyklustag).

1.5.3 Menstruelle Blutung

Eumenorrhoe · Einfluss hormoneller Kontrazeptiva

Eumenorrhoe

Definition · Ablauf · Dauer/Blutmenge · Menstruationshygiene

Definition

Die normale menstruelle Blutung (**Eumenorrhoe**) stellt eine **Progesteronentzugsblutung** dar.

Ablauf

Bei ausbleibender Nidation einer befruchteten Eizelle am Ende der Lutealphase führt die Atrophie des Corpus luteum zum schnellen Abfall des Progesterospiegels. Dadurch bedingt wird die obere Schicht der Endometriumschleimhaut abgestoßen, es kommt zur Blutung.

Dauer / Blutmenge

- Die normale Menstruation dauert ca. **3–7 Tage.**
- Das normale Intervall zwischen zwei Monatsblutungen beträgt ca. **28 Tage.**
- Der **Blutverlust** beträgt ca. **80–200 ml.**

> Dauert die Menstruation länger als 7 Tage, sollte dies als pathologisch gewertet werden.
> Gehen bei der Blutung Koagel mit ab, sollte die Patientin auf Gerinnungsstörungen oder andere Ursachen einer gestörten Fibrinolyse untersucht werden.

Menstruationshygiene

Im Rahmen der Menstruation muss die Hygiene nicht verstärkt werden. Es sollte aber grundsätzlich darauf geachtet werden, dass je nach Blutungsstärke Hygieneartikel wie Tampons und Binden regelmäßig erneuert werden.

Einfluss hormoneller Kontrazeptiva

Stabilisierung des Blutungsverhaltens · Vorverlegen der Menstruation · Verlängerung des Zyklus

Stabilisierung des Blutungsverhaltens

Menge, Frequenz und Dauer der Blutung können durch hormonelle Kontrazeptiva konstanter werden.

> Bei Hypermenorrhoe kann die Blutungsmenge durch gestagenbetonte Präparate vermindert werden.

Vorverlegen der Menstruation

- Einnahme von Östrogen- bzw. Östrogen-Gestagen-Präparaten vom 3.–5. Zyklustag für 10 Tage bzw. bis 1–2 Tage vor dem gewünschten Blutungsbeginn. Dabei findet keine Ovulation statt (sog. **anovulatorischer Zyklus**).

Verlängerung des Zyklus

- **unter Vermeidung der Ovulation:** Einnahme eines Kombinationspräparates (Östrogen/Gestagen) vom 3.–5. Zyklustag bis 2–3 Tage vor dem gewünschten Blutungsbeginn
- **im Rahmen des ovulatorischen Zyklus:** Einnahme eines Östrogen-Gestagen-Präparates vom 3.–5. Tag vor einer erwarteten Blutung. Es sollte bis ca. 2–3 Tage vor einer gewünschten Blutung eingenommen werden.

1.6 Störungen der endokrinen Ovarialfunktion

B. Emmert

1.6.1 Amenorrhoe, anovulatorischer Zyklus und dysfunktionelle Blutung

Amenorrhoe

Definition: bis 14. Lj. keine Menarche
Ätiologie/Pathogenese: primär · sekundär
Klinik: ausbleibende Monatsblutung
Diagnose: Anamnese · Untersuchung · Hormone
Therapie: abhängig von Ursache

Definition

- Ausbleiben der Menarche und der sekundären Geschlechtsmerkmale bis zum **14. Lebensjahr**
- Ausbleiben der Menstruationsblutung bis zum **15. Lebensjahr**
- Ausbleiben der Menstruation bei zuvor menstruierenden Frauen über **3 Zyklen** oder über **6 Monate**

Ätiologie / Pathogenese

- **primäre Amenorrhoe:** von Anfang an keine Menstruation
- **sekundäre Amenorrhoe:** Ausbleiben der Blutung nach zuvor stattgehabten Menstruationsblutungen

Amenorrhoeform	Ursache
primäre Amenorrhoe	• Chromosomenaberrationen • Gonadendysgenesie • Intersexualität • Enzymdefekte (z.B. AGS) • genitale Fehlbildung • Leistungssport • Anorexia nervosa, Unterernährung
sekundäre Amenorrhoe	• Schwangerschaft • anovulatorischer Zyklus • ovarielle Störung • hyophysäre Störung • hypothalamische Störung • Leistungssport • Unterernährung, Anorexia nervosa • Stress

Tab. 1.3: Ursachen einer primären und sekundären Amenorrhoe

Klinik

Ausbleiben der Monatsblutung

> Durch **Ausbleiben der Ovulation** (anovulatorischer Zyklus) kommt es zum **Ausbleiben der Blutung** (sekundäre Amenorrhoe)

Diagnose

Anamnese
- familiäre genetische Belastung
- Galaktorrhoe

Untersuchung
- Hirsutismus, Struma, Adipositas, Untergewicht
- gynäkologische Untersuchung

Labor

hormonelle Abklärung:
- β-HCG-Bestimmung
- Prolaktin
- Östradiol
- FSH
- LH
- Testosteron
- DHEAS
- TRH
- Gestagentest

Therapie

abhängig von der Ursache möglichst kurativ durch Ursachenbeseitigung

Anovulatorischer Zyklus

> **Definition:** fehlende Ovulation
> **Ätiologie/Pathogenese:** Follikelpersistenz · fehlende Gelbkörperbildung · Hypothalamus-/Hypophysensteuerung
> **Klinik:** periodisch · ohne/mit Blutung · Sterilität
> **Diagnose:** Basaltemperaturkurve · Ausschluss anderer Sterilitätsursachen
> **Therapie:** Sterilitätstherapie

Definition

Zyklus mit ausbleibender Ovulation

Ätiologie/ Pathogenese
- kurzfristige Follikelpersistenz
- fehlende Gelbkörperbildung
- Störung der hypothalamisch-hypophysären Steuerung
- Pathogenese ungeklärt

Klinik
- periodisch wiederkehrend
- **ohne oder mit Blutung** (menstruationsähnliche Blutung aus oberen Uterus-Schleimhautschichten → nur geringer Gewebsverlust
- Sterilität

> Anovulatorische Zyklen sind eine häufige Ursache der primären und sekundären **Sterilität.**

Diagnose
- Basaltemperaturkurve: **monophasisch**
- Ausschluss anderer Sterilitätsursachen

Therapie

Sterilitätstherapie

Dysfunktionelle Blutung

Definition: nicht organisch bedingte Blutungsstörung
Ätiologie / Pathogense: Instabilität der hypothalamisch-hypophysär-ovariellen Achse
Klinik: Dauerblutung · Hypermenorrhoe · Polymenorrhoe · Hypomenorrhoe · Oligomenorrhoe
Diagnose: Zyklusanamnese · Ausschluss organischer Ursachen
Therapie: Ovulationshemmer

Definition
besonders im Adoleszenzalter vorkommende Blutungsstörung nicht organischer Urache

Ätiologie / Pathogenese
meist bedingt durch eine Instabilität des Hypothalamus-Hypophyse-Ovar-Regelkreises, es kommt zur Anovulation mit Follikelpersistenz

Klinik
- **azyklische,** > 10 Tage bis mehrere Wochen anhaltende Blutungen **(juvenile Dauerblutung)**
- zu starke Blutungen **(Hypermenorrhoe)**
- zu häufige Blutungen mit Zyklusabständen < 21 Tagen **(Polymenorrhoe)**
- auch zu schwache Blutung **(Hypomenorrhoe)**
- zu seltene Blutung **(Oligomenorrhoe)**

Diagnose
- Zyklusanamnese
- Ausschluss organischer Ursachen

Therapie
Ovulationshemmer (Östrogen-Gestagen-Kombination)

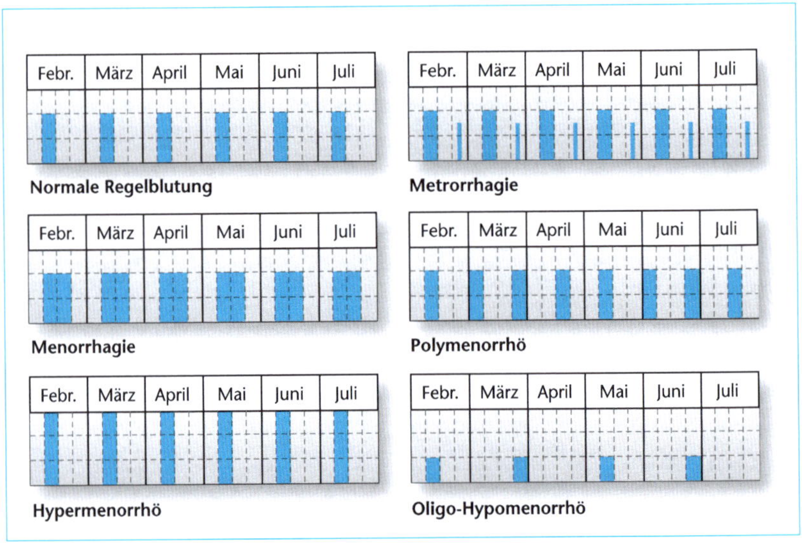

Abb. 1.11: Kaltenbach-Schema zu den Blutungsstörungen [4]

1.6.2 Dysmenorrhoe, prämenstruelles Syndrom und Mastodynie

Dysmenorrhoe

Definition: starke, schmerzhafte Blutung
Ätiologie/Pathogenese: primär · sekundär
Klinik: Unterbauchschmerzen · Übelkeit · Kreislaufbeteiligung
Diagnose: Zyklusanamnese · Untersuchung · Sonographie · invasiv
Therapie: Ursachenbeseitigung · Schmerztherapie · Ovulationshemmer

Definition

starke, schmerzhafte Menstruationsblutung

Ätiologie / Pathogenese

Man unterscheidet:
- **primäre Dysmenorrhoe**: seit der ersten Regelblutung bestehend
- **sekundäre Dysmenorrhoe:** neu einsetzend bei vorher schmerzlosen Regelblutungen

Dysmenorrhoeform	Ursache
primäre Dysmenorrhoe	• Lageanomalie des Uterus (z. B. Retroflexio) • Uterusfehlbildung • Uterus-/ Genitalhypoplasie • gesteigerte Prostaglandinsekretion → gesteigerte Myometriumkontraktion • psychische Komponenten (Stress, Ängste)
sekundäre Dysmenorrhoe	• Endometriose • Uterusentzündungen • Myome • Entzündungen der Ovarien • Zervixkanalstenose • Polyposis des Endometriums • Psychische Komponenten (unerfüllter Kinderwunsch)

Tab. 1.4: Ursachen einer primären und sekundären Dysmenorrhoe

Klinik

- kolikartige Unterbauchschmerzen
- Übelkeit
- Kreislaufbeteiligung
- evtl. Kopfschmerz

Die **Symptome einer Dysmenorrhoe** treten meist kurz vor Beginn der Blutung auf und sind am 1.–2. Blutungstag am stärksten.

Diagnose

- Zyklusanamnese
- gynäkologische Untersuchung
- Sonographie
- invasive Diagnostik (z. B. Abrasio)

Therapie

- Beseitigung der Ursache
- Schmerztherapie (z. B. Analgetika, Spasmolytika)
- Ovulationshemmer

Prämenstruelles Syndrom

Definition: Beschwerdebild in der 2. Zyklushälfte
Ätiologie/Pathogenese: hormonelles Ungleichgewicht · Flüssigkeitsverschiebung · Elektrolytverschiebungen
Klinik: Mastodynie · Ödeme · Stimmungsschwankungen · Schmerzen · Hitzewallungen/Schweißausbrüche
Diagnose: Anamnese/Fremdanamnese
Therapie: Gestagensubstitution · Ovulationshemmer · leichte Diurese

Definition

Beschwerden breiter Variation besonders in der 2. Zyklushälfte

Ätiologie/Pathogenese

- hormonelles Ungleichgewicht
- Flüssigkeitsverschiebungen
- Elektrolytverschiebungen

Klinik

- Spannungsgefühl der Brüste (**Mastodynie**)
- Ödeme
- Kreislaufinsuffizienz
- **Stimmungsschwankungen** (z. B. Depression, Lethargie, Aggression)
- Hitzewallungen/Schweißausbrüche
- **Schmerzen** (Rücken, Bauch, Kopf)
- Obstipation

Diagnose

- Anamnese
- Fremdanamnese: Befragung wenn möglich auch von Angehörigen, Freunden, Arbeitskollegen („Leidtragende")

Therapie

- Gestagensubstitution
- Ovulationshemmer
- leichte Diurese (z. B. salzarme Nahrung)

Mastodynie

Definition: Schmerzen der Brustdrüse
Ätiologie/Pathogenese: zyklisch · zyklusunabhängig · hormonelles Ungleichgewicht
Klinik: Brustschmerzen · Spannungsgefühl
Diagnose: Anamnese · Differentialdiagnose
Therapie: Ursachenbeseitigung · Schmerztherapie

Definition

Schmerzen der Brustdrüse

Ätiologie/Pathogenese

- Man unterscheidet:
  - **zyklisch** (z. B. bei prämenstruellem Syndrom)
  - **zyklusunabhängig** (z. B. fibrozystische Mastopathie)
- **Auslöser:** Ungleichgewicht zwischen Östrogen und Progesteron zu Gunsten des Östrogens
- Pathogenese unbekannt

Klinik

- Schmerzen im Bereich der Brüste
- Spannungsgefühl der Brüste

Diagnose

Anamnese

Differentialdiagnose

- Mammakarzinom
- Mastitis
- Hämatom, Z. n. Trauma
- Fettgewebsnekrose
- Interkostalneuralgien
- M. Mondor (Thrombophlebitis)
- Tietze-Syndrom (chondrosternale Entzündung)
- Stenokardien

Therapie

- Ursachenbeseitigung
- Schmerztherapie

1.7 Fertilitätsstörungen

B. Emmert

1.7.1 Sterilität und Infertilität

Sterilität der Frau · Infertilität der Frau · Epidemiologie

Sterilität der Frau (Impotentia concipiendi)

bedeutet ein **Ausbleiben der Schwangerschaft** trotz regelmäßigen ungeschützten Geschlechtsverkehrs über **mehr als 12 Monate** (WHO-Definition)
Man unterscheidet:

- **primäre Sterilität:** bisher keine Schwangerschaft
- **sekundäre Sterilität:** trotz vorangegangener Schwangerschaft tritt keine weitere Schwangerschaft mehr ein

Infertilität der Frau (Impotentia gestandi)

bedeutet eine **habituelle Abortneigung nach erfolgter Konzeption.** In der Anamnese finden sich mehrere Fehlgeburten. Das Problem liegt nicht in der Konzeption, sondern in der Fähigkeit, ein Kind bis zum lebensfähigen Alter auszutragen.

> **!** **Impotenz** bedeutet allgemein die Unfähigkeit zur Fortpflanzung. Dies kann bedingt sein durch:
> - Unfähigkeit zur Durchführung des Geschlechtsverkehrs aufgrund von Fehlbildungen bei der Frau bzw. beim Mann **(Impotentia coeundi)**
> - Unfruchtbarkeit trotz regelmäßigen Geschlechtsverkehrs **(Impotentia generandi).** Bei der Frau unterscheidet man hierbei zwischen Sterilität und Infertilität. Sterilität **(Impotentia concipiendi)** bedeutet das Unvermögen, schwanger zu werden. Infertilität **(Impotentia gestandi)** bedeutet das Unvermögen, die Schwangerschaft auszutragen.

Epidemiologie

In Deutschland liegt die Rate der ungewollt kinderlosen Paare bei ca. 15 %. Die Fertilität der Frau sinkt mit zunehmendem Lebensalter.

Fertility rate (Fertilitätszahl)

- 20-jährige Frau → Wahrscheinlichkeit 60 %
- 30-jährige Frau → Wahrscheinlichkeit 30 %
- 40-jährige Frau → Wahrscheinlichkeit 4 %

1.7.2 Ursachen für Sterilität und Infertilität

ovariell · tubar · uterin · zervikal · vaginal · extragenital

ovariell

Epidemiologie	ca. 30 % d. F.
Ätiologie	
– primäre Ovarialinsuffizienz	• Fehlbildungen (z. B. Hypoplasie) • polyzystische Ovarien (PCO-Syndrom, z. B. bei Stein-Leventhal-Syndrom) • Klimakterium praecox • Ovarialendometriose • Ovarialtumoren
– sekundäre Ovarialinsuffizienz	• Hypothalamisch-hypophysäre Störung • Hypophysentumor/-insuffizienz • anovulatorische Zyklen • Corpus-luteum-Insuffizienz • Follikelpersistenz • Hyperprolaktinämie (z. B. bei Hypothyreose) • Anorexia nervosa • Hochleistungssport

tubar

Epidemiologie	ca. 30 % d. F.
Ätiologie	• Tubenverschluss (z. B. nach Salpingitis) • Septen/Verwachsungen • Polypen/Zysten • Endometrioseherde • Motilitätsstörungen (z. B. Spasmen)

uterin

Epidemiologie	ca. 5 % d. F.
Ätiologe	• Fehlbildungen (z. B. Uterus bicornis, Uterus bicollis) • Uteruslageanomalien • Tumoren (meistens Myome) • Nidationsstörungen (z. B. hormonbedingte Veränderung des Endometriums) • Endometrium-Fehlfunktion

zervikal

Epidemiologie	ca. 5 % d. F.
Ätiologie	• anormale Zervixverhältnisse (z. B. fehlender Schleim) • Zervizitis • früherer Zervixriss bei der Geburt (Emmet-Riss) • anatomische Varianten

vaginal

Epidemiologie	ca. 5 % d. F.
Ätiologie	• Fehlbildungen • Verwachsungen • Entzündungen

extragenital

Epidemiologie	10–45 % d. F.
Ätiologie	
– genetisch (Gonadendysgenesie-Syndrome)	• Ullrich-Turner-Syndrom (45, XO) • Swyer-Syndrom (46, XY) • testikuläre Feminisierung (46, XY) • Triple-X-Syndrom (47, XXX) • adrenogenitales Syndrom
– Allgemeinerkrankungen	• Diabetes mellitus • Schilddrüsenfunktionsstörungen • Nebennierenstörungen • Cushing-Syndrom • fokale Epilepsien • Adipositas permagna • Anorexie • Infektionen • psychosomatisch
– iatrogen	• operativ • Komplikation (z. B. Abrasio = Endometriumverlust → Asherman-Fritsch-Syndrom, Konisation) • Chemotherapie oder Radiatio im gynäkologischen Bereich • Hysterektomie/ bds. Ovarektomie
– medikamentös	• Psychopharmaka • Cimetidin • Domperidon • Metoclopramid • Alpha-Methyldopa
– toxisch	• Nikotin-/ Drogen-/ Alkoholabusus • Schwermetallvergiftung
– idiopathisch	Ursache unbekannt

Ein unerfüllter Kinderwunsch ist in 50 % der Fälle durch eine **Sterilität des Mannes** bedingt und sollte deshalb parallel abgeklärt werden. Mögliche Störungen:

- **Testes** (z. B. Maldescensus testis, Infektion, Trauma)
- **Samenwege** (z. B. Strikturen durch Entzündung)
- **Penis** (z. B. Phimose, erektile Dysfunktion, Hypospadie)
- **hormonell** (z. B. Hypothyreose, Tumoren der NNR)
- **genetisch** (z. B. männliches Ullrich-Turner-Syndrom, Mukoviszidose)
- **psychisch** (z. B. Erektionsstörungen)
- **iatrogen** (z. B. Z. n. Orchidektomie bds., Leistenbruch-OP mit Vernarbung)
- **Medikamente** (z. B. Zytostatika, Immunsuppressiva)
- **Noxen** (z. B. Kadmium, Nikotin)

1.7.3 Diagnostik bei Fertilitätsstörungen

Anamnese · Untersuchung · Zyklusmonitoring · Labor · interdisziplinär · apparativ

Anamnese

- intensive Anamnese beider Partner
- Familienanamnese
- Paaranamnese
- Eigenananmese (z. B. Medikamente, Noxen)

Untersuchung

- allgemeinmedizinisch
- gynäkologisch (Frau) bzw. andrologisch (Mann)
- Zervixindex nach Insler

Zyklusmonitoring

- Blutungsverhalten
- Basaltemperaturmessung
- Kohabitationsfrequenz

Labor

- Hormonanalyse (Östrogen, LH, FSH, Progesteron, Östrogen)
- vaginale Bakteriologie
- genetische Abklärung
- toxikologisches Screening
- klinische Chemie

interdisziplinär

Zusammenarbeit mit anderen medizinischen Abteilungen (z. B. Innere Medizin)

Spermiogramm

Beurteilung der Anzahl und der Beweglichkeit der Spermien im Ejakulat

Postkoitaltest nach Sims-Huhner

- In-vivo-Aszensionstest zur Abklärung einer gestörten Penetration der Spermien durch den Zervixschleim
- Vorgehen: Entnahme von Zervixsekret 2–8 Stunden postkoital (nach vorangegangener 2-tägiger Karenz)
- Beurteilung der Spermienanzahl und -beweglichkeit unter dem Mikroskop
- Normalbefund: 5–10 bewegliche Spermien pro Gesichtsfeld

Kurzrock-Miller-Test

- In-vitro-Invasionstest
- Vorgehen: Auftragen von präovulatorischem Zervixschleim und Spermien auf einen Objektträger, Beobachtung der Penetration der Spermien durch den Zervixschleim

! Da die Häufigkeit von Fertilitätsstörungen bei beiden Geschlechtern etwa gleich hoch ist bzw. kombiniert vorliegt, sollte eine intensive **Anamnese und körperlicher Untersuchung beider Partner** erfolgen.

apparativ

Sonographie

- allgemeine Form und Lage von Uterus und Adnexen
- Beurteilung von Follikelgröße und Endometrium
- Ovulationskontrolle

Hysterokontrast-sonographie

- Injektion einer Galaktosesuspension über intrauterinen Katheter zur sonographischen Beurteilung von Uterus und Adnexen bezüglich Form und Durchgängigkeit

Hysterosalpingographie	• Injektion eines wasserlöslichen Kontrastmittels bei gleichzeitiger Durchleuchtung, ist inzwischen **obsolet**
Hysteroskopie (Uterusspiegelung)	• Füllung des Cavum uteri mit CO_2- bzw. Ringer-Lösung über Hysteroskopie-Optik zur Beurteilung von Zervix, Cavum uteri und Ostia tubae internae • bioptische Untersuchungen möglich (z. B. Septenabtragung)
CT	Abklärung z. B. von NNR-Störungen, SD-Störungen, Tumoren, Lageanomalien des Uterus
Pelviskopie (Beckenraumspiegelung)	• Füllung des Bauchraums mit CO_2 über Laparoskopie-Optik zur Beurteilung des kleinen Beckens • gleichzeitige Hydro-/Chromopertubation bzw. operative Eingriffe möglich

1.7.4 Therapie bei Fertilitätsstörungen

bei Follikelreifungsstörung · bei tubarer/uteriner/vaginaler Sterilität · bei Uterus-/Vaginafehlbildung · bei extragenitalen Faktoren

bei Follikelreifungsstörung

Antiöstrogene	Clomifen
Gonadotropine	• HCG (human chorionic gonadotropin) • HMG (human menopausal gonadotropin)

Ovarielles Überstimulationssyndrom (OHSS):
Bei der Therapie mit Ovulationsauslösern kann es durch Zusammenwirken mehrerer Lutealkörper zur Überstimulation kommen. Dabei treten Ovarialzysten und Flüssigkeitsverschiebungen bis zum Aszites auf.

Grad 1:
- mäßige Ovarienvergrößerung (< 5 cm)
- Steroidsekretion im Urin gesteigert, Steroidspiegel im Blut erhöht
- **Therapie:** Kontrolle

Grad 2:
- Ovarialzysten (< 10 cm)
- Übelkeit, Erbrechen, Bauchschmerzen, Diarrhoe
- **Therapie:** stationäre Überwachung und symptomatische Therapie

Grad 3:
- massive Ovarialzysten (> 10 cm)
- Aszites, Hydrothorax, Atemnot, Bauchschmerz
- erhöhte Blutviskosität durch Konzentration, stark erhöhtes Risiko für Thrombembolien
- **Therapie:** stationäre Behandlung, Flüssigkeitsbilanzierung, Korrektur des Elektrolythaushaltes, evtl. Punktion des Aszites bzw. des Pleuraergusses

bei tubarer/uteriner/vaginaler Sterilität

- antibiotische Therapie bei Infektion nach Antibiogramm
- hormonelle Therapie: passende Substitution bei speziellem Hormonmangel
- hormonelle Supressionstherapie bei Endometriose
- **In-vitro-Fertilisation** (IVF)
- **intrazytoplasmatische Spermieninjektion** (ICSI)
- operative Therapie (z. B. Adhäsiolyse, Salpingolyse, Myomenukleation)

> **In-vitro-Fertilisation (IVF):**
> - Stimulation der Follikelreifung durch FSH-/LH-/GnRH-Gabe → Heranreifen mehrerer Follikel
> - transvaginale Punktion und Sonographie-gesteuerte Entnahme aller Follikel
> - extrakorporale Befruchtung nach 4–6 h → Eintritt in das 4–8-Zellstadium nach 40–48 h
>
> **Intrazytoplasmatische Spermieninjektion (ICSI):**
> - Einbringen der Spermien direkt in die Eizelle mit Hilfe einer ultradünnen Glaskapillare unter dem Mikroskop
> - Embryonentransfer im 8-Zellstadium über einen Katheter ins Cavum uteri (erlaubt nach dem Embryonenschutzgesetz ist das Einbringen von max. 3 Embryonen, verboten ist im Gegensatz zu anderen Ländern das Untersuchen der Embryonen unter dem Mikroskop und anschließendes Einpflanzen nur eines morphologisch „guten" Embryos)
> - Eintreten der Schwangeschaft in 20 % der Fälle
> - Mehrlingsrate 20 %

bei Uterus-/Vaginafehlbildung
- Inseminationsbehandlung (z. B. IVF)
- operative Therapie (Korrektur von Fehlbildungen)

bei extragenitalen Faktoren
interdisziplinäre Therapie

bei andrologischer Sterilität
- konservativ (z. B. Meiden von Noxen)
- medikamentös (z. B. antibiotische Behandlung bei Infektion)
- Inseminationsbehandlung (z. B. IVF)
- operativ (z. B. bei Hodenhochstand)

> ! Eine alternative Möglichkeit zur Sterilitätsbehandlung stellt die **Adoption** dar.

1.8 Klimakterium

B. Emmert

1.8.1 Klimakteriumphasen

Menopause · Prämenopause · Perimenopause · Postmenopause

Klimakterium (Wechseljahre, Klimax)
Übergangsphase (mehrere Jahre) zwischen Geschlechtsreife und Alter (Senium)

Prämenopause
- Definition: **erste Zyklusanomalien**
- Zeitraum: 4–5 Jahre vor der Menopause

Menopause
- Definition: **letzte ovariell gesteuerte Monatsblutung**
- Zeitraum: tritt bei den meisten Frauen zwischen dem 45. und dem 55. **Lebensjahr** auf

Perimenopause
- Definition: **letzte Regelblutung**
- Zeitraum: Im Durchschnitt im 51. Lebenjahr, 2 Jahre vor und nach der Menopause

Postmenopause

- Definition: **Zeitraum nach der letzten Periodenblutung**
- Zeitraum: 1 Jahr nach der Menopause

> **Climacterium praecox:** Beginn des Klimakteriums vor dem 40. Lebensjahr
> **Climacterium tarda:** Beginn des Klimakteriums nach dem 55. Lebensjahr

1.8.2 Veränderungen im Klimakterium

endokrin · organisch · vegetativ · psychisch

endokrin

- **Östrogene:** Produktion primär erhalten, im Verlauf sinkend (relativer Östrogenmangel durch Corpus-luteum-Insuffizienz)
- **Gonadotropin:** Ausschüttung steigt (Hypergonadotropismus)
- **Inhibin:** Ausschüttung sinkt
- **FSH:** Ausschüttung steigt
- **Androgene:** werden weiter gebildet

> Im Klimakterium ist das Erscheinungsbild durch **Östrogenmangel** gekennzeichnet.

organisch
Ovarien

- Follikelverarmung
- Gefäßsklerosierungen
- intermittierend anovulatorische Zyklen
- abnehmende Konzeptionsfähigkeit durch Corpus-luteum-Insuffizienz
- dysfunktionelle Blutungen

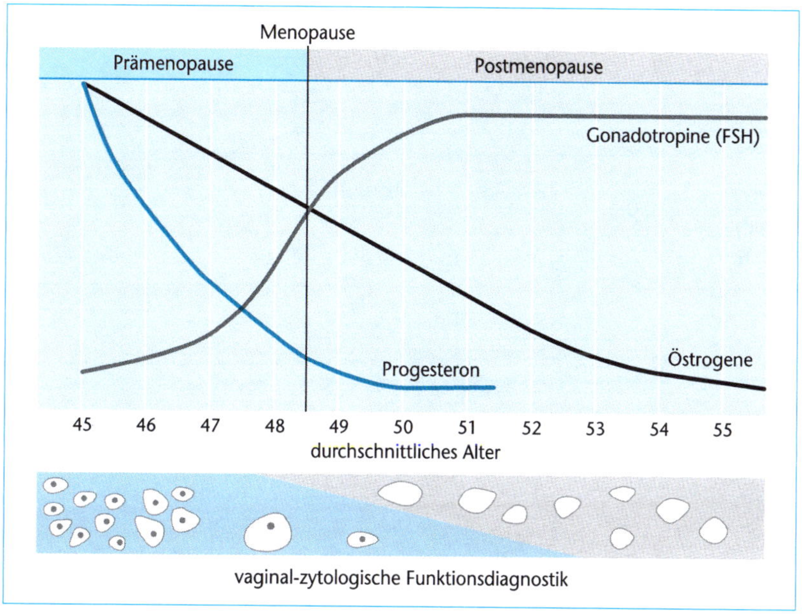

Abb. 1.12: Veränderung der Hormonsituation im Klimakterium [4]

Uterus — Wachstum des Endometriums (Endometriumhyperplasie) durch noch erhaltene Östrogenproduktion der Ovarien bei fehlender Progesteronwirkung

vegetativ — Die hormonelle Konstellation bewirkt eine hypersympathikotone Situation an vegetativen Zentren im Hypothalamus.
Siehe Kap. 1.8.3: Klimakterisches Syndrom

psychisch
- Verstimmung
- Gereiztheit
- Depression

1.8.3 Klimakterisches Syndrom

Definition: vegetative Symptome im Klimakterium · Epidemiologie
Ätiologie: Östrogenmangel
Klinik: akut · mittelfristig · langfristig
Diagnose: Klinisches Bild
Therapie: Hormonsubstitution · symptomatisch

Definition — Das **klimakterische Syndrom** (vegetativ-klimakterisches Syndrom, Menopausensyndrom) ist gekennzeichnet durch die Trias **Hitzewallungen, Schweißausbrüche, Schwindel** in Kombination mit prämenopausalen Blutungsstörungen und vaginaler Atrophie.

Epidemiologie — Ca. 50–80 % aller Frauen sind betroffen, ca. ¼ davon ist behandlungsbedürftig.

Ätiologie — relativer Östrogenmangel sowie eine prädisponierende Persönlichkeitsstruktur

Symptome

akute Symptome
- Hitzewallungen
- Schwindel
- Schlafstörungen
- Schweißausbrüche
- Tachykardie
- Reizbarkeit
- Nervosität
- depressive Verstimmung

mittelfristige Symptome
- vaginale Atrophie
- Dyspareunie durch Atrophie der Haut an Vulva, Introitus und Vagina
- dermatologische Symptome in Form von Haut-/Schleimhautatrophien
- Stressinkontinenz
- Leistungsabfall
- Gewichtszunahme

langfristige Symptome
- Osteoporose
- Arteriosklerose

Diagnose
- Anamnese (z. B. Alter, erstes Auftreten von Symptomen)
- vaginalzytologische Untersuchung auf Östrogenmangel der Epithelien
- Labor: Östradiol < 30pg/ml, FSH >30 I.E./l

Therapie

- Substitution von Östrogen/Gestagen
- symptomatisch:
  - Sedativa
  - Johanniskrautpräparate
  - β-Blocker

1.8.4 Klimakterische Blutungsstörung

Definition: jede vaginale Blutung in der Menopause
Ätiologie: Corpus-luteum-Insuffizienz mit erhaltener Östrogenproduktion
Klinik: Dauerblutung, Hypermenorrhoe, Menometrorrhagie, Polymenorrhoe
Diagnose: Klinik, Anamnese, Sonographie, Histologie
Therapie: Hormontherapie, fraktionierte Kürettage, Hysterektomie

Definition vaginale Blutung in der Prämenopause

Ätiologie Corpus-luteum-Insuffizienz, Östrogenproduktion der Ovarien ist noch erhalten, die progesteronabhängige Transformation fehlt allerdings.

! **Prämenopausenblutungen** können auch pathologische Ursachen haben, **Postmenopausenblutungen** dagegen sind generell karzinomverdächtig! Klimakterische Blutungsstörungen müssen deshalb immer abgeklärt werden.

Klinik

- meist Dauerblutungen
- Hypermenorrhoe
- Menometrorrhagie
- Polymenorrhoe

Diagnose

- klinisches Bild in Verbindung mit dem Alter
- Sonographie zum Ausschluss anderer Ursachen
- histologische Abklärung

Therapie

- Hormontherapie (Östrogen-/Gestagen)
- bei Versagen der Hormontherapie fraktionierte Kürettage
- bei starken, therapieresistenten Blutungen ggf. Hysterektomie

1.9 Postmenopause und Senium

B. Emmert

- **Postmenopause:** Zeitraum nach der letzten Periodenblutung (vgl. Kap. 1.8.1)
- **Senium:** Lebensphase nach abgeschlossenem Klimakterium ab ca. 60. Lebensjahr

1.9.1 Folgen der nachlassenden Ovarialfunktion

endokrin · organisch · Prophylaxe/Therapie

endokrin

- absoluter **Östrogenmangel**
- Hypergonadotropismus

organisch

- anhaltende Amenorrhoe
- absolute Sterilität
- **Atrophie von Schleimhäuten und Bindewebe** (z. B. Colpitis atrophicans, Pruritus vulvae Vaginitis, Inkontinenz, Senkung des Beckenbodens, Dyspareunie, Mamma-Involution)
- Osteoporose
- Arterosklerose
- Herz-Kreislauf-Erkrankungen
- Androgenisierung

Prophylaxe und Therapie

Substitution von Hormonen (lokal bzw. systemisch

! Keine Hormonsubstitution bei **schwerer Leberfunktionsstörungen** oder **hormonabhängigen Tumoren!**

1.9.2 Gynäkologische Erkrankungen in Postmenopause und Senium

Lichen sclerosus et atrophicus · Colpitis senilis

Lichen sclerosus et atrophicus (Kraurosis vulvae, Vulvadystrophie)

Definition: Involution und Atrophie des äußeren Genitales · Epidemiologie
Ätiologie: Östrogenmangel
Klinik: atrophische Hautveränderungen
Diagnose: Anamnese · Untersuchung
Therapie: Hormontherapie · Kortisontherapie · Antihistaminika

Definition

Der Lichen sclerosus et atrophicus ist gekennzeichnet durch altersbedingte Involution und Atrophierung des äußeren Genitales

Epidemiologie

selten, Verlauf meist chronisch-progredient

Ätiologie

Östrogenmangel bei Erschöpfen der Ovarienfunktion

Klinik

- atrophische Hautveränderungen der Vulva/Vagina
- Stenosierung des Introitus vaginae
- Dyspareunie
- Pruritus
- Schmerzen
- Infektionen

Diagnose

- Anamense
- Untersuchung

Therapie

- lokale Hormontherapie (Östrogensubstitution)
- lokale Kortisontherapie
- ggf. Antihistaminika

Colpitis senilis (Alterskolpitis)

Definition: altersbedingte vaginale Entzündung
Ätiologie: mangelnder Östrogeneinfluss · Scheidenmilieu
Klinik: Pruritus · Schmerzen
Diagnose: Anamnese · Untersuchung
Therapie: Hormontherapie

Definition Bei der Colpitis senilis handelt es sich um eine altersbedingte vaginale Entzündung

Ätiologie Durch mangelnden Östrogeneinfluss auf das Vaginalepithel kommt es zur Atrophie und Alkalisierung des Scheidenmilieus. Diese Konstellation begünstigt Infektionen.

Klinik

- Pruritus
- Schmerzen

Therapie lokale Hormontherapie (Östrogen)

1.10 Sexualleben der Frau

M. Gerstorfer

1.10.1 Sexueller Reaktionszyklus

Erregungsphase · Plateauphase · Orgasmusphase · Rückbildungsphase

Erregungsphase

- **psychische** (Erinnerungen, Phantasien etc.) und **physische Reize** (Stimulation der erogenen Zonen) führen zu sexueller Erregung und somit zur **Vorbereitung auf den Geschlechtsverkehr**
- verstärkte **Berührungsempfindlichkeit der Brüste,** insbesondere der Mamillen und Erektion der Mamillen
- gesteigerte **Hautdurchblutung** und **Schweißsekretion**
- **Anspannung der Uterusmuskulatur,** der Uterus senkt sich leicht beckenwärts
- **Blutfüllung** und **Anschwellen** der **Klitoris,** der **Labia majora** und **minora** (Parasympathikuswirkung
- Die **Bartholin-Drüsen** der Scheide sondern ein schleimig-flüssiges **Transsudat** ab, um die Scheide auf die Penetration vorzubereiten (**Transsudation**).

! Zu den **erogenen Zonen** der Frau zählen v.a. die Genital- und Analregion, die Oberschenkelinnenseite sowie Brust und Brustwarzen.

Plauteauphase

- Erreichen eines bestimmten Erregungsgrades, der vom Orgasmus abgelöst wird, Dauer individuell sehr verschieden
- Ausbildung der **orgastischen Manschette** aus der Muskulatur der Scheide, des Uterus und der Labien. Diese stimuliert durch ihre Verengung das männliche Glied.
- Anstieg von Atem- und Herzfrequenz sowie Blutdruck

Orgasmusphase

- **Höhepunkt des sexuellen Reaktionszyklus** (und wohl auch der Kohabitation), in der Regel von kurzer Dauer

- **Rhythmische Kontraktionen der orgastischen Manschette** (v.a. der Muskulatur des Beckenbodens und des Uterus)
- **sympathisch** vermittelt

Rückbildungsphase (Refraktärphase)

- **Rückkehr** der Organe **in den Ausgangszustand**
- vermehrte Schweißproduktion am ganzen Körper mit genereller Muskelentspannung

> **!** Bei der Frau kann der sexuelle Reaktionszyklus variieren, indem z.B. die **Erregung auf der Plateauphase stagniert** oder es ohne Refraktärphase zu **mehrfachen Orgasmen** kommt. Beim Mann ist die Variationsbreite geringer, und nach dem Orgasmus kommt es in der Regel zu einer **absoluten Refraktärphase.**

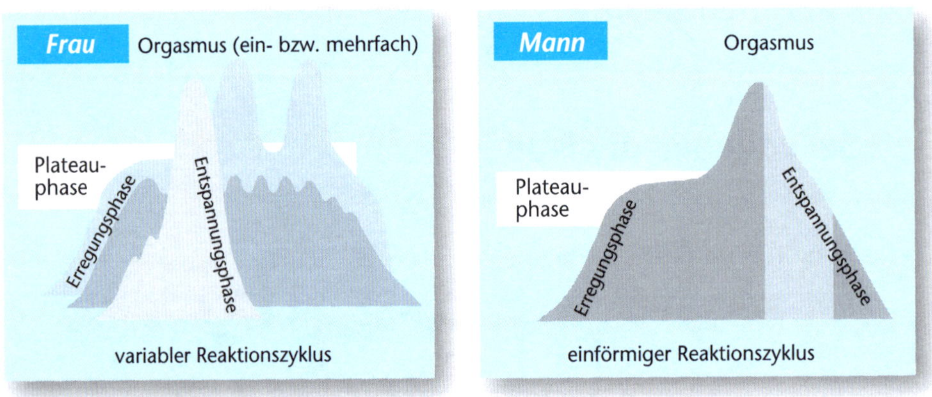

Abb. 1.13: Sexuelle Reaktionszyklen von Mann und Frau, Schema [3]

1.10.2 Sexualverhalten in den verschiedenen Lebensphasen

Kleinkind-/Kindesalter · Pubertät · während Schwangerschaft · nach Geburt · nach gynäkologischen Operationen

Kleinkind-/Kindesalter

Kinder lernen am Beispiel der Eltern die jeweilige Geschlechterrolle kennen, das Sexualleben wird in dieser Phase gebahnt.

Pubertät

beginnende Loslösung von den Eltern. Erste sexuelle Erfahrungen werden gemacht, die Geschlechterrolle festigt sich endgültig.

während Schwangerschaft

Das sexuelle Verlangen der Frau geht meist im ersten Drittel der Schwangerschaft, bedingt durch Übelkeit und Vorbereitung auf die Schwangerschaft, etwas zurück. Im zweiten Drittel jedoch nimmt die sexuelle Appetenz i.d.R. zu.

nach Geburt

Oft verspüren Frauen erst 3–4 Monate nach der Geburt wieder das Verlangen nach Geschlechtsverkehr, dies ist wohl mit erhöhtem Ruhebedürfnis zu erklären.

nach gynäkologischen Operationen

Je nach Operation kann es zu Störungen des Sexuallebens kommen. Man sollte deshalb als Arzt genau auf die Ängste der Patientinnen eingehen. Bei größeren Operationen, die mit Verlust von Geschlechtsorganen einhergehen, sollte die Patientin über Vorsichtsmaßnahmen (z. B. bzgl. Hygiene oder potentiellen Verletzungen) sehr genau aufgeklärt werden.

1.10.3 Störungen des Sexualverhaltens

sexuelle Funktionsstörungen · abnorme Formen des Sexualverhaltens

Bei der Frau gibt es eine Vielzahl sexueller Störungen, die großteils nicht somatisch, sondern psychisch bedingt sind. Eine genaue Anamneseerhebung und körperliche Untersuchung ist unabdingbar.

sexuelle Funktionsstörungen

- **primäre Sexualstörung:** besteht in der Regel lebenslang bzw. seit dem Beginn der sexuellen Funktionsfähigkeit
- **sekundäre Sexualstörung:** tritt erst nach einiger Zeit der normalen sexuellen Funktion auf

! Weitere Eingrenzungsmöglichkeiten ergeben sich durch die Frage, ob die Störung **abhängig von einer bestimmten Situation** oder **durchgängig** (d. h. die ganze Zeit über) auftritt. Des weiteren sollte erfragt werden, ob die Störung **abhängig** oder **unabhängig vom Partner** auftritt.

Alibidinie (früher Frigidität)

- **Definition: völliges Fehlen von sexuellem Interesse** mit vollständig fehlender sexueller Erregbarkeit. Früher wurde diese Störung als „Gefühlskälte der Frau" (Frigidität) beschrieben.
- **Ätiologie:**
  - **psychisch:** z. B. Depressionen, sexuelle Langeweile
  - **organisch:** z. B. chronische Schmerzen, Malignome, Hypotonie
  - **Medikamente:** Chemotherapeutika, Sedativa, Antihypertensiva (v. a. β-Blocker)
- **Therapie:** Auschluss und ggf. Behandlung der organischen oder medikamentösen Ursachen, ggf. Psychotherapie

Vaginismus

- **Definition: psychogener Abwehrreflex**, führt durch spastische Kontraktionen der Beckenbodenmuskulatur und der Muskulatur des unteren Scheidendrittels zum Verschluss des Scheideneingangs
- **Ätiologie:** wird häufig durch **Sexualangst** oder **somatische Ursachen** (z. B. Narbenkontrakturen) hervorgerufen
- **Therapie:** Behandlung der somatischen Ursachen, ggf. Psychotherapie

Dyspareunie (Algopareunie)

- **Definition: schmerzhafter vaginaler Koitus,** häufig mit Brennen, Jucken und Krämpfen verbunden
- **Ätiologie:**
  - **organisch:** Endometriose im Bereich der Scheide, Entzündungen der Vulva und/oder Vagina (häufig bakteriell oder Plize), atrophische Veränderungen im Alter und nach einer Entbindung
  - **psychisch:** verminderte Libido, Ekel („mit dem Körper Nein sagen")
- **Therapie:** Behandlung der organischen Ursachen, Verordnung von Gleitcremes, bei psychischen Ursachen Psychotherapie

Bei der antibiotischen bzw. antimykotischen Therapie einer Entzündung sollte unbedingt der **Partner mitbehandelt werden** werden.

Anorgasmie

- **Definition: Ausbleiben des Orgasmus bei normaler Libido**
- **Ätiologie:** selten organisch, eher psychosoziale Faktoren (z.B. Paarkonflikte, Schamgefühl)
- **Therapie:** ggf. Behandlung organischer Ursachen, Psychotherapie

! Die meisten sexuellen Funktionsstörungen sind psychischer Natur, trotzdem sollte man immer **organische Ursachen** ausschließen.

abnorme Formen des Sexualverhaltens

Als abnorm werden meist jene Sexualpraktiken bezeichnet, die außerhalb einer bestimmten gesellschaftlichen Norm liegen. Diese Normen unterliegen aber einem steten Wandel. Bis vor etwa 25 Jahren waren staatlich anerkannte **homosexuelle Lebensgemeinschaften** noch undenkbar, in der heutigen Zeit sind sie aber durchaus gesellschaftlich anerkannt. Die **Päderastie** war in einigen Ländern des Altertums und des fernen Ostens eine normale sexuelle Variante, im mitteleuropäischen Kulturkreis steht sie jedoch unter Strafe. Als **krankhafte Variante des Sexualverhaltens** ist aber eindeutig jede Praktik zu bezeichnen, die anderen körperlichen oder seelischen Schaden zufügt oder aus einem krankhaften Motiv heraus entsteht.

Sadismus/Masochismus

- **Definition:** Die sexuelle Befriedigung wird erreicht, indem man jemanden **körperlich oder psychisch quält** (Sadist) oder **selbst Opfer von Qualen** wird (Masochist).
- **Therapie:** Wenn beide Partner ausdrücklich mit diesem Sexualverhalten einverstanden sind und ein gewisser strafrechtlicher und persönlicher Rahmen nicht gesprengt wird, ist eine Therapie nicht unbedingt nötig. Sadistische Angriffe **gegen den Willen des Partners** dagegen müssen in jedem Fall strafrechtlich verfolgt werden. Im extremen Fall sollte eine Psychotherapie oder stationäre psychiatrische Therapie erwogen werden.

Nymphomanie

- **Definition:** exzessiver Sexualtrieb bei Frauen mit **akutem Befriedigungszwang** (entspricht der Satyriasis beim Mann)
- **Therapie:** psychosziale Betreuung, ggf. psychiatrische Behandlung

Exhibitionismus

- **Definition:** krankhafte Neigung, die eigenen **Geschlechtsteile Unbeteiligten gegenüber zu entblößen**
- **Therapie:** ggf. Psychotherapie

Voyeurismus

- **Definition:** sexuelle Erfüllung wird durch das **Betrachten von nackten Menschen,** z.T. auch nur von kopulierenden nackten Menschen, erreicht.
- **Therapie:** ggf. Psychotherapie

2 Familienplanung

B. Emmert

2.1 Demographische und geschichtliche Faktoren

Bevölkerungsentwicklung · Historie der hormonellen Kontrazeption

Bevölkerungsentwicklung

Vergangenheit

In der Vergangenheit war die Familiengemeinschaft auf die Versorgung der einzelnen Angehörigen ausgelegt. Eine hohe Kinderzahl sicherte das Einkommen (durch Mithilfe der Kinder z. B. in der Landwirtschaft) und die Versorgung der Eltern im Alter. Da die durchschnittliche Lebenserwartung früher gering war, besaß die Alterspyramide eine Dreieckform mit vielen Kindern in der Basis und wenigen alten Menschen an der Spitze.

Industrieländer

Durch die fortschreitende soziale Entwicklung ist trotz der höheren Lebenserwartung die Versorgung der Eltern auch ohne Kinder gesichert. In Deutschland und in anderen Industrieländern stehen zunehmend der hohe Lebensstandard und das Prinzip der Selbstverwirklichung einem Kinderwunsch entgegen. Dort werden aktuell immer weniger Kinder geboren, während die Anzahl immer älter werdender Menschen ansteigt.

Entwicklungsländer

In 3.-Welt-Ländern ist die Verhütung (Kontrazeption) noch wenig verbreitet. Das liegt daran, dass einerseits die Kinder immer noch die Altersversorgung der Eltern sicherstellen, andererseits sorgt der starke Einfluss von Religionsgemeinschaften (z.B. die römisch-katholische Kirche) für eine ablehnende Haltung gegenüber Verhütungsmaßnahmen. In diesen Ländern führen die abnehmende Sterberate und die steigende Geburtenrate zur Bevölkerungsexplosion. Die Folge ist z.B. Nahrungsmittelknappheit.

! Es besteht ein direkter Zusammenhang zwischen **gezielter Familienplanung** und **höherem sozialem Niveau** bzw. **besserem Ausbildungsstand.**

Historie der hormonellen Kontrazeption

- **1951:** Carl Djerassi („Vater der Pille“) meldet das Patent auf einen oral aktiven Progesteron-Abkömmling an
- **1960:** Zulassung der Pille als erste hormonelle Verhütungsmethode in den USA
- **1961:** Die Berliner Schering AG bringt mit Anovlar® die erste Pille in der BRD auf den Markt
- **1965:** VEB Jenapharm bringt Ovosiston® in der DDR auf den Markt
- **1969:** Entwicklung der ersten Dreimonatsspritze
- **70er Jahre:** Die Pille ist in Deutschland fest etabliert
- **1979:** Entwicklung der 3-Stufen-Pille
- **Heute:** ca. 80 Millionen Frauen nehmen die Pille ein

2.2 Schwangerschaftsverhütung

2.2.1 Beratung und Kontrolle

Rolle des Arztes · Indikation · Pearl-Index · Life-Table-Analysis

Rolle des Arztes

- Anamnese und Voruntersuchung
- genetische Beratung bei erblich bedingter Erkrankung der Eltern
- Beratung bei der Auswahl der passenden Verhütungsmethode (z. B. Zuverlässigkeit, Vor-/Nachteile und Risiken)
- regelmäßige Kontrolluntersuchungen bei Schwangerschaftsverhütung

Indikation

medizinisch

- bestehende **Erkrankung der Mutter** (z. B. Niereninsuffizienz), die z. B. durch schwangerschaftsbedingte Hypervolämie, körperliche Belastung und Hypertonie exazerbieren kann.
- **erblich bedingte Erkrankung** der Mutter oder des Partners

Kontrolle der Kinderzahl

- sozioökonomische Aspekte (z. B. Erhaltung eines hohen Lebensstandards)
- Lebensgestaltung (z. B. geplante Elternschaft, Trennung von Sexualität und Mutterschaft)
- Familiensituation (z. B. beide Partner erwerbstätig, Singles)

! Eine gezielte Beratung soll die Zahl der Schwangerschaftsabbrüche vermindern.

Pearl-Index

Prinzip

beschreibt die **Zuverlässigkeit** einer Verhütungsmethode anhand der Anzahl ungewollter Schwangerschaften in 100 sog. Frauenjahren

! **100 Frauenjahre** = 1200 Anwendungsmonate = 100 Frauen, die die Methode 1 Jahr lang angewendet haben.

Verhütungsmethode	Pearl-Index
keine Verhütung	85–90
natürlich	
• Coitus interruptus	10–38
• Kalender-Methode (Knaus-Ogino)	15–35
• Billings-Methode	1–15
• Temperaturmethode	3
• symptothermale Methode	1
mechanisch / lokalchemisch	
• Scheidenspülung	31
• Scheidendiaphragma	10–20
• Spermizide	3–21
• Scheidendiaphragma + Spermizid	4–10
• Femidom	1–14
• Kondom	2–12
• Portiokappe	6
• Intrauterinpessar	0,9–3,0

Verhütungsmethode	Pearl-Index
operativ • Tubenligatur • Vasektomie beim Mann	 0,2–0,5 0,1–0,15
hormonell • Minipille • kombinierte Präparate • Sequenz-/ Stufenpräparate • Pille danach	 0,2–3,0 0,5–0,8 0,3–0,9 0,1

Tab. 2.1: Zuverlässigkeit verschiedener Verhütungsmethoden

Life-Table-Analysis

Prinzip

Beschreibt die **praktische Verwendbarkeit einer Verhütungsmethode,** da nicht nur der theoretische Schutz, sondern auch beeinflussende Faktoren berücksichtigt werden. Die Aussage bezieht sich auf den Anteil von Frauen, der bei Anwendung einer bestimmten Verhütungsmethode über einen bestimmten Zeitraum **nicht schwanger** geworden ist.

berücksichtigte Faktoren

- Häufigkeit des Geschlechtsverkehrs
- individuelle Fehler in der Anwendung
- Dauer der Anwendung
- Anzahl der stattgehabten Zyklen

2.2.2 Kontrazeptionsmethoden

nichthormonelle Kontrazeption · hormonelle Kontrazeption

Nichthormonelle Kontrazeption

natürlich · mechanisch · lokalchemisch · operativ

Die Kontrazeptionsmethoden der Frau und des Mannes werden nebeneinander abgehandelt, da diese teilweise in Kombination verwendet werden.

natürlich

Temperaturmethode

– Prinzip

- **Messung der Basaltemperatur:** Nach Temperaturanstieg kann keine Konzeption mehr eintreten.
- Methode weit verbreitet, da einfach anwendbar

– Pearl-Index

3

Billings-Methode

– Prinzip

- Selbstbeobachtung: Einschätzung des Ovulationszeitpunktes anhand der **Beschaffenheit des Zervixschleims** (Spinnbarkeit)
- Methode aufgrund der leichten Anwendbarkeit weit verbreitet, aber relativ unsicher

– Pearl-Index

1–15

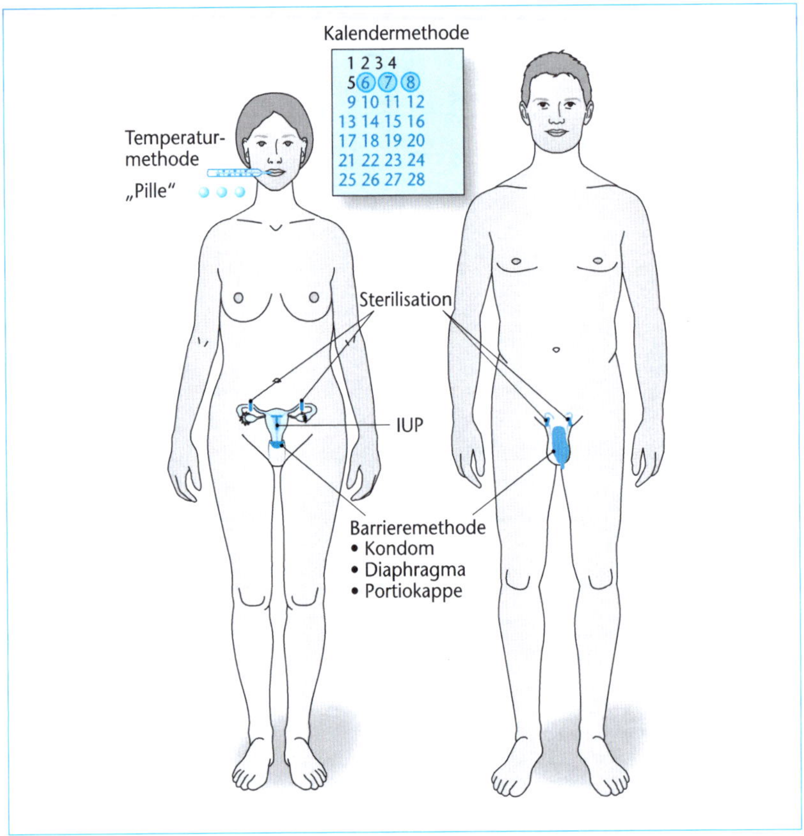

Abb. 2.1: Ansatzpunkte gebräuchlicher Verhütungsmethoden [4]

symptothermale Methode

– Prinzip	• Kombination aus Temperatur- und Billings-Methode • Methode weit verbreitet, da einfach anwendbar
– Pearl-Index	1

Knaus-Ogino-Methode (Kalendermethode)

– Prinzip	• **Berechnung der fertilen Tage** unter Berücksichtigung von gemessener Zykluslänge und üblicher Lebensdauer der Spermien • Methode weit verbreitet, da einfach anwendbar
– Pearl-Index	15–35

	Berechnung nach Knaus	Berechnung nach Ogino
• erster fruchtbarer Tag	kürzester Zyklus – 17 Tage	kürzester Zyklus – 18 Tage
• letzter fruchtbarer Tag	längster Zyklus – 13 Tage	längster Zyklus – 11 Tage
• fertile Phase bei konstantem 28-Tage-Zyklus	11.–15. Zyklustag	10.–17. Zyklustag

Tab. 2.2: Berechnung der fruchtbaren Tage nach Ogino und Knaus

> ! Die Zeit der Abstinenz ist **bei Knaus 3 Tage kürzer,** geht aber mit etwas geringerer Sicherheit einher.

Coitus interruptus

– Prinzip
- **Unterbrechung des Geschlechtsverkehrs** kurz vor der Ejakulation durch Herausziehen des Penis aus der Vagina
- Methode weit verbreitet, aber unzuverlässig (häufiges Versagen, wenn der Penis zu spät aus der Scheide gezogen wird)

– Pearl-Index: 10–38

Stillen
- regelmäßiges und häufiges **Stillen** bewirkt Erhöhung des Prolaktinspiegels → Amenorrhoe und Anovulation
- unzuverlässige, aber besonders in Entwicklungsländern weit verbreitete Verhütungsmethode

> ! Bei den **natürlichen Verhütungsmethoden** (z. B. Zeitwahlmethoden, Coitus interruptus) werden keine Hilfsmittel eingesetzt.

mechanisch

Kondom (Präservativ)
- **Gummimembran** wird vor dem Geschlechtsverkehr über den erigierten Penis gestreift
- Methode weit verbreitet, da gleichzeitig Schutz vor Infektionskrankheiten

– Kontraindikationen: Unverträglichkeit eines Geschlechtspartners gegen Inhaltsstoffe

– Pearl-Index: 2–12

> ! Versagen durch Zerreißen bei grobem Umgang mit dem Kondom, z. B. durch spitze Gegenstände, lange Fingernägel oder Zähne

Femidom

– Prinzip
- großes **„Kondom für die Frau"** mit Spermizidbeschichtung wird in die Scheide eingelegt
- Methode bietet Schutz vor Infektionskrankheiten, ist aber noch wenig verbreitet
- Versagen durch fehlerhafte Platzierung

– Kontraindikationen: Unverträglichkeit eines Geschlechtspartners gegen Inhaltsstoffe

– Pearl-Index: 1–14

> Bei der Verwendung eines Kondoms bzw. Femidoms besteht neben dem **Konzeptionsschutz** auch ein bedingter **Infektionsschutz** vor sexuell übertragbaren **Krankheiten** (z. B. HIV, Hepatitisviren)

Scheidendiaphragma

– Prinzip
- **gummiüberzogener Metallring bedeckt die Portio und fast das gesamte vordere Scheidengewölbe,** wird vor dem Geschlechtsverkehr in die Scheide eingelegt und verbleibt bis 6–8 Stunden postkoital
- Methode weit verbreitet, Versagen durch fehlerhaftes Platzieren bzw. zu frühes Entfernen

– Kontraindikationen: Entzündungen, anatomische Variationen am Implantationsort

– Pearl-Index: 10–20

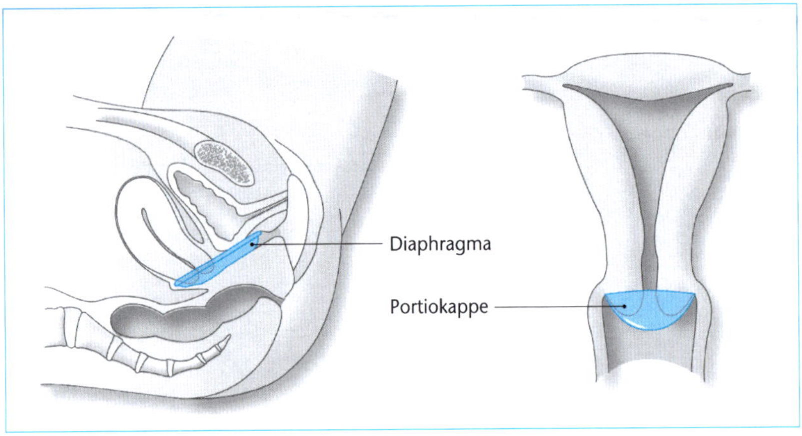

Abb. 2.2: Scheidendiaphragma und Portiokappe

Portiokappe

– Prinzip
- **kleine Kunststoffkappe bedeckt nur die Portio**, Einbringen nach der Menstruation und Verbleib für ca. 2 Wochen
- Methode wenig verbreitet (muss vom Arzt eingesetzt werden)
- Versagen durch fehlerhaftes Plazieren bzw. zu frühes Entfernen

– Kontraindikationen: Entzündungen, anatomische Variationen am Implantationsort

– Pearl-Index: 6

Intrauterinpessar (IUP, Spirale)

– Prinzip
- Spirale aus reinem Kunststoff bzw. mit **Kupferdrahtumwicklung** oder **Gestagenbeschichtung** wird vom Arzt in das Cavum uteri eingelegt, Verbleib für 3–5 Jahre. Wirkmechanismus durch mechanische Irritation des Endometriums, ggf. in Kombination mit Kupfer- bzw. Gestagenabgabe
- Methode gut akzeptiert, kann aber zu Komplikationen wie Entzündungen, Blutungen und Schmerzen führen

– Kontraindikationen: uterine Entzündung, Myome, anatomische Variationen am Implantationsort

– Pearl-Index: 0,9–3

lokalchemisch

Spermizide

– Prinzip
- Einbringen einer spermiziden Substanz (z. B. in Form von Ovula, Cremes, Spray oder getränkten Schwämmen) **10 Minuten vor dem Geschlechtsverkehr**
- einfache Methode, wegen Unsicherheit wenig verbreitet

– Kontraindikationen: Unverträglichkeit der Geschlechtspartner gegen Inhaltstoffe

– Pearl-Index: 3–21

> Die **Kombination mechanischer und chemischer Kontrazeptiva** bewirkt eine größere Zuverlässigkeit.

Scheidenspülung

– Prinzip
- **Ausspülen der Vagina** nach dem Geschlechtsverkehr unter Verwendung von Detergenzien
- einfache Methode, wegen Unsicherheit wenig verbreitet

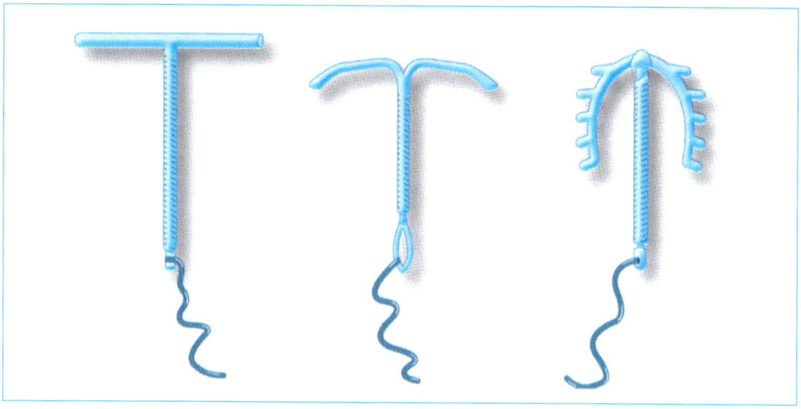

Abb. 2.3: Intrauterinpessare

– Kontraindikationen	Unverträglichkeit der Geschlechtspartner gegen Inhaltstoffe
– Pearl-Index	31

! Da Spermien sich nach der Ejakulation **nur sehr kurze Zeit in der Vagina aufhalten,** hat diese Verhütungsmethode eine hohe Versagerquote!

operativ

Sterilisation der Frau

– Prinzip
- **Durchtrennung** der Tuben, **Tubenligatur** oder **Koagulation** der Tuben
- Risiko möglicher intraoperativer Komplikationen (OP-Risiko)
- bei definitiv abgeschlossener Familienplanung häufig angewendete, aber irreversible Methode

– Kontraindikationen: allgemeine OP-Kontraindikationen, Adipositas permagna

– Pearl-Index: 0,2–0,5

Vasektomie beim Mann

– Prinzip
- **Kontinuitätsunterbrechung des Ductus deferens** durch Ligatur, Teilresektion oder Koagulation
- Sicherheit erst nach Auftreten einer Azoospermie nach 2 bis 3 Monaten
- geringes OP-Risiko, da Eingriff in Lokalanästhesie durchführbar
- sehr geringe Akzeptanz aus (unbegründeter) Angst vor Potenzproblemen

– Kontraindikationen: allgemeine OP-Kontraindikationen

– Pearl-Index: 0,1–0,15

Hormonelle Kontrazeption

oral · nichtoral · Nebenwirkungen · Kontraindikationen

Synthetische Derivate der natürlichen weiblichen Geschlechtshormone, werden meist als Östrogen-Gestagen-Kombinationen in Tablettenform verabreicht (zur besseren oralen Verfügbarkeit sind diese mit **Äthyl- und Methylgruppen** substituiert)

orale Kontrazeptiva

1-Phasen-Präparat (Kombinationspräparat)

- Prinzip
  - **alle Tabletten enthalten die gleiche Menge Östrogen und Gestagen**
  - zentrale Hemmung von FSH und LH → Ovulationshemmung
  - Beeinflussung von Endometrium und Zervixschleim → Fertilitätshemmung
  - negativer Einfluss auf Tubenmotilität
  - **Schutz beginnt mit dem ersten Tag der Einnahme**
- Einnahmeschema
  - Einnahme ab 1. Blutungstag, danach täglich zur selben Zeit
  - Einnahmedauer 21 Tage, Einnahmepause 7 Tage
  - nächster Einnahmebeginn nach 28 Tagen

> ! Bei der **Mikropille** handelt es sich um ein **1-Phasen-Präparat** mit einem **Ethinylöstradiol-Anteil** von max. 35 µg pro Tablette.

- Pearl-Index 0,5–0,8

2-Phasen-Präparat (Sequenzpräparat)

- Prinzip
  - größere **Annäherung an den physiologischen Zyklusablauf** als bei der Kombinationsmethode
  - **1. Phase:** 1.–11. Tag reines Östrogen → Hemmung der FSH-Freisetzung
  - **2. Phase:** 12.– 21. Tag Östrogen-Gestagen-Kombination → vorzeitige Endometriumumwandlung, Hemmung der Spermienpenetration
  - **normophasisches Sequenzialverfahren:** 2. Phase beginnt vor der Ovulation
- Einnahmeschema siehe Kombinationspräparate
- Pearl-Index 0,3–0,9

Stufenpräparate (abgestufte Kombinationspräparate)

- Prinzip
  - Durch stufenweise zunehmende Gestagenmenge weitere **Annäherung an den physiologischen Zyklusablauf**
  - **2- bzw. 3-Stufen-Modelle:** 1. Stufe enthält geringe Dosis Gestagen, die in der 2. und ggf. nochmals in der 3. Stufe erhöht wird
  - **Stufendauer** wie bei Sequenzpräparaten 11 + 10 Tage, bei 3-Stufen-Präparaten je 7 Tage
  - beim 3-Stufen-Modell wird der Östrogenanteil in der 3. Stufe erniedrigt
  - Hemmung der Spermienpenetration schon in der ersten Phase
- Einnahmeschema
  - siehe Kombinationspräparate
- Pearl-Index 0,3–0,9

Minipille

- Prinzip
  - **niedrig dosiertes reines Gestagen**
  - verminderte Viskosität des Zervixschleims, Hemmung der Spermienpenetration
  - **keine Ovulationshemmung**
- Einnahmeschema
  - Beginn der Einnahme am 1. Blutungstag
  - durchgehende Einnahme ohne Pause (28 Tage)
  - Einnahme zum gleichen Zeitpunkt ist extrem wichtig!

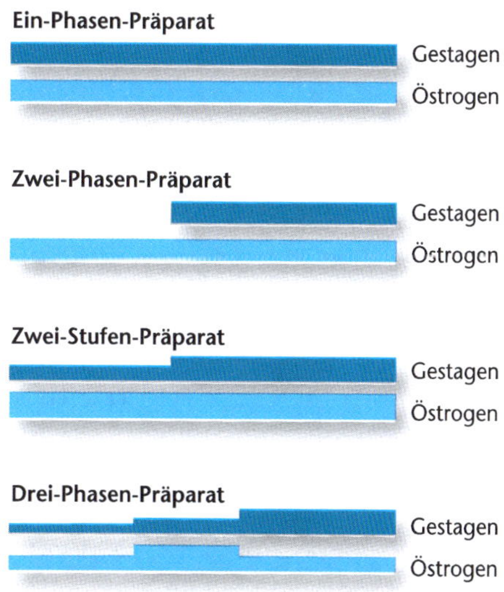

Abb. 2.4: orale Phasen- und Stufenpräparate, Schema

> **!** Bei der **Minipille** handelt es sich um ein **reines Gestagenpräparat.**

– Pearl-Index 0,2–3,0

Postkoitalpille („Pille danach")

– Prinzip
- hoch dosierte **Östrogen-Gestagen-Kombination:** z. B. 0,05 mg Ethinylöstradiol und 0,25 mg Levonorgestrel
- Veränderung des Endometriums und anschließende schwache Hormonentzugsblutung → Verhinderung der Einsiedlung der befruchteten Eizelle (Nidation bzw. Implantation)

– Einnahmeschema 1. Tablette bis **spätestens 48 Stunden nach Geschlechtsverkehr,** 2. Tablette im Abstand von 12 Stunden

– Sicherheit in 98–99 % der Fälle

> **!** Die **Postkoitalpille** ist kein Kontrazeptivum im eigentlichen Sinn, da sie interzeptiv wirkt (Nidationshemmer). **Schwangerschaftsverhütung mit Nidationshemmern** gilt jedoch nicht als Schwangerschaftsabbruch, da diese Verhütungsmethode noch vor der Nidation greift.

nichtorale Kontrazeptiva

Depotpräparat

– Prinzip
- **intramuskuläre Injektion von Gestagenen** („Dreimonatsspritze")
- Nebenwirkungen: Gewichtszunahme, Libidoverlust, depressive Verstimmung, Kopfschmerz, Blutungsstörungen

– Pearl-Index 0,2–0,4

Hormonimplantat

– Prinzip
- **Implantation des stäbchenförmigen Präparates** an der Innenseite des Oberarms

- kontinuierliche Freisetzung von Gestagen
- Wirksamkeit ca. 3 Jahre

– Pearl-Index: 0,2–3

Nebenwirkungen hormoneller Kontrazeptiva

- Gewichtsszunahme
- Libidoverlust
- Depression
- Übelkeit/ Erbrechen
- Kopfschmerz
- Blutungsstörung bei hohen Dosen

! Nach einer Geburt sollte die **Pille erst nach dem Abstillen** wieder eingenommen werden, da sonst die Laktation vermindert werden kann

Kontraindikationen

absolute Kontraindikationen	relative Kontraindikationen
• vorausgegangene Thrombosen	• Thrombophlebitis / Varikosis
• Hypertonie › 160 / 95 mmHg	• Hypercholesterinämie
• pulmonale Hypertonie	
• Alter › 35 Jahre + › 20 Zigaretten / Tag	• Alter › 40 Jahre
• schwere Migräne	• Epilepsie
• Gerinnungsstörungen	
• Adipositas permagna (BMI › 40)	• Adipositas (BMI ≤ 40)
• Pankreaserkrankungen	
• Leberschäden	• Porphyrie
• Erkrankungen der Gallenblase	• familiäre Cholezystolithiasis
• exazerbierter Diabetes melitus	• insulinpflichtiger Diabetes mellitus (IDDM)
	• Z. n. Gestationsdiabetes
• östrogenbildende Tumoren	

Tab. 2.3: Kontraindikationen hormoneller Kontrazeptiva

! **Bei Frauen über 40 Jahren** sollte wegen des **erhöhten Risikos vaskulärer Komplikationen** die Verschreibung der Pille sorgfältig bedacht werden!

3 Schwangerschaft

B. Emmert

3.1 Konzeption, Implantation und Embryonalentwicklung

3.1.1 Konzeption

Definition · Voraussetzungen · Eizellen · Spermien · Befruchtung

Definition

Geschlechtsverkehr, der zur **Befruchtung der Eizelle** führt

Voraussetzungen

- regelrechte **anatomische Verhältnisse**
- regelmäßiger Zyklus mit regelrechter **Hormonausschüttung**
- **Zeitpunkt** (Konzeptionsopimum während periovulatorischer Phase)

Eizellen

Follikelreifung

siehe auch Kap. 1.5

- Heranwachsen zunächst mehrerer Follikel
- Selektion eines sprungreifen Follikels (**Graaf-Follikel**)
- Anwachsen des Graaf-Follikels (Durchmesser bis 25 mm)
- kurz vor Ovulation: Eihügel mit der Eizelle löst sich und schwimmt frei in der Follikelhöhle
- unmittelbar vor Ovulation **Vollendung der 1. Reifeteilung** (Meiose 1): diploider Chromosomensatz → **haploider Chromosomensatz**

Ovulation

Follikelsprung in Zyklusmitte (**14. Tag p. m.**):

- Ruptur des Ovars und Freisetzung der Eizelle
- Ausschwemmen der Eizelle aus der Follikelhöhle und Andocken an den Fimbrientrichter (chemotaktisch gesteuerter Eiabnahmemechanismus)

Eizellenaufbau

- **Nucleus:** Zellkern im Inneren der Eizelle
- **Ooplasma:** umgibt Zytoplasma
- **Zona pellucida:** umgibt Ooplasma
- **Corona radiata** (Follikelepithelzellen): umgibt Zona pellucida

Spermien

Spermienreifung

- **Fetalperiode:** Urkeimzellen in den Tubuli seminiferi durchlaufen **Mitose → diploide Spermatogonien**
- **Vermehrungsperiode:** während Pubertät sprunghafte Zunahme der Spermatogonien
- **Wachstumsperiode:** Vergrößerung der Spermatogonien und schrittweise Entwicklung zu **Spermatozyten 1. Ordnung** (= primäre Spermatozyten)
- **1. Reifeteilung:** Spermatozyten 1. Ordnung durchlaufen **Meiose 1→ Spermatozyten 2. Ordnung** (= sekundäre Spermatozyten)
- **2. Reifeteilung:** Spermatozyten 2. Ordnung durchlaufen **Meiose 2** → je 4 **haploide Spermatiden**
- **weitere Differenzierung:** Spermatiden durchlaufen eigentliche Spermatogenese → **reife Spermien**

> **!** Die Spermienreifung läuft ab der Wachstumsperiode in ca. **64 Tagen** ab.

Spermatozoen-aszension

- nach Ejakulation erreichen von ursprünglich **ca. 200–400 Mio.** (entspricht ca. 4 ml Ejakulat beim gesunden Mann) lediglich ca. 500 Spermien die Ampulle des Fimbrientrichters
- **Kapazitation:** zum Durchdringen der Eizellenhüllen notwendiger Reifungsprozess während Aszension, ausgelöst durch **Fertilisin** (= Glykoprotein der Eizelle)

> **!** Die **Oozyte** ist nach der Ovulation **12 Stunden**, der **Spermatozyt** nach der Ejakulation **2–3 Tage befruchtungsfähig.**

Spermienaufbau

- **Kopf:** besteht aus Kern und Akrosomenkappe (Kappe enthält Enzyme, die zum Eindringen in die Eizelle dienen)
- **Hals** mit Mittelstück
- **Schwanz** in Zytoplasmahülle
- Schwanzfaden

Befruchtung (Fertilisation)

Definition

Vereinigung von Spermium und Eizelle

Ablauf

findet im ampullären Trichterteil statt:

- **Akrosomreaktion:** mehrere kapazitierte Spermien haften an Corona radiata und lösen diese sowie z. T. die Zona pellucida auf
- **Imprägnation:** einzelnes Spermium dringt in Eizelle ein
- **Alteration:** durch Verhärtung der Zona pellucida wird Eindringen weiterer Spermien verhindert (**Polyspermiebarriere**)
- Kontakt mit dem Spermatozoon löst **2. Reifeteilung (Meiose 2)** der Eizellchromosomen aus → Chromatiden
- **Konjugation:** 12 h nach Ovulation Verschmelzen beider haploider Gametenkerne (Oozyt und Spermatozoon), Entstehung einer **Zygote** mit **diploidem Chromosomensatz**

> **!** Die **eigentliche Befruchtung** geschieht durch die Verschmelzung von Oozyt und Spermatozoon zu einer diploden Zygote.

3.1.2 Entwicklung und Transport der befruchteten Eizelle

Blastozystenbildung · Transport

> **!** Es gibt 2 Möglichkeiten zur Angabe der Schwangerschaftsdauer:
> - **post conceptionem** (= p. c., meist in der Embryologie verwendet) beschreibt den Zeitraum ab Konzeption
> - **post menstruationem** (= p.m., meist in der Klinik verwendet) beschreibt den Zeitraum ab dem 1. Tag der letzten Regelblutung. **Folglich ist dieser Zeitraum 2 Wochen länger**

Blastozystenbildung

Blastomer
- Zeitpunkt: **ca. 30 h p. c.**
- erste mitotische Zellteilung (Furchung) in **2 Blastomere**

Morula
- Zeitpunkt: **3. Tag p. c.**
- Zellteilungen in bis zu **16 Blastomere**

> Die Blastomere sind in diesem Zustand noch **omnipotent,** d.h., aus jedem Blastomer kann sich ein kompletter Embryo entwickeln. Kommt es zu diesem Zeitpunkt zu einem Auseinanderfallen der Morula, können **eineiige Zwillinge bzw. Mehrlinge** entstehen.

- während weiterer Entwicklung wandert die Morula durch den Eileiter Richtung Uterus
- Erreichen der Uterushöhle in 12- bis 16-Zell-Stadium

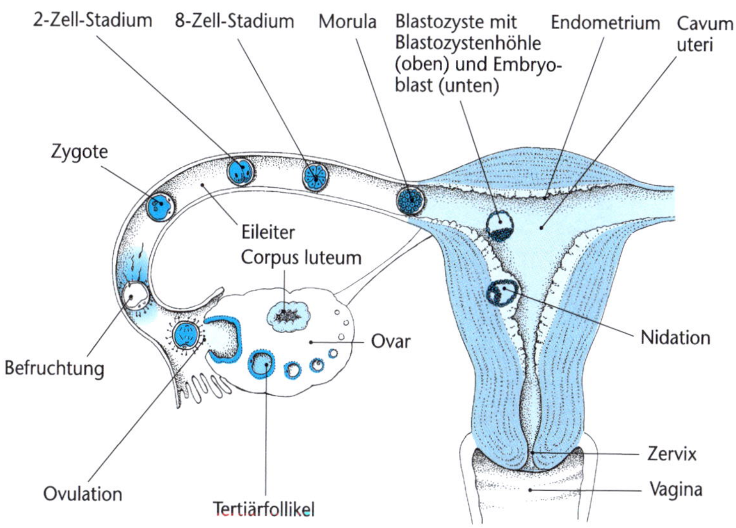

Abb. 3.1: Entwicklung der Eizelle bis zur Nidation [3]

Blastozyste
- Zeitpunkt: **4. Tag p. c.**
- Entstehung durch funktionelle Aufteilung der Zellen: Aufspaltung in **Trophoblast** und **Embryoblast**, dazwischen Bildung eines flüssigkeitsgefüllten Hohlraums
- Blastozyste ist von **Zona pellucida** umgeben

– Trophoblast
- außen gelegene Zellschicht, umgibt die Blastozystenhöhle
- Weiterentwicklung zu **Plazenta** und **Chorion** (s. Kap. 3.2.1)

– Embryoblast
- innen gelegener, wandständiger Zellhaufen
- Weiterentwicklung zum Embryo (s. Kap. 3.1.4)

Auflösung der Zona pellucida
- Zeitpunkt: **4.–5. Tag p. c.**
- Eröffnen der Zona pellucida kurz vor der Implantation
- Freisetzen der Blastozyste (**hatching**) → Implantation

Transport

Transportmechanismus der befruchteten Eizelle:

- Zilienbewegung
- Sekretströmung
- wellenförmige Muskelkontraktion der Tubenwand

<table>
<tr><th>Entwicklungsstadium</th><th colspan="2">Entwicklungszeitraum (p. c.)</th><th>Transport</th></tr>
<tr><td>2-Zell-Stadium</td><td>12–36 h</td><td rowspan="4">1.–3. Tag</td><td rowspan="4">Tubenpassage</td></tr>
<tr><td>4-Zell-Stadium</td><td>40–48 h</td></tr>
<tr><td>8-Zell-Stadium</td><td>48–62 h</td></tr>
<tr><td>32-Zell-Stadium (Morula)</td><td>60–72 h</td></tr>
<tr><td>Blastozyste</td><td colspan="2">4. Tag</td><td>Eintritt ins Uteruslumen</td></tr>
<tr><td>Trophoblastendifferenzierung</td><td colspan="2">5.–6. Tag</td><td>Nidationsbeginn</td></tr>
</table>

Tab. 3.1: Entwicklung und Transport der befruchteten Eizelle (p. c. = post conceptionem)

> Wenn der Tubentransport der Morula zum Uterus gestört wird, kann eine **Extrauteringravidität** (EU) entstehen. Dies ist häufig der Fall bei Verwachsungen (z.B. durch vorangehende Tubeninfektion, Z.n. OP im kleinen Becken), aber auch bei Tubenmotilitätsstörung. Die Einnistung der Morula erfolgt dann in der **Tube** selbst, im **Douglas-Raum** oder im **Mesenterium**.

3.1.3 Implantation und Plazentation

Implantation (Nidation)

Definition · Ablauf

Definition

Einwachsen des Trophoblasten in Kompakta- und Spongiosaschicht des Endometriums am **5.–12.Tag p. c.**

> **Implantationsort** der Blastozyste ist meist im **oberen Bereich** des Uterus (häufiger an der Hinter- als an der Vorderwand). Selten kann es auch zur Implantation in der Cervix uteri oder am inneren Muttermund kommen. In diesem Fall entwickelt sich eine **Plazenta praevia.**

Ablauf

Endometriuminvasion

- Zeitpunkt: **5.–6. Tag p. c.**
- Anlagerung des Trophoblasten an Endometriumoberfläche
- Eindringen des Trophoblasten ins **Endometriumepithel**
- weiteres Eindringen bis ins **Uterusstroma**

Blastozystenimplantation

- Zeitpunkt: **bis 7. Tag p.c.**
- **Implantation der Blastozyste** in die oberflächliche Uterusschleimhaut
- **Entwicklung von Chorionzotten** (prävillöses Stadium)

Trophoblastenausdehnung

- Zeitpunkt: **8.–10. Tag p. c.**
- **weitere Ausdehnung** des Trophoblasten in der Uteruswand
- Keim liegt direkt unter dem Uterusschleimhautepithel
- Schleimhautdefekt nach Implantation noch sichtbar (**Koagelbildung**)

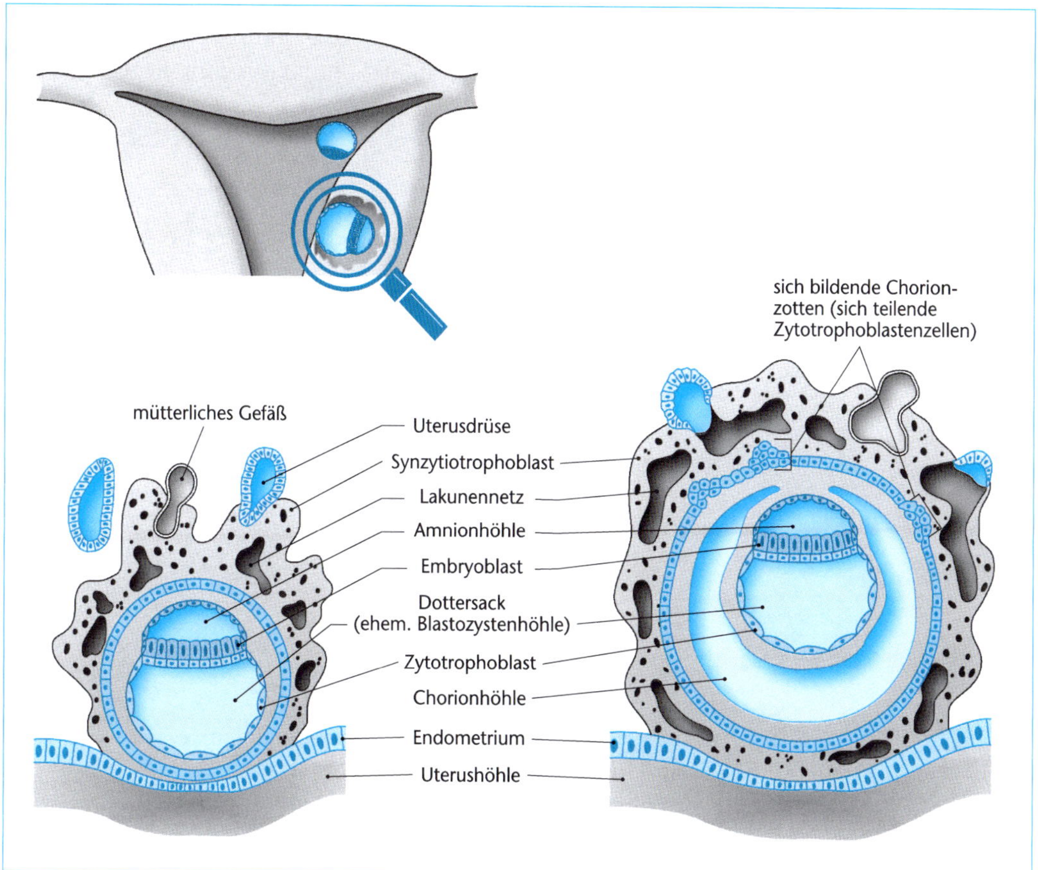

Abb. 3.2: Implantation und Plazentation

Defektverschluss

- Zeitpunkt: **12. Tag p. c.**
- vollständiger Verschluss des Uterusschleimhautdefektes

> Bei **Störungen der Implantation** kommt es nicht zur Schwangerschaft, das befruchtete Ei wird mit der nächsten Regelblutung ausgestoßen. Dieser Effekt wird bei der **oralen Kontrazeption** genutzt.

Plazentation

Definition · Ablauf

Definition

Bildung und Reifung der Plazenta am **9.–14. Tag p. c.**

Ablauf

Trophoblastenauflockerung

- Zeitpunkt: **9. Tag p. c.**
- Auflockerung des Synzytiotrophoblasten

Zottenentwicklung

(siehe auch Kap. 3.2.1)

- Zeitpunkt: **13.–14. Tag p. c.**

- Entstehen der **Primärzotten** durch Proliferation des Zytotrophoblasten
- Weiterentwicklung zu **Sekundärzotten** durch Einsprossung von Mesenchym
- Weiterentwicklung zu **Tertiärzotten** durch Einsprossung von Kapillaren (Vaskularisation)

3.1.4 Entwicklung des Embryos

Definition · allgemeine Entwicklung · Keimblattentwicklung

Definition

Die **Embryonalperiode** dauert von der **2. bis zur 9. SSW**, in diesem Zeitraum entwickeln sich die Organe aus den Keimblättern sowie die Körperform des späteren Säuglings.

! Am Ende der Embryonalperiode ist die **Organogenese abgeschlossen,** anschließend folgt meist nur noch ein Größenwachstum der Anlagen.

allgemeine Entwicklung

- Entstehung der Körperform durch kraniokaudale Krümmung und Abfaltung vom Dottersack
- Ausweitung der Amnionhöhle, sie umgibt den Embryo jetzt vollständig

Keimblattentwicklung

siehe auch Kap. 3.2.1

zweiblättrige Keimscheibe

- Zeitraum: **4.–15. Tag p. c.**
- aus dem Embryoblast entstehen 2 Zellschichten (**zweiblättrige Keimscheibe**):
  - **Ektoderm**: kleidet den primären Dottersack aus
  - **Endoderm**: bildet in der 2. SSW die Amnionhöhle

dreiblättrige Keimscheibe

- Zeitraum: **3. SSW**
- Ausbildung von **Primitivstreifen**, die in **Primitivknoten** enden
- Ektodermzellen wandern entlang des Primitivstreifens und bilden die **intraembryonale Mesodermschicht**
- Ausbreitung des Mesoderms zwischen Ektoderm und Endoderm

! Die Keimblattenwicklung findet **zeitgleich mit der Implantation** des Trophoblasten in die Uterusschleimhaut statt.

äußeres Keimblatt (Ektoderm)	**inneres Keimblatt (Endoderm)**	**mittleres Keimblatt (Mesoderm)**
hieraus entwickeln sich: • Nervensystem (ZNS und PNS) • sensorische Epithelien von Ohr, Nase, Augen • Epidermis mit Haaranalgen und Drüsen (Schweiß- und Milchdrüsen) • Hypophyse • Zahnschmelz	hieraus entwickeln sich: • Gastrointestinaltrakt • Respirationstrakt • Harnblase • Tonsillen • Schilddrüse • Nebenschilddrüse • Thymus • Leber • Pankreas	hieraus entwickeln sich: • quergestreifte Muskulatur • Knorpel und Knochen • subkutanes Bindegewebe • Stütz- und Bewegungssystem • Blutgefäß- und Lymphsystem • Urogenitalsystem

Tab. 3.2: Hauptursprung der Organe aus den Keimblättern

3.1.5 Embryopathien

Definition · Ätiologie/Klinik · Diagnose/Therapie

Definition

Bei Embryopathien handelt es sich um **Störungen in der Embryonalphase.** Diese Störungen finden in der **2.–9. SSW** und damit vor Abschluss der Organogenese statt. Die Folge sind Krankheitsbilder mit schweren Organmissbildungen. Schädigungen vor der 2.–3. SSW führen meist zum Abort.

Ätiologie / Klinik

Die klinischen Erscheinungsformen sind sehr unterschiedlich, daher sind hier nur die wichtigsten Beispiele ausgewählt:

pränatale Infektionen

viral oder bakteriell, z. B.:

– HIV-Infektion

- Mikrozephalie
- kraniofaziale Dysmorphie

– Rötelnembryopathie

- niedriges Geburtsgewicht
- geistige Retardierung
- Augenstörungen und Schwerhörigkeit
- Herzfehler

Stoffwechselerkrankungen

– Diabetes mellitus

- Makrosomie (Geburtsgewicht > 4000 g)
- Polyhydramnion
- Vermehrt Schulterdystokie bei Geburt durch Markosomie
- Gefahr der postpartalen Hypoglykämie

– Schilddrüsenerkrankungen, z. B. Hyperthyreose

- Tachykardie
- Unruhe

chemisch-physikalische Noxen

– Alkoholembryopathie

- Minderwuchs
- Mikrozephalie mit geistiger Retardierung und Übererregbarkeit
- kraniofaziale Auffälligkeiten
- Herzfehler
- Anomalien der Genitalien und Gelenke

– Hydanthoin-Barbiturat-Embryopathie

- Minderwuchs
- Mikrozephalie mit statomotorischer und geistiger Retardierung
- kraniofaziale Dysmorphie
- Ptosis

– Vitamin-A-Embryopathie

- Hydrozephalus / Mikrozephalus
- Anotie / Mikrotie

– ionisierende Strahlung

- Leukämien
- Multiple Fehlbildungen

Diagnose / Therapie

- pränatale Diagnostik (siehe Kap. 4)
- Diagnostik der Mutter
- Therapie ist meist nur symptomatisch möglich!

3.2 Entwicklung der Plazenta und des Feten

3.2.1 Plazenta

Lokalisation · Entwicklung · Aufbau · Funktion · Nabelschnur · Plazentakreislauf · Plazentaschranke · Plazentaanomalien

Lokalisation

an der ursprünglichen **Implantationsstelle der Blastozyste**: im **Fundus uteri** bzw. an der Vorder- oder Hinterwand des **Corpus uteri**

Entwicklung

Die Plazentaentwicklung findet in der **2. SSW (7.–12. Tag p. c.)** statt

Trophoblastendifferenzierung

Zeitraum: ab **7. Tag p. c.**

- nach vollständigem Eindringen des Trophoblasten (Trophoblasteninvasion) in das Endometrium Differenzierung in **2 Zellschichten**:

– Zytotrophoblast

- **innen liegend**
- umgibt Blastozyste
- mitotisch sehr aktiv, bildet ständig Zellen neu

– Synzytiotrophoblast

- **außen liegend**
- entsteht durch Verschmelzung von Zytotrophoblastzellen mit dem Endometrium
- vielkernige zusammenhängende Protoplasma-Masse ohne erkennbare Zellgrenzen (**Synzytium**)
- bildet **Zotten- und Lakunensystem** (s. u.)

Amnionhöhle

- Zeitraum: ab **8. Tag p. c.**
- weitere Ausdehnung des Trophoblasten
- Auftreten von Spalträumen zwischen Embryoblast und sich ausdehnendem Trophoblast → Bildung der **Amnionhöhle**
- Herauslösen von Zellen aus dem Zytotrophoblasten → Zellen wachsen entlang der Innenfläche der Blastozyste → Ausbilden einer vollständigen Membran und damit Ausbildung eines zweiten Hohlraumes (= **primitiver Dottersack**)

Lakunenbildung

- Zeitraum: **9.–12. Tag p. c.**
- ab 9. Tag p. c. **Auflockerung des Synzytiotrophoblasten:** Es bilden sich **Vakuolen**, die sich zu **Lakunen** aufweiten. Diese sind mit mütterlichem Blut gefüllt, das die Keimscheibe bzw. den zukünftigen Embryo durch Diffusion erreicht und diesen ernährt (**uteroplazentarer Kreislauf**).
- Umwandlung des Endometriums zum **mütterlichen Plazentateil**
- Umwandlung des Trophoblasten zum **Chorion villosum**
- ab 12. Tag p. c. zunehmendes **Zusammenfließen der Lakunen** im Synzytiotrophoblasten zu einem **Lakunensystem** → schwammähnliches Aussehen des Synzytiotrophoblasten → **Vorstufe des intervillösen Raumes** der Plazenta

deziduale Umwandlung

- Zeitpunkt: **12. Tag p. c.**
- Vergrößerung der den Keim umgebenden Stromazellen der Uterusschleimhaut
- Einlagerung von **Glykogen** und **Lipoiden**
- zunehmendes Übergreifen dieser Veränderungen auf gesamtes Endometrium

Zottenbildung

- Zeitraum: ab **3. SSW**
- durch balkenartige Proliferation des Zytotrophoblasten entstehen zuerst **Primärzotten**, durch Einsprossung von Mesenchym **Sekundärzotten**, die sich ca.

am 20. Tag nach Einsprossung von Gefäßen in sog. **Tertiärzotten** umwandeln. Diese sind mit der Nabelschnur verbunden.

- Umwandlung vom primitiven in den **sekundären Dottersack,** Bildung der **Eihäute** durch Verklebung von Chorion und Amnion
- Zusammenfließen der interstitiellen Maschenräume des extraembryonalen Mesoderms zu einem großen Hohlraum und Bildung des **extraembryonalen Coeloms.** Dieses umgibt Amnionhöhle und Dottersack mit Aussparung der Berührungsstelle des Amnions mit dem Trophoblasten → **Haftstiel**.
- Spaltung des extraembryonalen Mesoderms in 2 Schichten:
  - **Splanchnopleura**
  - **Somatopleura** → bildet mit Trophoblast das Chorion

Chorion

> **!** **Chorion** = vollständige Hülle des Embryos mit Amnionhöhle und Dottersack.
> **Chorionsack:** entsteht aus dem extraembryonalen Coelom, in ihm schwimmt der Embryo

- Zeitraum: ab **8. Woche p. c.**
- gesamte Chorionoberfläche ist mit Zotten bedeckt (**Chorion villosum**)
- durch weitere Ausdehnung des Chorions **Degeneration der Zotten**, die mit der **Decidua capsularis** verbunden sind → **Chorion laeve** (glattes Chorion)
- gleichzeitig **Vermehrung und Verzweigung** der Zotten, die mit der **Dezidua basalis** verbunden sind → **Chorion frondosum** (Zottenchorion)
- Weiterentwicklung der Dezidua basalis
- Entstehung von **Plazentasepten**

> **!** Chorion frondosum = **kindlicher Plazentateil** (Placenta fetalis)
> Dezidua basalis = **mütterlicher Plazentateil** (Placenta materna)

weiteres Wachstum

- **14. Woche p. c.:** Abschluss des Strukturaufbaus
- **20. Woche p. c.:** Durchmesser 10 cm
- **5. Monat p. c.:** Abschluss der Dickenzunahme

Aufbau

Morphologie der **reifen Plazenta** zum Geburtszeitpunkt:

- rund-ovale flache Scheibe
- schwammartige Konsistenz
- Durchmesser ca. 20 cm
- Dicke ca. 3 cm
- Gewicht ca. 500 g, abhängig vom Gewicht des Kindes

Placenta fetalis

- vom **Chorion** wachsen die sog. **Zottenbäume (Tertiärzotten)** in einen Hohlraum zwischen Chorion und Dezidua basalis (**intervillöser Raum**) ein
- dieser Hohlraum ist mit **mütterlichem Blut** gefüllt (**Placenta haemochorialis**)
- Zotten dienen der Diffusion, haben ausgereift eine **Gesamtoberfläche von ca. 10–15 qm**

Placenta materna

- von der Basalplatte gehen **Septen** Richtung Choriondecke ab, ohne diese ganz zu erreichen
- auf diese Art entstehen ca. **10–30 Untereinheiten** (sog. **Kotyledonen**), die jeweils mehrere Zottenbäume enthalten und untereinander in Verbindung stehen
- Verbindung zwischen Choriondeckplatte und Dezidua basalis wird gesichert durch sog. **Haftzotten**

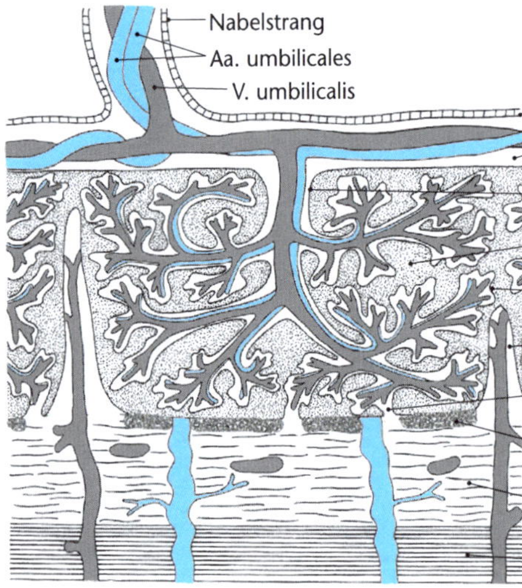

Abb. 3.3: Aufbau der Plazenta [1]

Funktion

Die Plazenta hat mehrere Funtionen:

Ernährung
- Sauerstoff
- Nahrungsstoffe

Ausscheidung
- CO_2
- Stoffwechselprodukte

Hormonproduktion

– Humanes Choriogonadotropin (HCG)
- Bildungsort: **Trophoblast**
- Wirkung:
  - Umwandlung des Corpus luteum menstruationis in das **Corpus luteum graviditatis**
  - **Erhalt des Corpus luteum** bis zur 10. SSW
  - Stimulation der mütterlichen Schliddrüsenhormonproduktion
  - Stimulation der Leydig-Zwischenzellen beim männlichen Fetus

– Humanes Plazentalaktogen (HPL = HCS)
- Bildungsort: **Synzytiotrophoblast**
- Verlauf: kontinuierlicher Anstieg ab 10. SSW
- Wirkung:
  - Strukturgleich mit STH der Hypophyse
  - Freisetzung von Fettsäuren der Mutter
  - **Förderung der Mammagenese**
  - Stimulation der fetalen Erythropoese

– Östrogen
- Bildungsorte: **Tertiärfollikel, Corpus luteum, Plazenta**
- Verlauf: kontinuierlicher Anstieg während gesamter Schwangerschaft

– Progesteron
- Bildungsorte: **Corpus luteum graviditatis, Plazenta**
- Verlauf: kontinuierlicher Anstieg während gesamter Schwangerschaft
- Wirkung:
  - **Erhalt der Schwangerschaft**
  - Proliferation des Brustdrüsengewebes
  - Immunprotektion

Austauschmechanismen

– passiv

Austausch **kleinerer Moleküle** (z. B. Glucose und Harnstoff)
- Diffusion
- erleichterte Diffusion
- Diapedese

– aktiv

Austausch **größerer Moleküle** (z. B. Proteine und Hormone)
- enzymatisch
- Pinozytose

Barrierefunktion

Die **Plazentaschranke** besteht aus dem Endothel und der Basalmembran der kindlichen Blutgefäße und der **Synzytiumschicht.** Es besteht also keine direkte Verbindung **zwischen mütterlichem und klindlichem Blut.**

> ! Während der Schwangerschaft besteht für das Kind eine sog. **Leihimmunität**, da die mütterlichen **IgG-Antikörper** aufgrund ihrer geringen Größe durch die Plazentaschranke diffundieren können.

Nabelschnur (Funiculus umbilicalis)

- Ansatz im Zentrum der Plazenta
- Entstehung aus der Verbindung zwischen Amnion und Trophoblast = **Haftstiel** (siehe Kapitel 3.2.1)

Aufbau

Morphologie der **reifen Nabelschnur** bei der Geburt:
- Länge ca. 50 cm, Dicke ca. 1–2 cm
- meist spiralige Form
- **Insertio centralis**: Ansatzstelle der Nabelschnur in der Mitte der Plazenta
- 2 **Umbilikalarterien (Aa. Umbilicales)**: vom Fetus kommend, enthalten sauerstoffarmes Blut
- 1 **Umbilikalvene (V. umbilicalis)**: von der Plazenta kommend, enthält sauerstoffreiches Blut
- **Wharton-Sulze**: umgibt als bindegewebige Schutzschicht die Nabelschnur

Funktion

- Verbindung zw. Mutter und Fetus
- Die Nabelschnurgefäße enthalten **ausschließlich fetales Blut:** Die **Umbilikalvene** transportiert sauerstoff- und nährstoffreiches Blut von der Mutter zum Kind, die **Umbilikalarterien** sauerstoff- und nährstoffarmes Blut vom Kind zur Mutter.

Nabelschnurabgangsanomalien

- **Insertio lateralis:** Nabelschnuransatz an der Seite
- **Insertio marginalis:** Nabelschnuransatz am Plazentarand
- **Insertio velamentosa: Nabelschnuransatz an den Eihäuten**

> Bei allen Nabelschnurabgangsanomalien kann es zur **fetalen Hypoxie** kommen!

Plazentakreislauf

mütterliches Blut

Spiralarterien der Decidua basalis → Übertritt in den **intervillösen Raum** → Erreichen der **Choriondecke** → Rückkehr zur **Decidua basalis** → **Kotyledonen** → **Deziduavenen** → mütterliches Gefäßsystem

kindliches Blut

Umbilikalarterien → Stammarterien → Kapillaren in den Zotten und damit Hineinreichen in die **Kotyledonen** → indirekter Stoffaustausch mit dem mütterlichen Blut

Plazentaanomalien

- **Placenta bipartita:** zwei Plazenten
- **Placenta succenturiata:** Plazenta mit mehreren kleinen Nebenplazenten
- **Placenta accreta:** bis ins Myometrium reichende Zotten
- **Placenta increta:** Zotten wachsen ins Myometrium ein
- **Placenta percreta:** Zotten der Plazenta wachsen durch das Myometrium bis in die Serosa des Uterus und teilweise in Nachbarorgane
- **Placenta membranacea:** Ausbreitung der Plazenta über ein großes Areal des Chorions

Klinik

Bei Placenta accreta, increta und percreta kommt es zur **verzögerten bzw. ausbleibenden Plazentalösung**

Therapie

- Versuch der **manuellen Plazentalösung**
- operative Entfernung

3.2.2 Insuffizienz der fetomaternalen Einheit

Definition: Mutter-Kind-Plazenta-Regelkreis gestört · Synonym · Epidemiologie
Ätiologie/Pathogenese: chronische/akute Plazentainsuffizienz
Klinik: Wachstumsretardierung · Atemdepression · intrauteriner Fruchttod
Diagnose: Hypoxiezeichen
Therapie: Ursachenbeseitigung · Tokolyse · Bettruhe · Prognose

Definition

Störungen des Regelkreises zwischen Mutter, Kind und Plazenta bezeichnet man als Insuffizienz der fetomaternalen Einheit.

Synonym

Plazentainsuffizienz

Epidemiologie

0,5 % der gesunden Schwangeren

Ätiologie / Pathogenese / Klinik

- Ursache auf mütterlicher oder fetaler Seite
- tritt akut oder chronisch auf

	chronische Plazenta-insuffizienz	akute Plazenta-insuffizienz
Dauer	**Tage bis Monate**	**wenige Stunden**
mütterliche Ursachen • Vorerkrankungen	Diabetes mellitus Anämie Nikotin-, Drogenabusus	
• schwangerschaftsbedingt	Multiparität Gestose Rhesusinkompatibilität	Vena-cava-Kompressions-syndrom vorzeitige Plazentalösung Placenta-praevia-Blutung
fetale Ursachen	Nabelschnurprobleme	Nabelschnurprobleme (Umschlingung, Knoten, Gefäßverletzung)
Klinik	Störung der Trophoblastenreifung Wachstumsretardierung	Atemdepression intrauteriner Fruchttod

Tab. 3.3: Merkmale der chronischen und akuten Plazentainsuffizienz

Diagnose

Hypoxiezeichen des Kindes:

- Tachykardie/ Bradykardie
- Oszillation < 2/min. im CTG
- fehlende Akzelerationen im CTG
- DIP II im CTG

Therapie

- Ursachenforschung und -beseitigung
- Tokolyse
- absolute Bettruhe

Prognose

Findet die Therapie zu spät oder gar nicht statt, kommt es zur **fetalen Hypoxie mit kindlichen Folgeschäden**, im weiteren Verlauf zum **intrauterinen Fruchttod**.

3.2.3 Fruchtwasser

Definition: Bildung durch Amnionepithel/fetale Nieren · Synonym
Zusammensetzung: Inhaltsstoffe · Aussehen · Fruchtwassermenge · Produktion/Resorption · Fruchtwassermenge
Funktion: Schutz · Wärmeregulation
Störungen des Fruchtwassers: Polyhydramnion · Oligohydramnion · Fruchtwasserverfärbung

Definition

Die Leibesfrucht wird vollständig von Fruchtwasser umgeben, sodass sie darin schwimmt.

Synonym

Liquor amnii, Amnionsflüssigkeit

Zusammensetzung

Inhaltsstoffe

- Wasser
- Proteine (500 mg/dl)
- Glukose (22 mg/dl)
- Enzyme
- Harnstoff (23 mg/dl)
- Fette
- fetale Talgdrüsensekrete
- fetale Epithelzellen
- Vermixflocken (Käseschmiere) bei fortgeschrittener Schwangerschaft

Aussehen

! Fruchtwasser ist eine **klare Flüssigkeit,** die durch die fetale Bilirubinausscheidung **gelblich-weiß** gefärbt ist. Gegen Ende der Schwangerschaft färbt sich das Fruchtwasser durch die Vermixflocken **weißlich-trübe.**

Produktion

- bis zur 12. SSW aus **mütterlichem Plasma-Ultrafiltrat**
- danach aus **fetaler Urinausscheidung**

Resorption

- über fetalen Atem- und Verdauungstrakt (Schlucken)
- über Eihäute und Plazenta

! Durch die ständige Fruchtwasserproduktion und -resorption kommt es am Ende der Schwangerschaft **alle 3–5 Stunden** zu einem **kompletten Austausch** des Fruchtwassers.

Fruchtwassermenge

- kontinuierliche Volumenzunahme im Lauf der Schwangerschaft
- **Mengenmaximum** um die 36. SSW
- Volumenabfall um ca. 100 ml/ Woche nach 36. SSW

Gestationsalter	Fruchtwassermenge (in ml)
10. SSW	30
20. SSW	400–500
36. SSW	1000–1500
40. SSW (Geburt)	800–1000

Tab. 3.4: Fruchtwassermenge in Abhängigkeit vom Gestationsalter

Funktion

- Schutzfunktion:
  - Schutz vor Austrocknung
  - Schutz vor Verwachsungen mit dem Amnion
- Gewährleistung der freien Beweglichkeit (Leibesfrucht schwimmt frei)
- Förderung der Entwicklung des Bewegungsapparates und der Lungen
- Wärmeregulation
- Nährstoff- und Stoffwechseltransport

Störungen des Fruchtwassers

Polyhydramnion

– Definition

vermehrte Fruchtwassermenge (> **2000 ml**) durch gestörte Produktion bzw. Resorption

– Ätiologie/ Pathogenese

- fetal:
  - **fetale Schluckstörung** (z. B. durch Ösophagusatresie)
  - **fetale Fehlbildungen** (z. B. Dysraphien)
  - Akzeptor bei feto-fetalem Transfusionssyndrom
  - intrauterine Infektionen
  - Blutgruppenunverträglichkeit
- mütterlich:
  - Mehrlingsschwangerschaft
  - mütterlicher Diabetes mellitus

– Klinik

vermehrte Beweglichkeit des Kindes →

- Nabelschnurknoten/ -umschlingung
- Beckenendlage/ Querlage zur Geburt
- evtl. Frühgeburtlichkeit durch vorzeitigen Blasensprung

– Diagnose

Sonographie

Oligohydramnion

– Definition

verminderte Fruchtwassermenge (< **400 ml**) durch gestörte Produktion bzw. Resorption

– Ätiologie/ Pathogenese

- fetal:
  - **fetale Ausscheidungsstörung** (z. B. Nierenaplasie, -agenesie)
  - intauterine Infektionen
  - Übertragung
  - Chronische Plazentainsuffizienz
- mütterlich: Mehrlingsschwangerschaft (Donator bei feto-fetalem Transfusionssyndrom)

– Klinik

- verminderte Beweglichkeit des Kindes →
- Zwangshaltung des Fetus → Hakenfuß, Schiefhals

– Diagnose

Sonographie

Fruchtwasserverfärbung

- **grünlich gelb bis gelbbraun:** Übertragung mit Beimengung von Mekonium
- **grün:** Mekoniumbeimengung bei kindlicher Hypoxie
- **gelblich bis braun:** M. haemolyticus fetalis durch Produkte des Hämoglobinabbaus

3.2.4 Fetalentwicklung

Definition · Entwicklung

Definition

Die **Fetalperiode** erstreckt sich von der **9. SSW bis zur Geburt.**

Entwicklung

Die Fetalperiode ist v. a. gekennzeichnet durch **Größenwachstum** und **Ausreifung der angelegten Organsysteme.**

Gestationsalter	Fetalentwicklung
3.–5. Monat	Längenwachstum
ab 5. Monat	Kindsbewegungen Lanugobehaarung
6.–7. Monat	Fetus lebensfähig
8.–9. Monat	Gewichtszunahme

Tab. 3.5: Entwicklungsschritte während der Fetalperiode

3.2.5 Fetopathie

Definition: Störung nach 9. SSW · Epidemiologie
Ätiologie/Pathogenese: Infektionen · Stoffwechselstörungen · Blutgruppenunverträglichkeit
Klinik: CMV · Toxoplasmose · mütterlicher Diabetes mellitus · mütterliche Hyperphenylurie
Diagnose: Sonographie · Amniozentese
Klinik: abhängig von Grunderkrankung

Definition

Störung in der Fetalperiode, d.h. nach Abschluss der Organreifung und damit **nach der 9. SSW**

Ätiologie / Pathogenese

- **Infektionen** (z. B.Viren, Bakterien, Protozoen)
- **Stoffwechselstörungen** (z. B. mütterlicher Diabetes mellitus)
- **Blutgruppenunverträglichkeit** (z.B Rhesusinkompatibilität)

Klinik

Symptomatik hängt von Ursache ab:

CMV

- Hepatosplenomegalie
- Thrombozytopenie
- Sepsis
- hämolytische Anämie
- Mikrozephalus, Hydrozephalus
- periventrikuläre Verkalkungen
- Meningitis

	• Chorioretinitis • Krämpfe
Toxoplasmose	• Sepsis • Hepatomegalie • Ikterus • interstitielle Pneumonie • Chorioretinitis • Mikroophthalmus • intrazerebrale Verkalkungen
mütterlicher Diabetes mellitus	• Makrosomie • Knochenfehlbildungen (Os-sacrum-Aplasie, doppelseitiger Femurdefekt) • Hypoglykämie • Ateminsuffizienz
mütterliche Hyperphenylurie	• Mikrozephalie • geistige Retardierung

Diagnose

- **Sonographie** (Nachweis von Veränderungen)
- Amniozentese

Therapie

abhängig von Grunderkrankung:

- Meiden von Noxen
- gute Einstellung von Stoffwechselerkrankungen (z. B. durch Diät)
- Antibiotikatherapie bei Infektionen

3.3 Trophoblastenerkrankungen, ektope Schwangerschaft, Fehlgeburt

3.3.1 Pathologische Entwicklung der Frühschwangerschaft

Definition: Störung im ersten Trimenon
Ätiologie / Pathogenese: Infektionen · Trauma · fetale Fehlbildung · Noxen
Klinik: „alles oder nichts" · schwere Missbildungen
Diagnose: Sonographie · Amniozentese
Klinik: abhängig von Grunderkrankung

Definition

Störung der regelrechten Schwangerschaftsentwicklung im ersten **Trimenon (d. h. bis 12. SSW)**

! Sog. Störungen der Frühschwangerschaft umfassen **Embryopathien** und bis **zum Ende der 12. SSW auftretende Fetopathien.**

Ätiologie / Pathogenese

- Infektion
- Trauma
- fetale **Fehlbildung**
- Einwirkung von **Noxen** (z. B. Medikamente)

Klinik

- Störungen im ersten Trimenon werden vom Körper in den meisten Fällen nach dem **„Alles-oder-nichts-Prinzip"** beantwortet, d.h., die Frucht stirbt bei pathologischen Veränderungen ab.
- Überlebt das Kind, führen Schädigungen im ersten Trimenon zu **schweren Missbildungen** der Organe und des Körpers, da im ersten Trimenon die Anlage der Organe erfolgt.

Diagnose

- Sonographie
- Amniozentese

Therapie

abhängig von Grunderkrankung:
- Absetzen bzw. Meiden der Noxe
- Antibiotikatherapie bei Infektionen

3.3.2 Trophoblasttumoren

Blasenmole · destruktive Blasenmole · Chorionkarzinom

Bei gestörter Plazentaanlage und -entwicklung kann es zur **abnormen Proliferation der Trophoblasten** kommen. Die Folge sind Trophoblasttumoren wie die Blasenmole und das Chorionkarzinom.

Blasenmole

Definition: blasenartige Entartung der Chorionzotten · Synonym · Epidemiologie
Äthiologie/Pathogenese: defekte Keimanlage · persistierender pathologischer Trophoblast · partielle/vollständige Blasenmole
Klinik: vaginale Blutung · Gestosezeichen
Diagnose: Sonographie · β-HCG-Erhöhung · Histologie · Differentialdiagnose
Therapie: Wehenunterstützung · Kürettage · Hysterektomie · OP-Komplikationen

Definition

blasenartige (hydrophische) Entartung der Chorionzotten der Plazenta

Synonym

Mola hydatidosa, Traubenmole

Epidemiologie

- **1/1500 Geburten**
- erhöhtes Risiko in Indien und China
- Altersgipfel vor 20. und nach 40. Lebensjahr

Ätiologie/Pathogenese

Aufgrund einer defekten Keimanlage kommt es zum Persistieren eines **pathologischen Trophoblasten:**
- blasige, traubenförmige Umwandlung der Chorionzotten
- fehlende oder verminderte Vaskularisierung mit gestörtem Sauerstoffaustausch
- Absterben des Embryos

komplette Blasenmole

- **gesamte Trophoblastanlage betroffen**
- Embryonalanlage findet nicht statt oder stirbt ab
- enthält keine embryonalen oder fetalen Gewebeanteile

partielle Blasenmole

- **Teil der Tropohoblastanlage betroffen**
- Embryo und normale Zotten neben blasig umgewandeltem Gewebe vorhanden

> **!** Bei der **partiellen Blasenmole** ist manchmal die Austragung der Schwangerschaft und die Geburt eines lebenden Kindes möglich.

Klinik

- **vaginale Blutung** und ggf. Bläschenabgang
- Luteinzysten der Ovarien in der Sonographie
- Überproduktion von gondadotropem Chorionhormon
- Hyperemesis
- Gestosezeichen
- für Gestationsalter zu großer Uterus

Diagnose

Untersuchung

- lokaler Druckschmerz
- Blutdruckmessung: Gestosezeichen

Labor

β-**HCG-Erhöhung** im Serum

apparativ

- Sonographie: **Luteinzysten** sichtbar
- Kürettage: **histologische** Diagnosesicherung

Differentialdiagnose

destruktive Blasenmole

Therapie

medikamentös

- **Wehenunterstützung:** Oxytocin-/Prostaglandingabe

operativ

- Kürettage
- Ultima ratio: Hysterektomie bei andauernder Blutung

OP-Komplikationen

- Uterusperforation
- Entstehung eines Corionkarzinoms auf zurückbleibendem Blasenmolengewebe

> Durch das stark aufgelockerte Uterusgewebe ist bei der Kürettage das Risiko einer **Uterusperforation mit lebensbedrohlichen Blutungen** sehr hoch!

Destruktive Blasenmole

Definition: benignes invasives Chorionempitheliom · Synonym
Ätiologie/Pathogenese: invasives/metastasierendes Trophoblastwachstum · Risikogruppe
Klinik: Uteruskonsistenz · fehlende Rückbildungstendenz · anhaltende vaginale Blutung · β-HCG-Wert ↑
Diagnose: β-HCG-Wert ↑ · Sonographie · Abrasio
Therapie: Zytostatika

Definition

benignes, aber **invasiv wachsendes** Chorionepitheliom, das metastasieren kann.

Synonym

Corionepitheliom, invasive Blasenmole

Ätiologie/Pathogenese

Trophoblasten wachsen in Endometrium ein → **Einbruch in Blutbahn** → Metastasierung besonders in Lunge, Leber, Gehirn, Skelett

Risikogruppe

- im Anschluss an eine nichtinvasive Blasenmole
- nach Abort
- nach Extrauteringravidität
- nach normaler Schwangerschaft

Klinik
- **Uteruskonsistenz** (großer, weicher Uterus)
- fehlende bzw. zu geringe **Rückbildungstendenz**
- anhaltende **vaginale Blutung**
- hochpathologisch erhöhter **β-HCG-Wert**
- Symptome durch Metastasen

Diagnose
- β-HCG-Wert
- Sonographie
- Abrasio
- Metastasensuche

Therapie
Zytostatika

Chorionkarzinom

Definition: maligner Trophoblastzelltumor · Synonym · Epidemiologie
Ätiologie/Pathogenese: Ursachen · Risikofaktoren · Low-risk-/High-risk-Tumor · Metastasierung
Klinik: persistierende vaginale Blutung · Komplikationen
Diagnose: β-HCG-Erhöhung · Sonographie · Kürettage · Histologie · Differentialdiagnose
Therapie: abhängig vom Krankheitsstadium · Chemotherapie · Kürettage · Prognose

Definition

Das Chorionkarzinom ist ein **hochmaligner Tumor** aus **entarteten Trophoblastzellen,** der rasch destruierend invasiv ins Myometrium vorwächst.

Synonym
Chorionepithelioma malignum

Epidemiologie
1 % aller malignen Genitaltumoren

Ätiologie/Pathogenese

Ursachen
- **Blasenmole** (ca. 50 %)
- **Spontanabort** (ca. 30 %)
- nach **normal verlaufener Schwangerschaft** (ca. 20 %)

Risikofaktoren
- Alter der Mutter
- vorausgegangene Aborte
- Erstgebärende

	low risk	high risk
Metastasen	• keine oder • kleines Becken oder • Lunge	• Knochen • Leber • ZNS
Latenzzeit zwischen Schwangerschaft und Symptomen	< 4–6 Monate	> 6 Monate
β-HCG im Serum	< 1.000.000 IE/l	> 1.000.000 IE/l
Rezidiv nach Therapie	nein	ja

Tab. 3.6: Merkmale eines Low-Risk- bzw. High-Risk-Tumors

Metastasierung — sehr **frühe hämatogene Metastasierung** in Vagina und Lungen

Klinik

- **sehr starke, persistierende vaginale Blutung** nach vorangegangener Blasenmole oder Schwangerschaft
- fehlende oder unzureichende Uterusrückbildung

Komplikationen — **hohes Blutungsrisiko** durch Gefäßeinsprossung

Diagnose

- β-HCG-Erhöhung im Serum
- **Sonographie** („Schneegestöber-Uterus")
- Bildgebung zum Nachweis von Fernmetastasen (Röntgen Thorax, Thorax-CT, Sonographie)
- **Kürettage** zur Diagnosesicherung

Differentialdiagnose

> **!** Beim Chorionkarzinom sind im Gegensatz zur destruktiven Blasenmole an Stelle der Zotten **nur noch anaplastische** Zellen vorhanden.

Therapie — hängt vom Krankheitsstadium ab:

keine Metastasen bzw. Low-risk-Tumor

- **Chemotherapie** (Methotrexat-Monotherapie)
- Kürettage

High-risk-Tumor

- **Chemotherapie** (Mono- oder Kombinationstherapie bei nachgewiesener Metastasierung)
- Kürettage
- bei Therapieresistenz/nicht stillbarer Blutung: Hysterektomie

> Zur **Verlaufskontrolle** eignet sich die **Messung des β-HCG-Spiegels** als Tumormarker.

Prognose

- **Low-risk-Tumor:** Heilungsrate 100 %
- **High-risk-Tumor:** Vollremission ca. 75 %

3.3.3 Ektope Schwangerschaft

> **Definition:** Implantation außerhalb Cavum uteri · Synonym · Epidemiologie
> **Ätiologie/Pathogenese:** Transporthindernisse · Lokalisation
> **Klinik:** Bauchschmerz · Schock · Komplikationen
> **Diagnose:** Sonographie · β-HCG-Test · Pelviskopie · Differentialdiagnose
> **Therapie:** kurative Pelviskopie·

Definition — Bei der ektopen Schwangerschaft erfolgt die Implantation der befruchteten Eizelle an einem **anderen Ort als dem Cavum uteri.**

Synonym — Extrauteringravidität, **EUG**

Epidemiologie

- ca. 1 % aller ausgetragenen Schwangerschaften weltweit
- meist **Tubargravidität** (ca. 99 %, davon die meisten in der **Ampulle**)

Ätiologie/Pathogenese — Ist das befruchtete Ei bis zu einem bestimmten Entwicklungsstadium (**5.–6. Tag p. c.**) nicht bis ins Cavum uteri gelangt, nistet es sich an der Stelle, an der es sich befindet (meist die Tubarwand), ein.

Transporthindernisse

- **anatomisch** (z. B. Tubenfehlbildungen)

- mechanisch
  - narbige Strikturen (z. B. nach Entzündung, postoperativ)
  - Endometrioseherde
  - vorausgegangene EUG
  - iatrogen (z. B. nach abdomineller OP)
- **funktionell** (z. B. zu geringe Tubenmotilität)
- **exogen** (z. B. Steriliätsbehandlungen, IUP)

Lokalisation

- **Tuben** (meist in Ampulle, selten im Isthmus oder intramural)
- Ovar
- Zervix
- **Peritoneum** (sog. Bauchhöhlenschwangerschaft)

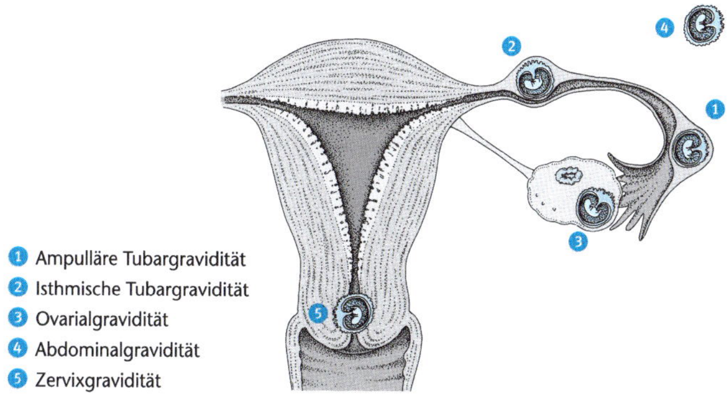

Abb. 3.4: Mögliche Lokalisation einer Extrauteringravidität [6]

Klinik

abhängig vom Implantationsort:

- **Bauchschmerzen:** kolikartig, rezidivierend, Stärke bis hin zum Vernichtungsschmerz
- Schmierblutung
- Kreislaufkollaps
- unsichere Schwangerschaftszeichen (z. B. morgendliche Übelkeit)
- Schulterschmerzen

> ! Jeder **unklare Abdominalschmerz** muss bei einer Frau im gebärfähigen Alter an eine **ektope Schwangerschaft** denken lassen!

Komplikationen

- ampulläre Tubargravidität: **Tubarabort**
- isthmische Tubargravidität: **Tubarruptur**

> Bei **rupturierter EUG** kann es zu starken **Blutungen mit Schocksymptomatik** kommen.

Diagnose

Anamnese

- Ausbleiben der Menstruation
- Unterbauchschmerz
- Symptome der Frühschwangerschaft (z. B. Brustspannen, morgendliche Übelkeit)

Untersuchung
- lokaler Druckschmerz
- Abwehrspannung

Labor
β-HCG-Test (Blut und Urin)

apparativ
Sonographie (vaginal/ abdominal): Nachweis der Extrauterinschwangerschaft

operativ
Laparoskopie (Pelviskopie): sicherster Nachweis einer EUG

Differentialdiagnose
zahlreiche Differentialdiagnosen des akuten Abdomens (vgl. Abb. 11.2)
- Abort
- Appendizitis
- Adnexizis
- stielgedrehtes Ovar

Therapie
- diagnostisch-kurative **Pelviskopie**
  - **tubenerhaltende Operation:** weitere Schwangerschaften über diese Tube möglich, aber Rezidivrisiko (30 %)
  - **radikale Operation:** bei abgeschlossener Familienplanung komplette Entfernung der Tube
- **Laparotomie:** bei rupturierter EUG und Schocksymptomatik

> Die **Indikation einer radikalen Tubenentfernung** häng von der Lokalisation der Frucht sowie von anderen Faktoren ab (z.B. Alter der Patientin, bestehender Kinderwunsch).

3.3.4 Fehlgeburt

> **Definition:** Beendigung der Schwangerschaft vor der 24. SSW · Synonym · Epidemiologie
> **Ätiologie/Pathogenese:** spontan · artifiziell · Abortformen
> **Klinik:** vaginale Blutung · Fruchtwasserabgang · Fehlen kindlicher Lebenszeichen · sinkender Fundusstand · Komplikationen
> **Diagnose:** β-HCG-Bestimmung · Sonographie · Differentialdiagnose
> **Therapie:** Bettruhe · Sonographie · Tokolyse · Kürettage

Definition
Beendigung der Schwangerschaft **bis zur 24. Schwangerschaftswoche** und/oder mit einem **Fetusgewicht von unter 500 g**.

> !
> - vor der 24. SSW: **Fehlgeburt**
> - nach der 24. SSW: **Totgeburt** bzw. **Frühgeburt**

Synonym
Abort

Epidemiologie
- hohe Dunkelziffer
- klinisch bekannt **ca. 20 %**

Ätiologie / Pathogenese

spontaner Abort
natürliche Ursache
- chromosomale Faktoren
- immunologische Faktoren
- Uterusfehlbildungen

- Plazentainsuffizienz
- Zervixinsuffizienz
- Myome
- Hyper-/Hypothyreose
- schlechter Allgemeinzustand in Folge von Allgemeinerkrankungen
- endokrinologische Erkrankungen
- Infektionen

artifizieller Abort

künstlich ausgelöst
- iatrogen (z. B. Abtreibung)
- medikamentös (z. B. Zytostatika, Clotrimazol)

> **!** **Nikotinabusus** steigert das Abortrisiko um das 1,8fache.

Abortformen

- **Abortus imminens:** drohender Abort (vaginale Blutung bei geschlossenem Zervixkanal, intakte Gravidität)
- **Abortus incipiens:** beginnender Abort (zunehmende Öffnung der Zervix, Gravidität irreversibel gestört)
- **Abortus incompletus:** unvollständiger Abort (Fruchtteile schon ausgestoßen und im Zervixkanal sichtbar)
- **Abortus completus:** vollständiger Abort (vollständiges Ausstoßen der Frucht)
- **missed abortion:** verhaltener Abort
- **Abortus febrilis:** fieberhafter bis septischer Abort
- **Abortus habitualis:** habitueller Abort

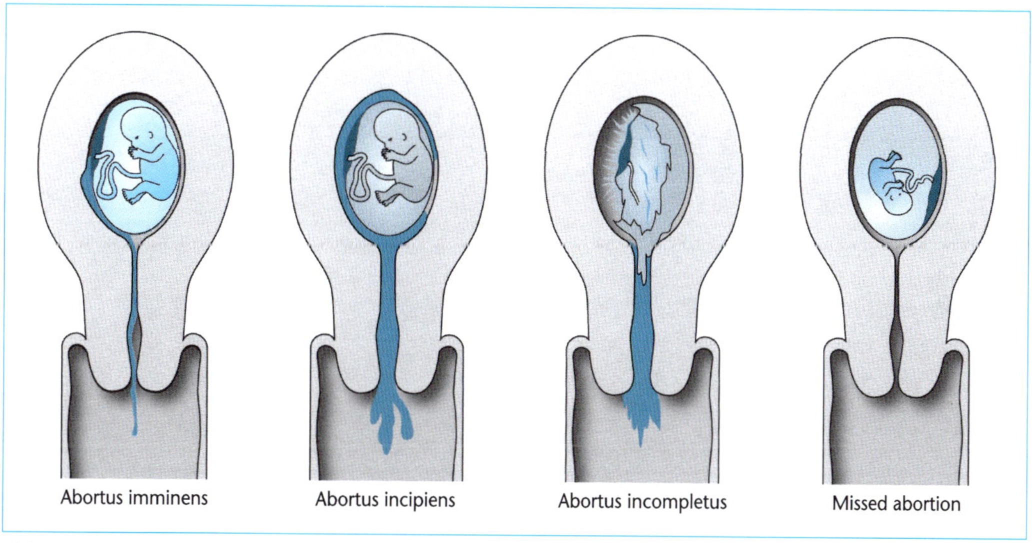

Abb. 3.5: Abortformen [4]

Klinik

- **vaginale Blutung** unterschiedlicher Stärke
- Abgang von Koageln/Gewebeteilen
- kolikartige Unterbauchmerzen
- Kreuzschmerzen

- Fruchtwasserabgang
- Fehlen kindlicher Lebenszeichen
- fehlende Pulsation der Nabelschnur
- sinkender Fundusstand
- Verringerung des Bauchumfanges

> Eine missed abortion geht mit **fehlender Symptomatik** einher.

Komplikationen

- **Dead-fetus-Syndrom** durch Einschwemmen thromboplastischen Materials in die mütterliche Blutbahn → DIC (besonders bei missed abortion)
- starke Blutung
- Infektion bei offenem Zervixkanal

Diagnose

Anamnese

- Gestationsalter
- Blutung?

Untersuchung

- Spekulumeinstellung
- Tastuntersuchung der Zervix

Labor

β-HCG-Kontrollen im Verlauf

apparativ

abdominelle/ vaginale Sonographie/ Doppler

> ! Bei jeder vaginalen Blutung in der Schwangerschaft muss ein **Abort ausgeschlossen** werden!

Differentialdiagnose

- Nidationsblutung
- Zervixkarzinom
- Varizenblutung
- Blasenmole
- Abort
- vorzeitige Plazentalösung
- Verletzungen
- Placenta praevia
- Polypenblutung

Therapie

erfolgt **abhängig von der Abortform:**

Abortus imminens

- **Bettruhe**
- **stationäre Überwachung**
- sonographische Kontrollen
- Tokolyse

Abortus incipiens / incompletus / completus

- Kürettage
- **Oxytocingabe** zur Unterstützung der Uteruskontraktur (verbleibende Plazentareste müssen aus dem Uterus entfernt werden)
- ggf. Rhesusprophylaxe

> ! Rhesusnegative Schwangere sollten auch bei einem Abort eine **Rhesusprophylaxe** erhalten.

missed abortion	• Kürettage • präoperative Prostaglandingabe • Oxytocin- oder Prostaglandingabe
Abortus febrilis	• Kürettage • Fiebersenkung • Stabilisierung des mütterlichen Kreislaufs
habitueller Abort	• Kürettage • Beratung in Bezug auf eine erneute Schwangerschaft
Abortprävention	• mäßige körperliche Schonung • Meiden von Noxen • regelmäßige Vorsorgeuntersuchungen wahrnehmen

3.4 Adaptation des mütterlichen Organismus und ihre Störungen

Im Rahmen der Schwangerschaft kommt es zur **Anpassung des mütterlichen Organismus** an die schwangerschaftsbedingt steigende körperliche Belastung, die Geburt und das Stillen.

3.4.1 Gesamtorganismus

Herz-Kreislauf-System · Lunge · Blut · Nieren/Harnwege · Leber/Galle · Stoffwechsel · Schilddrüse · Nebenschilddrüse · Hypophyse · Knochen/Bindegewebe · Haut · Gewicht

Herz-Kreislauf-System

- mit fortschreitender Schwangerschaft **Herzquerlage** durch Zwerchfellhochstand
- **zunehmende Herzleistung:** Tachykardie, starker Puls, gesteigertes Herzminutenvolumen um ca. 30 %, Myokardhypertrophie
- **periphere Gefäßrelaxation** mit gesteigerter Hautdurchblutung und Hitzewallungen

> Folgen der Gefäßerweiterung sind **verminderter Blutrückstrom zum Herz, Varizenbildung, arterielle Hypotonie** und **orthostatische Dysregulation.**

Lunge

- Belastungs-/Ruhedyspnoe
- Hyperventilation

> In der Frühschwangerschaft kommt es durch unbekannte Faktoren und in der Spätschwangerschaft durch zunehmenden Zwerchfellhochstand zur **Belastungs- und Ruhedyspnoe,** die durch Hyperventilation ausgeglichen wird.

Blut

- Hämodilution bis zur physiologischen **Verdünnungsanämie**
- Blutvolumen steigt um ca. **40 %**
- Erythrozytenzahl steigt um ca. **25 %**

> Der während der Schwangerschaft erhöhte Eisenbedarf führt zu **Eisenmangelanämie.**

- erhöhte Leukozytenbildung
- **gesteigerte Gerinnungsfaktorenbildung** mit Hyperkoagulabilität

> **!** Aufgrund der **erhöhten Thrombosegefahr** sollten Schwangere viel trinken.

Nieren / Harnwege

- **Dilatation des Harnableitungssystems** (Nierenkelche, Nierenbecken, Harnleiter)
- gesteigerte Nierendurchblutung um ca. **30 %**
- gesteigerter renaler Plasmafluss und glomeruläre Filtration um ca. **30 %**
- physiologische Schwangerschaftsglykosurie bis **150 mg/ 24 h**
- physiologische Schwangerschaftsproteinurie bis **150 µg/ 24 h**

> In dem dilatatierten Harnableitungssystem kommt es zu einer verlängerten Verweildauer des Urins mit erhöhtem Risiko **rezidivierender Harnwegsinfekte.**
> Folge der gesteigerten Blasendurchblutung und der zunehmenden Platznot im Unterbauch ist **Pollakisurie.**
> Die Gewebeauflockerung im Harnröhrenbereich bewirkt eine **Drang-(Urge-)Inkontinenz.**

Leber / Galle

- kontinuierliche Abnahme von Albuminkonzentration, Gammaglobulinen im Serum und Gesamteiweiß im Serum durch Verdünnung des Serums
- **Anstieg der alkalischen Phosphatase** im 2. und 3. Trimenon, Transaminasen und Leberenzyme bleiben stabil
- Anstieg des AFP
- mit zunehmender Größenzunahme des Uterus seitliche Verdrängung der Gallenblase

> Die hormonell bedingte Tonusabnahme bewirkt eine Beeinträchtigung des Galleflusses, woraus eine **intrahepatische Cholestase** mit **idiopathischem Schwangerschaftsikterus** resultieren kann.

Verdauungsstrakt

verminderte Speichelbildung

> - Die schwangerschaftsbedingte Gewebeauflockerung führt vermehrt zur **Gingivitis.**
> - Durch den verminderten Ösophagustonus kommt es häufiger zu **Sodbrennen**
> - Die abnehmende Darmmotilität führt oft zu **Obstipation.**
> - **Hyperemesis gravidarum:** anhaltender Brechreiz und Erbrechen durch Hormonumstellung

Stoffwechsel

- erhöhter **Sauerstoffbedarf** um ca. **20–30 %**
- erhöhter **Grundumsatz** um ca. **20 %**
- erhöhter **Energiebedarf** um ca. **300 kcal**

- erhöhter **Blutglukosespiegel** (cave: Gestationsdiabetes)
- **Hyperinsulinämie** bei verminderter peripherer Insulinwirkung (periphere Insulinresistenz)
- **sekundäre Hyperlipidämie** durch Zunahme der Lipidfaktoren

> Bei peripherer Insulinresistenz kann sich aus einem latentem Diabetes mellitus ein **Gestationsdiabetes** entwickeln.
> Bei schwangerschaftsbedingter Hyperlipidämie besteht ein erhöhtes Risiko einer **Cholecystolithiasis.**

Schilddrüse

- **relativer Jodmangel** durch vermehrten Jodbedarf > **200 µg/d**
- euthyrote Stoffwechsellage
- **erhöhte T3-**(= Gesamtthyroxin-), **T4-**(= Trijodthyronin-) **und TGB-**(= Thyreoglobulin-)**Werte** um ca. 100 %

> **!** Während Schwangerschaft und Stillzeit sollte aufgrund der gesteigerten Jodresorption eine **Strumaprophylaxe** mit Kaliumjodid-Tabletten (200 µg/d) durchgeführt werden.

> Durch erhöhte Schilddrüsenhormonwerte kann es zum Bild einer **Hyperthyreose** kommen.

Nebenschilddrüse

- erhöhter Parathormonspiegel
- erhöhte intestinale Calciumresorption

> Bei erhöhter Calziumresorption kann es in Kombination mit anderen Erkrankungen zur **Hyperkalzinose** kommen mit Einlagerung von Calzium in verschiedene Gewebe.

Hypophyse

- Hypertrophie des Hypophysenvorderlappens
- **Anstieg der Prolaktinsynthese** durch Vermehrung der prolaktinproduzierenden Zellen
- vermehrte Produktion von MSH
- vermehrte Produktion von ACTH
- verminderte Sekretion von Gonadotropin
- verminderte Produktion von Wachstumshormonen

Knochen / Bindegewebe

- Auflockerung und Wassereinlagerung in Fett- und Bindegewebe und Knorpel

> Aus den geschwächten Knochenbändern resultieren **Fehlhaltung** und **Gelenkschmerzen.**

Haut

- gesteigerte Durchblutung
- **Hyperpigmentierung**
  - v.a. Brustwarzen, äußeres Genitale
  - Linea fusca (hyperpigmentierte Linie im Bereich der Linea alba)
  - Chloasma uterinum
- **Dehnungsstreifen**

Psyche

- Stimmungsschwankungen
- Nervosität
- Schlafstörungen
- abnorme Essgelüste („Hering mit Schlagsahne")

Gewicht

physiologische Gewichtszunahme um ca. **10–12 kg** bis zum Ende der Schwangerschaft durch:

- Wachstum des Feten und der Plazenta
- Zunahme des Körperwassers (Fruchtwasser, Plasmavolumen, interstitielle Flüssigkeit

> Durch Hypoalbuminämie und Natriumretention kann es während der Schwangerschaft zur **Ödembildung** kommen.

Organ	Veränderungen
Herz-Kreislauf-System	Herzquerlage Frequenz ↑, Pulsstärke ↑, HMV ↑ periphere Gefäßrelaxation
Lunge	Atemfrequenz ↑ Atemwiderstand ↑ Hyperventilation
Blut	Verdünnungsanämie Hb ↓, HKT ↓, Thrombozyten ↓, Gesamteiweiß ↓ Blutvolumen ↑, Erythrozyten ↑, Leukozyten ↑, Gerinnungsfaktoren ↑
Nieren / Harnwege	Dilatation von Nierenbecken / -kelchen und Harnleitern Durchblutung ↑, glomeruläre Filtration ↑ Glucosurie, Proteinurie
Leber / Galle	AP ↑, AFP ↑
Stoffwechsel	Glucosespiegel ↑ Glucosurie
Schilddrüse	T3 ↑, T4 ↑, TGB ↑
Nebenschilddrüse	Parathormonspiegel ↑
Hypophyse	Prolaktinsynthese ↑, MSH-Produktion ↑, ACTH-Produktion ↑ Gonadotropin-Sekretion ↓
Knochen / Bindegewebe	Auflockerung
Haut	Durchblutung Hyperpigmentierung
Gewicht	Gewicht ↑, Körperwasser ↑ Ödembildung

Tab. 3.7: Schwangerschaftsbedingte Veränderungen des Organismus

3.4.2 Genitalorgane und Brustdrüse

Vulva/Vagina: Varizen · Hyperpigmentierung · Navikularzellen und Cluster im Abstrich
Mamma: Volumenzunahme · Hyperpigmentierung der Brustwarzen · Milchbildung
Uterus: Hypertrophie · Hyperplasie · gesteigerte Durchblutung · Gewichtszunahme · Braxton-Hicks-Kontraktionen
Zervix: Verkürzung · Aufweichung · Muttermundöffnung
Ovarien: Schwangerschaftshormonproduktion

Vulva / Vagina

- verstärkte Durchblutung, Gewebeauflockerung und Dehnbarkeit
- Varizenbildung
- **verstärkte Pigmentierung** der Vulva
- durchblutungsbedingte livide Verfärbung des Introitus und der Vaginalschleimhaut
- Verdickung des Scheidenepithels
- Nachweis von **Navikularzellen und Clustern** im Vaginalabstrich
- Längenzunahme der Scheide
- vermehrte Fluorbildung

Mamma

- **Volumenzunahme**
- **Spannungsgefühl**
- Hyperpigmentierung der Brustwarze und der Areola mammae
- Proliferation der Milchdrüsen und dadurch Verdrängung des Fettgewebes
- bereits während Schwangerschaft prolaktininduzierte **Milchbildung** (sog. Kolostrum)

Uterus

- **Myometriumhypertrophie**
- Muskel- und Bindegewebshyperplasie
- **Gewichtszunahme von ca. 60 g** am Beginn der Schwangerschaft auf **ca. 1500 g** am Ende
- gesteigerte Durchblutung
- Verlangerung des Isthmus
- niedriger Uterustonus durch Progesteronwirkung
- Uteruskontraktionen

Bei fortgeschrittener Schwangerschaft treten über größere Uterusareale intermittierend sog. **Braxton-Hicks-Kontraktionen** auf.
Physiologische Uteruskontraktionsfrequenz:
- bis 28. SSW 3 Kontraktionen/h
- bis 32. SSW 5 Kontraktionen/h

Zervix

- Bei fortgeschrittener Schwangerschaft und Annäherung an den Geburtszeitpunkt zunehmende **Verkürzung und Aufweichen der Zervix**
- **Eröffnen** des inneren und äußeren Muttermundes

Ovarien

Bildung von **Schwangerschaftshormonen** (s. Kap. 3.2.1)

3.4.3 Störungen der Adaptation

Gestose · Fluor · Varicosis · Anämie · (Hyper-)Emesis · Pruritus gravidarum

Gestose schwangerschaftsbedingte Adaptationsstörungen in Form von **schwangerschaftsinduzierter Hypertonie**

Fluor **vermehrter Ausfluss** aus dem äußeren Genitale (z. B. durch Infektion, Östrogenmangel, sexuelle Erregung)

Varicosis **Gefäßerweiterung** im Bereich der Extremitäten und des Genitale durch Zunahme des intravasalen Volumens

Anämie **Verminderung des Hb** durch relativen Eisen- und Folsäuremangel

(Hyper-)Emesis häufiges, starkes **Erbrechen** (besonders im 1. Trimenon)

Pruritus gravidarum starker **Juckreiz**, ausgelöst durch idiopathischen Schwangerschaftsikterus (besonders im 3. Trimenon)

3.5 Risikofaktoren in der Schwangerschaft

3.5.1 Hypertensive Erkrankungen in der Schwangerschaft (HES)

Einteilung · Gestationshypertonie / Präeklampsie · HELLP-Syndrom

Einteilung Von **Hypertonus** allgemein spricht man bei einem wiederholt gemessenen (Zeitabstand 6 h) Blutdruck > **140/90 mmHg**. Hypertensive Erkrankungen **in der Schwangerschaft** können schwangerschaftsbedingt sein oder unabhängig davon bestehen:

- **schwangerschaftsinduzierte transiente Hypertonie:**
  - ohne Proteinurie (**Gestationshypertonie**)
  - mit Proteinurie (**Präeklampsie**, früher EPH-Gestose)
- **vorbestehende schwangerschaftsunabhängige Hypertonie:**
  - chronisch primär oder sekundär ohne Proteinurie
  - chronisch primär oder sekundär mit Proteinurie (**Pfropfpräeklampsie** bzw. **-gestose**)

Gestationshypertonie / Präeklampsie

Definition: schwangerschaftsinduzierte Hypertonie ohne/mit Proteinurie
Ätiologie/Pathogenese: genetisch · Ungleichgewicht im Prostaglandinsystem · chronische Erkrankungen · Thrombophilie
Klinik: Kopfschmerz · Schlafstörungen · Ohrensausen · Herzklopfen
Diagnose: Labor
Therapie: Überwachung · Blutdrucksenkung · Anfallsprophylaxe

Ätiologie / Pathogenese

- genetische Disposition (Mutter an Präeklampsie oder Eklampsie erkrankt)
- Ungleichgewicht zwischen Prostaglandin E1 und Prostazyklin einerseits und Thromboxan andererseits

- thrombophile Gerinnungsstörungen
- Primaparität
- chronische Erkrankungen
- niedriger sozialer Status
- Vasospasmus-Neigung
- immunologische Störungen

Klinik

- Vasokonstriktion bis hin zu generalisierten Vasospasmen
- Kopfschmerz, besonders morgens
- Schlafstörungen
- Schwindel
- Ohrensausen
- Herzklopfen
- Belastungsdyspnoe
- Agitiertheit
- Präkordialschmerz
- bei Präeklampsie zusätzlich Proteinurie (> 0,3 g/l in 24 h)

Komplikationen

– HELLP-Syndrom: s. u.

– Eklampsie: zusätzliches Auftreten **neurologischer Symptome:**

- **zerebrale Störungen** (Blutungen, Ödeme)
- **zerebrale tonisch-klonische Krämpfe**
- Retinopathia eclamptica gravidarum
- Lungenödem
- gesteigerter Hämatokrit
- Glomeruloendotheliose
- erhöhter Harnsäurespiegel bei normaler Nierefunktion und Retentionswerten
- Thrombozytopenie
- Thromboseneigung
- Hypoperfusion des intervillösen Raumes der Plazenta
- fetale Wachstumsretardierung

Diagnose

Untersuchung: engmaschige Überwachung des Blutdruckes

Labor:

- Harnsäure im Serum
- Kreatinin und Harnstoff im Serum
- Hämoglobin und Hämatokrit
- Gerinnungswerte
- Leberwerte (GOT, GPT, Bilirubin, LDH) im Serum
- Elektrolyte im Serum
- Protein im Urin

Therapie

- stationäre Überwachung
- Anfallsprophylaxe
- Blutdrucksenkung
- Stabilisierung der Nierenfunktion
- Intensivüberwachung
- schnellstmögliche Entbindung

HELLP-Syndrom

Definition: Hämolyse · Transaminasen/Bilirubin ↑ · Thrombozyten ↓
Ätiologie/Pathogenese: Präeklampsie
Klinik: Bauchschmerz · Übelkeit · Krankheitsgefühl · Komplikationen
Diagnose: Labor
Therapie: Sectio

Definition

Komplikation der Präeklampsie

! **HELLP = H**ämolyse, Erhöhung von Transaminasen und Bilirubin (**e**levated **l**iver function test), Thrombozytopenie (**l**ow **p**latelets)

Ätiologie/Pathogenese

Präeklampsie

Klinik

- starkes **Krankheitsgefühl**
- starker **Bauchschmerz**
- Übelkeit

Komplikationen

- Gehirnblutung
- Leberruptur

Diagnose

Labor

- Thrombozyten < **100000**/µl
- GOT, GPT, LDH, Bilirubin und D-Dimer erhöht
- Haptoglobin erniedrigt

Therapie

Beendigung der Gravidität durch Sectio caesarea

3.5.2 Diabetes mellitus

Einteilung · Gestationsdiabetes

Einteilung

Kohlenhydratverwertungsstörung führt zu erhöhten Blutzuckerwerten:

- **vorbestehender Diabetes mellitus**
  - Typ 1: absoluter Insulinmangel
  - Typ 2: relativer Insulinmangel durch Insulinresistenz
- **Gestationsdiabetes**: erstmaliges Auftreten in der Schwangerschaft

Gestationsdiabetes

Definition: erstmalig während Schwangerschaft
Ätiologie/Pathogenese: schwangerschaftsbedingt
Klinik: Glukosurie · postprandiale Hyperglykämie · Komplikationen
Diagnose: Labor
Therapie: Diät · Insulin · Prognose

Definition

erstmaliges Auftreten des Diabetes **in der Schwangerschaft**

Ätiologie / Pathogenese durch Schwangerschaft bzw. Stillzeit bedingte Kohlenhydratverwertungsstörung

Klinik

- Glucosurie
- postprandial Hyperglykämie

Komplikationen

- mütterlich:
  - **Hypoglykämie** (durch verstärkte Insulinwirkung im 1. Trimenon)
  - **Ketoazidosen mit Hyperglykämie** (besonders in der Spätschwangerschaft bei schlechter Blutzuckereinstellung)
  - vermehrt Harnwegsinfektionen
  - häufiger Präeklampsie, Eklampsie
  - Verschlechterung einer vorbestehenden Retinopathie oder Niereninsuffizienz
- fetal:
  - **erhöhte Fehlgeburtsrate** (Embryopathia/Fetopathia diabetica)
  - **intrauterine Wachstumsretardierung** („small für date baby", durch gestörte Plazentadurchblutung)
  - Polyhydramnion (durch fetale Polyurie)
  - **Makrosomie** (durch resultierenden fetalen Hyperinsulinismus)
  - postpartale Hypoglykämie

Diagnose

- Uringlukosetest
- oraler Glucosetoleranztest (OGTT)

Therapie

- Diät
- ggf. Insulinsubstitution

Prognose meist Normalisierung der Blutzuckerwerte nach der Geburt

3.5.3 Blutgruppeninkompatibilität

Definition: M. haemolyticus neonatorum bzw. fetalis
Ätiologie/Pathogenese: beschleunigter Erythrozytenabbau durch Ak-Anlagerung
Klink: hämolytische Anämie · Ödeme · Aszites · Komplikationen
Diagnose: Blutgruppenbestimmung · Sonographie
Therapie: Entbindung · intrauterine Transfusion

Definition Unverträglichkeit mütterlicher und fetaler Blutgruppeneigenschaften bis hin zum **M. haemolyticus neonatorum bzw. fetalis**

Ätiologie / Pathogenese Ablagerung **mütterlicher Antikörper** an **fetalen Erythrozyten** → beschleunigter Erythrozytenabbau

Rhesuskonstellation

- **Mutter Rh-negativ, Kind Rh-positiv**
- vorangegangener Kontakt des mütterlichen Organismus mit mit Rh-Antigen (z. B. durch Entbindung, Interruptio, Bluttransfusion)
- bei aktueller Schwangerschaft diaplazentare Einschwemmung von Antikörpern

AB0-Konstellation

- Mutter und Kind besitzen unterschiedliche Blutgruppen
- selten
- milder Verlauf durch rasches Abfangen der fetalen Erythrozyten

Klinik

- fetaler Ikterus durch Hämolyse
- hämolytische Anämie
- Ödeme
- Perikarderguss
- Pleuraerguss
- Aszites
- Herzinsuffizienz

Komplikationen

- **Erythroblastosis fetalis:** reaktiv gesteigerte Blutbildung bei Blutverlust → Vermehrung unreifer Erythrozyten
- **Hydrops fetalis:** generalisierte Ödeme, Aszites, generalisiertes Plazentaödem

Diagnose

- **Bestimmung der Blutgruppe** beider Eltern und des Kindes
- indirekter Coombstest
- **Sonographie:** Nachweis von Lebervergrößerung, Hautödem, Aszites, Herzvergrößerung
- **Amniozentese** mit Bilirubinbestimmung und fetaler Blutgruppenbestimmung
- Nabelschnurpunktion

Therapie

- stationäre Überwachung
- **intrauterine fetale Bluttransfusion** mit Spenderblut der Blutgruppe 0 Rh-negativ
- Austauschtransfusion
- ggfl. postpartale Phototherapie des Kindes bei Ikterus
- Einleitung der **Entbindung**

3.5.4 Andere vorbestehende Erkrankungen

Nierenerkrankungen · endokrine Erkrankungen · Herzerkrankungen · Anämie · Gerinnungsstörungen · Vena-cava-Kompressionssyndrom

Nierenerkrankungen

- z. B. chronische Niereninsuffizienz
- Verschlechterung der Erkrankung durch zusätzliche Volumenbelastung

endokrine Erkrankungen

- z. B. Hypo-/Hyperthyreose
- diffuse Vergrößerung der Schilddrüse
- Zunahme der TBG-Konzentration (Östrogeneinfluss)
- erhöhter Jodbedarf → relativer Jodmangel

Herzerkrankung

- z. B. Herzfehler, AV-Block Grad I
- Verschlechterung der Symptomatik durch gesteigertes intravasales Volumen sowie körperliche Belastung

Anämie

- z. B. Eisenmangelanämie
- Verschlechterung der Symptomatik durch Verdünnungseffekt bei gesteigertem intravasalen Volumen sowie schwangerschaftsbedingte Eisenmangelanämie und Folsäuremangel

Gerinnungsstörungen

- z. B. Thrombose
- bei Thrombose 3fach erhöhte Thrombosegefahr

Vena-cava-Kompressionssyndrom

Definition: Druck des Uterus auf die Vena cava → Schocksymptomatik
Klinik: Schock · Hypotonie · Hypoxie des Kindes
Therapie: Linksseitenlage der Patientin

Definition

Auftreten einer **Schocksymptomatik durch Druck des Uterus auf die Vena cava** und damit fehlender Rückstrom zum Herzen

– Epidemiologie

ca. 45 % aller Schwangerschaften

Klinik

- Schocksymptomatik mit Blässe, Tachykardie, Kaltschweißigkeit
- Hypotonie
- evtl. Anfallsgeschehen
- Hypoxie des Kindes mit Bradykardie

Therapie

Umlagerung der Patientin, am besten in Linksseitenlage

! Die Symptomatik tritt **innerhalb von Minuten** nach Einnahme der Rückenlage auf und verschwindet fast **unmittelbar nach Umlagerung** wieder.

3.5.5 Andere in der Schwangerschaft auftretende Erkrankungen

Infektionen · Pyelonephritis gravidarum · akutes Abdomen

Infektionen

- **schwangerschatfsrelevante Erreger: STORCH-Komplex** (**S**yphilis, **T**oxoplasmose, andere (**o**ther) Bakterien/Protozoen/Pilze, **R**öteln, **C**ytomegalie, **H**erpes simplex)
- Hepatitis
- Masern
- Mumps
- Varizellen
- Gonorrhoe
- Chlamydieninfektion
- CMV
- Candidainfektion

Pyelonephritis gravidarum

Definition: bakterielle Nierenbeckenentzündung
Ätiologie/Pathogenese: Zystitis · Harnwegsinfekt
Klink: Fieber · Miktionsbeschwerden · Nierenlagerklopfschmerz
Diagnose: Urin-/Blutuntersuchung · Sonographie
Therapie: supportiv · Antibiotika

Definition

akute bakterielle Entzündung des Nierenbeckens

Ätiologie/Pathogenese

Entwicklung aus einer Zystitis oder einem Harnwegsinfekt

Klinik

- hohes **Fieber**
- Flankenschmerz

- Miktionsbeschwerden
- klopfschmerzhaftes Nierenlager

Diagnose

- Urinuntersuchung
- Blutuntersuchung (Entzündungswerte)
- Sonographie (gestautes Nierenbecken)

Therapie

- Bettruhe
- viel trinken
- Antibiose

Akutes Abdomen

siehe Kap. „Notfälle in der Schwangerschaft“

3.5.6 Mehrlings-Schwangerschaft

Komplikationen

- Missverhältnis
- Blutungen in vorherigen Schwangerschaften
- stattgehabte Frühgeburt
- stattgehabte Übertragung
- Oligohydramnion / Polyhydramnion

3.5.7 Exogene Faktoren

Noxen · allgemein

Noxen

- Alkohol
- Nikotin
- Drogen
- Strahlung
- Medikamente
- Koffein

allgemein

- chromosomale Störungen
- Alter des Vaters > 50 Jahre
- familiäre Belastung (in Form von Fehlbildungen, Erkrankungen)
- psychosoziale Störungen

3.5.8 Drohende Frühgeburt

Ätiologie · Klinik

Ätiologie

- uterofetoplazentare Insuffizienz
- vorzeitige Wehentätigkeit
- Zervixinsuffizienz

Klinik

- vaginale Blutung
- vorzeitige Wehen
- vorzeitiger Blasensprung
- vorzeitige Plazentalösung

3.6 Schwangerschaftsspezifische Notfälle

3.6.1 Blutungen

Placenta praevia · vorzeitige Plazentalösung

Placenta praevia

Definition: aberrante Plazentalage mit Verlegung des inneren Muttermundes
Einteilung: Placenta praevia totalis · Placenta praevia partialis · Placenta praevia marginalis
Klinik: schmerzlose vaginale Blutung
Diagnose: abdominelle Sonographie
Therapie: stationäre Überwachung · Bettruhe ·Tokolyse · Geburt durch Sectio

Definition

aberrante Lage der Plazenta mit teilweiser oder vollständiger Verlegung des inneren Muttermundes

Einteilung

– Placenta praevia totalis
- **vollständige Verlegung** des gesamten Muttermundes
- geburtsunmögliche Situation

– Placenta praevia partialis
- **teilweise Verlegung** des Muttermundes
- je nach Lage evtl. vaginale Geburt möglich

– Placenta praevia marginalis
- **Heranreichen des Plazentarandes** an den Muttermund, allerdings ohne Verlegung

Klinik

schmerzlose vaginale Blutung in der Spätschwangerschaft

Diagnose

abdominelle Sonographie

Therapie

- stationäre Überwachung
- absolute Bettruhe
- Tokolyse
- evtl. Forcieren der Lungenreifung
- je nach Lage der Plazenta Sectio

Vorzeitige Plazentalösung

Definition: Ablösung der Plazenta vor der Geburt · Synonym
Ätiologie/Pathogenese: Präeklampsie · intrauterine Druckänderungen · Trauma
Klinik: Unterbauchschmerz · lokaler Druckschmerz · vaginale Blutung · Schock

Definition

Ablösung der Plazenta vollständig oder teilweise vor der Geburt

Synonym

Ablatio placentae

Ätiologie / Pathogenese

- Präeklampsie
- intrauterine Druckänderungen
- Traumata
- retroplazentares Hämatom anderer Genese

Klinik
- plötzlicher starker Unterbauchschmerz
- lokaler Druckschmerz über dem Uterus
- vaginale Blutung
- Schock von Mutter und/oder Kind

Therapie
- Intensivüberwachung
- absolute Bettruhe
- evtl. Notfallsectio
- Forcierung der Lungenreifung

3.6.2 Amnioninfektionssyndrom

Definition: Infektion des Amnions
Ätiologie/Pathogenese: aszendierende Infektion aus der Zervix
Klinik: Fieber · Sepsis · Koagulopathie · Komplikationen
Diagnose: CRP und Leukozyten · Temperatur · CTG
Therapie: Antibiose · Geburtseinleitung

Definition Infektion des Amnions meist durch vaginale Keime

Ätiologie/Pathogenese
- aus der Cervix **aszendierende Infektion**
- meist durch **in der Vagina vorkommende Keime** (Streptokokken Gruppe B, Staphylokokken, Enterokokken, E. coli, Anaerobier)

Klinik
- Fieber
- Sepsis
- Koagulopathie

Komplikationen: vorzeitige Wehen

Diagnose
- CRP im mütterlichen Blut
- Leukozyten im mütterlichen Blut
- Temperatur
- CTG

Therapie
- Penicillin oder Cephalosporine
- Einleitung der Geburt

3.6.3 Intrauteriner Fruchttod

Definition: intrauterines Absterben des Fetus nach dem 6. SSM
Ätiologie: Hypoxie · fetale Infektion · fetale Fehlbildung
Klinik/Diagnose: fehlende Kindsbewegungen · fehlende kindliche Herzaktivität
Therapie: Geburtseinleitung

Definition intrauterines Absterben des Fetus **nach dem 6. SSM**

Ätiologie:
- Hypoxie (z. B. Plazentainsuffizienz)
- fetale Infektionen
- fetale Fehlbildungen

Klinik / Diagnose

- fehlende Kindsbewegungen
- Abnahme der kindlichen Größenparameter in der Sonographie
- fehlende kindliche Herzaktivität

Therapie

Einleitung der Geburt

3.6.4 Embolien

Lungenembolie · Fruchtwasserembolie

Lungenembolie

Definition: Verschleppung eines Thrombus in das venöse Blutsystem
Klinik: stechender Brustschmerz ·Tachykardie · Schock · Dyspnoe
Therapie: Bettruhe · Sauerstoffgabe · intensivmedizinische Überwachung

Definition

Verschleppung eines Thrombus über die Venenstrombahn in die Lunge und dort Verlegung eines oder mehrerer Gefäße

Klinik

- plötzlich einsetzender stechender Brustschmerz
- Tachykardie (manchmal das einzige Symptom)
- Schock
- Dyspnoe
- Blässe

Therapie

- Bettruhe
- Sauerstoffgabe
- Analgosedierung
- zentral-venöser Zugang
- stationäre intensivpflichtige Überwachung

Fruchtwasserembolie

Definition: Einschwemmen von Fruchtwasser in das venöse Blutsystem
Klinik: Dyspnoe · Tachypnoe · Tachykardie · Schock
Diagnose: Nachweis von Amnionzellen in den Lungengefäßen
Therapie: Intubation · Volumensubstitution

Definition

Einschwemmen von **Fruchtwasser** über venöse Gefäße und **Verlegung von pulmonalen Gefäßen** durch Bestandteile des Fruchtwassers

Klinik

- Dyspnoe
- Tachykardie
- Tachypnoe
- Zyanose
- Schock
- evtl. Krämpfe

! Die Symptomatik tritt **während oder kurz nach dem Geburtsvorgang** auf!

Diagnostik

sicherer Beweis nur durch **Nachweis von Amnionzellen in Lungengefäßen**

Therapie
- Intubation und Beatmung
- Volumensubstitution
- evtl. Katecholamingabe
- evtl. kardio-pulmonale Reanimation

3.7 Betreuung von Risikoschwangerschaften

mehr Aufmerksamkeit · häufigere Untersuchungen · umfassende Aufklärung

- Die Begleitung einer Risikoschwangerschaft erfordert **mehr Aufwand** und **Aufmerksamkeit** als bei einer unkomplizierten Schwangerschaft.
- Die Schwangere sollte in kürzeren Abständen zur **Vorsorge**- bzw. **Kontrolluntersuchung** gehen.
- Wichtig ist auch eine **umfassende Aufklärung** über die **Risikofaktoren**, die **Behandlungsmöglichkeiten** und zu beachtenden **Verhaltensregeln** der Mutter. Der Arzt sollte bemüht sein, durch ein Vertrauensverhältnis zur Patientin ihre **Compliance** aufrechtzuerhalten bzw. zu verbessern.

3.7.1 Spezielle Überwachungsmethoden

Eine **möglichst frühzeitige Erkennung von Problemen in der Risikoschwangerschaft** ist die beste Möglichkeit, die Gesundheit von Mutter und Kind zu bewahren. Methoden:
- vermehrte Vorsorgeuntersuchungen
- vermehrte Ultraschalluntersuchungen
- Amniozentese
- fetale Blutabnahme
- Amnioskopie

3.7.2 Konsequenzen

- **stationäre Aufnahme** bei akuter Gefährdung von Mutter und/oder Kind (z. B. schwere Gestationshypertonie, Blutungen, pathologisches CTG)
- **frühzeitige Entbindung,** wenn konservative Therapie nicht erfolgreich bzw. möglich:
  - rascheres Abklingen schwangerschaftstypischer Erkrankungen
  - bessere kindliche Entwicklungschancen bei uteriner Minderversorgung (z. B. Plazentainsuffizienz)

3.8 Morbidität und Sterblichkeit

- **Morbidität:** Anzahl der Erkrankungen pro definierter Personenmenge
- **Mortalität:** Anzahl der Todesfälle pro definierter Personenmenge

3.8.1 Mütterliche Sterblichkeit

Epidemiologie · Risikofaktoren

Epidemiologie

- aktuell **1/50.000 Lebendgeburten** (das entspricht **0,002 %**)
- Zahlen beziehen sich auf den Tod der Mutter in der Schwangerschaft **bis zum 42. Tag p. p.** und auf einen durch die Schwangerschaft induzierten Tod

Risikofaktoren

siehe auch Kap. 3.5 und 3.6

- Blutungen
- Gerinnungsstörungen
- Infektionen

3.8.2 Perinatale Mortalität

Epidemiologie · Risikofaktoren

Epidemiologie

- perinatale kindliche Mortalität aktuell in Deutschland bei **6/1000 Geborene (0,6 %)**
- Zahlen beziehen sich auf Tot- und Lebendgeborene vom Geburtsablauf **bis zum 7. Tag**

Risikofaktoren

- Frühgeburtlichkeit
- verschiedene **Infektionen**

3.8.3 Morbidität

siehe Kap. 3.5 und 3.6

3.8.4 Prophylaxe

Wichtig in Schwangerschaft und Wochenbett sind:

- ausreichende **Hygiene**
- **Schonung** bzw. angemessene, vorsichtige **körperliche Belastung**
- **ausgewogene Ernährung** mit Ausgleich von Mangelzuständen (z. B. Folsäure für das Neugeborene)
- Beachtung von **Verhaltensregeln** (z. B. richtige Stilltechnik)
- Beobachtung des eigenen Körpers

> **!** Bei bestehenden Alarmzeichen (z. B. Entzündungszeichen wie Rötung, Überwärmung, Schwellung) sollte sofort ein Arzt aufgesucht werden. Außerdem sollten regelmäßige **Kontroll- und Vorsorgeuntersuchungen** wahrgenommen werden.

4 Ärztliche Betreuung in der Schwangerschaft

B. Emmert

Die ärztliche Betreuung in der Schwangerschaft bietet Schwangeren die Möglichkeit zur **Untersuchung und Beratung.** Um Risiken und Erkrankungen rechzeitig festzustellen bzw. zu behandeln, sollten möglichst frühzeitig die Schwangerschaftsdiagnose gestellt und ggf. invasive pränatale Maßnahmen ergriffen werden.

4.1 Schwangerenbetreuung

Die Schwangerenbetreuung richtet sich nach den **Mutterschaftsrichtlinien** (erstellt vom Bundesausschuss der Ärzte und Krankenkassen) und regelt u.a. den Umfang der **Vorsorgeuntersuchungen** bei problemloser und bei Risikoschwangerschaft.

4.1.1 Untersuchungen

Erstuntersuchung · Vorsorgeuntersuchung · Untersuchungsbefunde · weitere Maßnahmen · Errechnung des Geburtstermins · Risikoschwangerschaft

Erstuntersuchung
Feststellung der Schwangerschaft

Aussagekraft	Symptome
unsichere Schwangerschaftszeichen	• Übelkeit, Erbrechen • Appetitstörungen (Heißhunger, abnorme Gelüste) • Mastodynie • orthostatische Dysregulation mit Schwindelgefühl • vermehrter Speichelfluss • Hyperpigmentation im Gesicht • Pollakisurie • Obstipation
wahrscheinliche Schwangerschaftszeichen	• ausbleibende Zyklusblutung • β-HCG im Serum / Urin nachweisbar • frische Schwangerschaftsstreifen • Anstieg der Basaltemperatur um 0,4 – 0,6 °C über mind. 16 Tage • Uteruskontraktionen • **Stock-Tuch-Zeichen** (Pschyrembel-Zeichen): tastbar harter Portiokern in der Cervix uteri • **Osiander**-Zeichen: Arterienpulsation am Zervixrand tastbar • **Piskacek**-Zeichen: Ausbuchtung des Uterus an der Nidationsstelle • **Hegar**-Zeichen: Zervix ist im Isthmusbereich besonders weich → leicht komprimierbar

Aussagekraft	Symptome
	• **Gauß**-Zeichen: Vermehrte Beweglichkeit der Zervix bei fixierter Portio durch Auflockerung des Uterusgewebes, besonders im unteren Teil • **Noble**-Zeichen: durch Ausdehnung des unteren Uterussegmentes seitliche Ausladung des Uterus
sichere Schwangerschaftszeichen	• fetale Herzaktionen sonographisch nachweisbar (ab 6. SSW) • fetale Herztöne hörbar (ab 12. SSW) • Fetusbewegungen bzw. -teile spürbar (ab 18. bzw. 20. SSW)

Tab. 4.1: Unsichere, wahrscheinliche und sichere Schwangerschaftszeichen

Anamnese

– aktuelle Schwangerschaft
- Zeitpunkt der letzten Menstruation
- Spannungsgefühl der Brüste
- Unterbauchschmerzen
- morgendliche Übelkeit

– geburtshilflich
- vorangegangene Schwangerschaften/Geburten
- Komplikationen bei vorangegangenen Schwangerschaften/Geburten
- Sectio bei vorangegangenen Geburten
- stattgehabte Aborte
- stattgehabte Abruptio

– allgemein
- Stoffwechselerkrankungen (z. B. Diabetes mellitus)
- Herz-Kreislauf-Erkrankungen
- Gefäßerkrankungen
- Knochenerkrankungen
- andere schwere Allgemeinerkrankungen

> **Primiparität** = erste Schwangerschaft
> **Pluriparität** = **Multiparität** = mehrere stattgehabte Schwangerschaften

Untersuchung
- Feststellung der Schwangerschaft (s. u.)
- Kolposkopie und Zervixabstrich
- Abstrich auf Chlamydien
- Mammapalpation
- Gewicht
- Vitalparameter (Blutdruck, Puls, Temperatur)

Labor
- β-HCG

> Die **Bestimmung des β-HCG-Wertes** (z. B. Latex-Test, Hämagglutinationstest) ist aus Serum und Urin möglich, wobei die Konzentration im Urin 3fach höher ist als im Serum.
> **Schwangerschaftstests aus der Apotheke** basieren auf der β-HCG-Bestimmung aus dem Urin. Sie sind auf 50–100 IE/l sensibel und so ca. ab dem 8. Tag p. c. positiv.
> **β-HCG-Konzentrationsverlauf** im Urin:
> - bis 12. SSW steiler Anstieg auf Konzentrationsmaximum (> 100.000 IE/l)
> - bis 20. SSW langsames Absinken der Konzentration

> - bis 25. SSW Konzentrationsplateau (ca. 50.000 IE/l)
> - bis 30. SSW temporärer Anstieg (ca. 75.000 IE/l)
> - bis 40. SSW kontinuierlicher Abfall (< 50.000 IE/l)
>
> **Falsch-positive Ergebnisse** sind z. B. bei Chorion-Ca. möglich!

- Blutgruppe, Rhesusfaktor
- Lues-Suchtest
- Status der Rötelnimmunität
- HIV- und Hepatitisserologie

> **!** Eine HIV-Bestimmung darf **nur mit Zustimmung der Patientin** durchgeführt werden.

apparativ

- Sonographie (besonders vaginal, ggf. abdominal)
- CTG (siehe Kap. 5.3.2 Fetus)

> Im Rahmen der Erstuntersuchung sollte auch die **Krebsfrüherkennungsuntersuchung** vollständig durchgeführt werden.

Vorsorgeuntersuchung

Inhalt **jeder** Vorsorgeuntersuchung sind:

Anamnese

- Unterbauchschmerzen
- Wehen
- Fluor
- Blutungen
- andere neu aufgetretenen Beschwerden
- Kindsbewegungen

Untersuchung

- **vaginale Untersuchung:** z. B. Palpation des Fundusstands, Muttermundweite
- **Untersuchung der Geburtslage** (Leopold-Handgriffe)
- **Gewicht** bzw. Gewichtszunahme
- **Vitalparameter:** Blutdruck, Puls, Temperatur

Labor

- Serum: Hämoglobin, Leukozyten, CRP
- Urinstatus

apparativ

- **Sonographie** (besonders abdominal, aber auch vaginal)
- CTG

Untersuchungsabstand

Zeitpunkt	Untersuchungsabstand gemäß Mutterschaftsrichtlinien	Untersuchungsabstand nach Saling
bis 4. Monat (= bis 16. SSW)	4 Wochen	4 Wochen
5.–7. Monat (= 17.–28. SSW)	4 Wochen	3 Wochen
8. Monat (= 29.–32. SSW)	4 Wochen	2 Wochen
9. Monat (= 33.–36. SSW)	2 Wochen	
10. Monat (= 37.–40. SSW)	2 Wochen	1 Woche

Tab. 4.2: Vorsorgeuntersuchungen bei unauffälliger Schwangerschaft

> **!** Das **Vorsorgeschema nach Saling** ist nach Schwangerschaftsalter gestaffelt:
> - die ersten **4** Monate alle **4** Wochen
> - die nächsten **3** Monate alle **3** Wochen
> - die nächsten **2** Monate alle **2** Wochen
> - im **letzten** Monat **jede** Woche

Untersuchungsbefunde

Fundusstand

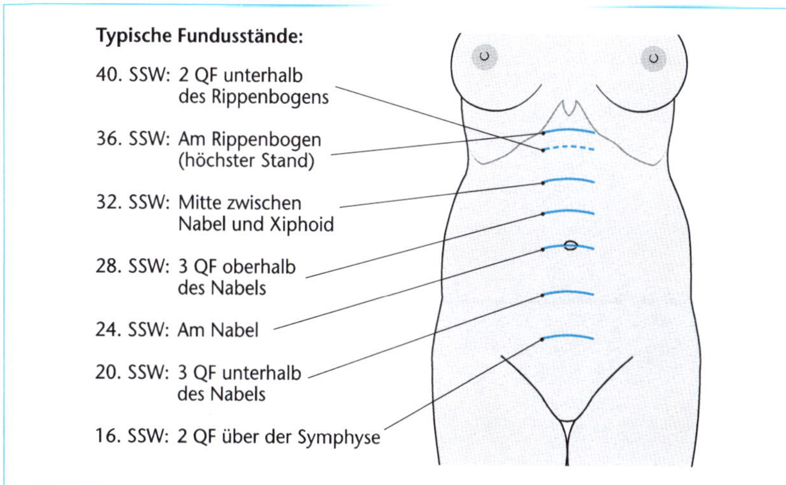

Abb. 4.1: Fundusstand während Schwangerschaft [4]

Leopold-Handgriffe

Untersuchung des Fetus **ab 20. SSW** mit entleerter Blase

– 1. Leopold-Handgriff
- Umfassen des Fundus mit beiden Händen
- Tasten von **Fundusstand** und Körperteil im Fundus (z. B. Kopf, Steiß)

– 2. Leopold-Handgriff
- Anlegen der Hand seitlich am Uterus
- Tasten der **Stellung des Rückens**
  - **Stellung I:** Rücken liegt seitlich links
  - **Stellung II:** Rücken liegt seitlich rechts
  - **a-Stellung:** Rücken liegt schräg vorne
  - **b-Stellung:** Rücken liegt schräg hinten

– 3. Leopold-Handgriff
- Anlegen der Hand am unteren Teil des Uterus oberhalb der Symphysenkante
- **Ermittlung des vorangehenden Körperteils** (Poleinstellung: Kopf oder Steiß)

– 4. Leopold-Handgriff
- seitliches Anlegen der Hände entlang der Längsachse des Uterus oberhalb des Leistenbandes (Fingerspitzen zeigen nach kaudal)
- **Beurteilung des Höhenstands des vorangehenden Teiles** in Bezug zum Beckeneingang

– 5. Leopold-Handgriff (Zangemeister-H.)
- erfolgt erst während Geburt nach vollständiger Muttermunderöffnung
- paralleles flaches Auflegen der Handflächen auf die Symphyse und gleichzeitig auf vorangehenden kindlichen Teil
- **Hinweis auf Missverhältnis** zwischen vorangehendem Teil und Beckeneingang

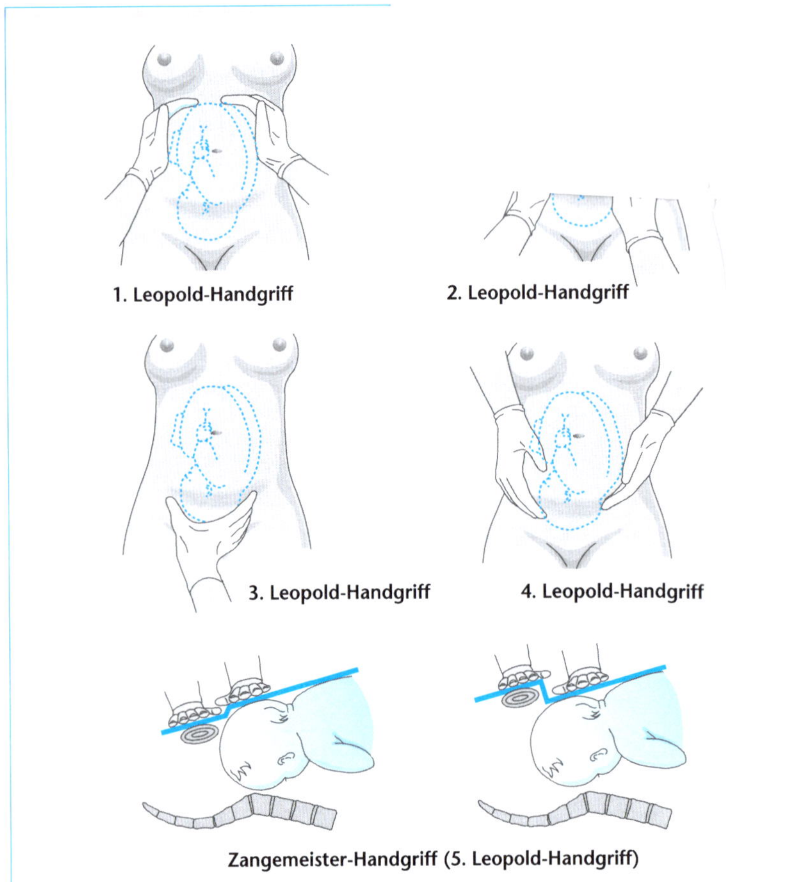

Abb. 4.2: Leopold-Handgriffe [2]

Michaelis-Raute

Die Michaelis-Raute dient der Abschätzung der **Beckenverhältnisse**:

- **oberer Punkt:** Grube über Processus spinosus des 4. Lendenwirbels
- **unterer Punkt:** Beginn der Analfurche
- **seitliche Punkte:** Gruben über Spinae iliacae posteriores superiores

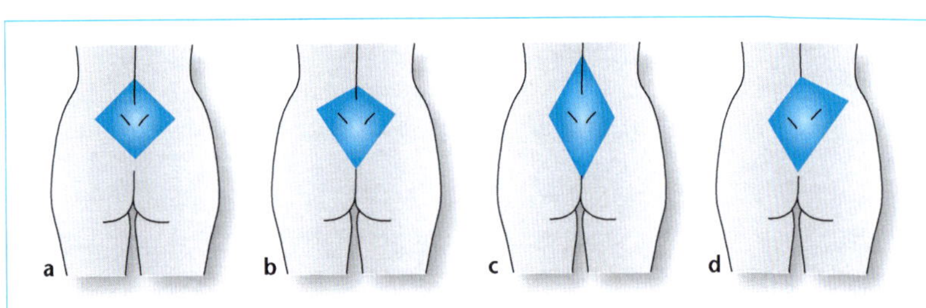

Abb. 4.3: Michaelis-Raute [4]
a: gleichseitige Raute: Normalform
b: Form eines Papierdrachens: plattes Becken
c: längliche Form: enges Becken
d: asymmetrische Form: schiefes Becken

Beckenmaße

siehe Kap. 5.1.1

weitere Maßnahmen

- 1.–3. **Ultraschallscreening**
- Wiederholung des Antikörpersuchtests
- **Rhesusprophylaxe**
  - Blutgruppenkonstellation: Mutter Rh-negativ, Kind Rh-positiv
  - Durchführung: Verabreichung von Anti-D-Immunglobulin

Errechnung des Geburtstermins

Naegele-Regel bei bekanntem Konzeptionstermin:

- Entbindungstermin (ET) = Konzeptionstermin – 7 Tage – 3 Monate + 1 Jahr
- Mittlere tatsächliche Schwangerschaftsdauer = 267 Tage = **38 Wochen**

erweiterte Naegele-Regel bei unbekanntem Konzeptionstermin:

- ET = 1. Tag der letzten Menstruation + 7 Tage – 3 Monate + 1 Jahr +/- Zahl der vom 28-Tage-Zykus abweichenden Tage
- Mittlere tatsächliche Schwangerschaftsdauer = 281 Tage = **40 Wochen**

Das **Gravidarium** ist eine scheibenförmige Berechnungshilfe, auf der anhand des Konzeptionstermins bzw. des ersten Tages der Menstruation die Schwangerschaftsdauer sowie Normwerte verschiedener sonographischer Parameter abgelesen werden können.

Risikoschwangerschaft

Bereits bei der Erstuntersuchung sollte eine **Risikoeinschätzung** für die Schwangerschaft vorgenommen werden. Eine sog. Risikoschwangerschaft liegt vor, wenn Anamnese und die erhobenen Untersuchungsbefunde auf **ein erhöhtes Risiko für Mutter bzw. Kind** schließen lassen.

vorbestehende Risikofaktoren

- **Alter der Mutter** < 18 Jahre oder > 35 Jahre
- Beckenanomalien
- **Komplikationen früherer Schwangerschaften**
  - Chromosomenanomalie bei einem vorher geborenen Kind
  - habituelle Aborte
  - frühere Totgeburten
  - frühere Frühgeburten
  - Makrosomie des Kindes bei vorangegangener Schwangerschaft
  - Blutgruppenunverträglichkeit zwischen Mutter und Kind in vorangegangener Schwangerschaft
  - Komplikationen bei früherer Geburt (z. B. Sectio)
- **Uterusfehlbildungen**
  - Myome
  - Z. n. OP (Verwachsungen)
- **Allgemeinerkrankungen**
  - Herzinsuffizienz
  - Schilddrüsenerkrankungen (Hypo-, Hyperthyreose)
  - chronische Hypertonie
  - schwere Epilepsie
  - M. Crohn/Colitis ulcerosa
  - Nierenerkrankungen (z. B. Glomeruloskleritis)
  - Malignome
  - Infektionen (z. B. HIV, Röteln, Hepatitis B)

- Lungenerkrankungen (z. B. schweres Asthma bronchiale)
- Gerinnungsstörungen (z. B. Haemophilie)

- Adipositas
- Kleinwüchsigkeit

schwangerschaftsbedingte Risikofaktoren

- Zervixinsuffizienz
- Mehrlingsschwangerschaft
- Blutungen (besonders 2. Schwangerschaftshälfte)
- schwangerschaftsinduzierte Hypertonie (SIH)
- Rhesusinkompatibilität
- intrauterine Wachstumsretardierung

! Risikoschwangerschaft ist nicht zwangsläufig mit Erkrankung gleichzusetzen.

4.1.2 Beratung der Schwangeren

Schwangerschaft/Geburt · Sexualverhalten · körperliche Belastung/Sport · Hygiene · Ernährung · Noxen · Schutzimpfung · Reisen · berufliche Exposition

Ziel der Schwangerenberatung ist die **umfassende Information** von physiologischen schwangerschaftsbedingten Veränderungen über Empfehlungen zur Lebensführung bis hin zum Geburtsablauf und Stillen.

Schwangerschaft/Geburt

- normaler **Schwangerschaftsverlauf** und mögliche Probleme bzw. Komplikationen (z. B. Emesis gravidarum)
- Empfehlung regelmäßiger Vorsorgeuntersuchungen
- Empfehlung eines **Geburtsvorbereitungskurses**
- normaler **Geburtsverlauf** und mögliche Probleme bzw. Komplikationen (z. B. Wehenschwäche)
- Stillen

Sexualverhalten

- bei **normaler Schwangerschaft** keine besonderen Vorsichtsmaßnahmen
- bei **Zervixinsuffizienz** oder **Abortneigung** Enthaltsamkeit

körperliche Belastung/Sport

empfehlenswert

- Schwimmen
- Gymnastik
- Wandern

riskant

- Leistungssport
- starke Erschütterungen (z. B. Leichtathletik, Reiten)
- sturzgefährdete Sportarten (z. B. Abfahrtski)

Hygiene

In der Schwangerschaft ist auf körperliche Hygiene (besonders auch Zahnhygiene) besonders zu achten, um Infektionen und anderen Erkranungen vorzubeugen.

Ernährung

- **proteinreiche** Kost (70–85 g, z. B. Eier, Fisch, Fleisch)
- **kohlehydratreiche** Kost (30–350 g, z. B. Brot, Müsli)
- **fettreduzierte** Kost (bis ca. 20 % der Kalorienzufuhr)
- **Eisenzufuhr** (z. B. Grüngemüse, Innereien)
- **Kalziumzufuhr** (z. B. Milchprodukte, Bananen)

- **Vitaminzufuhr** (z. B. Obst, Gemüse)
- **Kochsalzrestriktion** (max. 4 g/d, am besten jodiertes Salz)

Substitution

Aufgrund der Schwangerschaft besteht bei einigen Substanzen ein **erhöhter Bedarf**, der am besten durch Substitution gedeckt wird:

- Jodid (200 µg/d)
- Folsäure (400 µg//d)

> ! Die früher ab dem 5. Schwangerschaftsmonat begonnene **kindliche Zahn-Fluorprophylaxe** (Zufuhr über Plazenta) ist aufgrund fraglicher Wirksamkeit **nicht empfehlenswert.**

verbotene Substanzen

- rohe Fleischprodukte (Toxoplasmen)
- rohe Eier (Salmonellen)
- bestimmte wehenfördernde Gewürze

Noxen

– Genussgifte

- Koffein (Eisenfänger, Hypertonieneigung)
- Teein (Hypertonieneigung)
- Alkohol (Alkoholfetopathie, Alkoholembryopathie)
- Nikotin (Mangelentwicklung, Plazentainsuffizienz)
- Drogen

> Um einen kalten Entzug zu vermeiden, sollten z. B. **Opiatabhängige** auf **Methadon** umgestellt werden.

– Strahlenexposition

- Möglichst **keine Röntgenaufnahmen** Schwangerer
- Vermeidung von beruflicher Strahlenexposition
- Folgen: Strahlenembryopathie

– Medikamente

Besonders im **1. Trimenon**, aber auch in der restlichen Schwangerschaft und Stillzeit sollte der Einsatz von Medikamenten vermieden werden (siehe auch Lehrbuch Pharmakologie).

Gefahrengruppe	Medikament	embryo- bzw. fetotoxisches Potential
unbedenklich	• Paracetamol	–
	• Insulin	–
	• Heparin	–
	• Penicillin	–
	• Cephalosporin	–
	• Erythromycin	–
	• A-Methyldopa	–
	• Dihydralazin	–
	• Vitamin D	–
strenge Indikationsstellung	• Barbiturate	• perinatal kontraindiziert: Floppy-infant-Syndrom, Entzug, Atemdepression
	• Benzodiazepine	• Floppy-infant-Syndrom
	• selektive β1-Blocker	• keine Wirkung an glatter Muskulatur (Uterus), cave: Wachstumsretardierung

Gefahrengruppe	Medikament	embryo- bzw. fetotoxisches Potential
kontraindiziert	• Zytostatika	• multiple Fehlbildungen
	• Thalidomid	• Extremitätenfehlbildungen
	• Kumarine	• fetale Blutungen (Warfarinsyndrom)
	• Aminogykoside	• fetale Nephro- und Ototoxizität
	• Tetrazykline	• Störung der Knochen- und Zahnentwicklung (gelbe Zähne)
	• ACE-Hemmer	• Nierenversagen, Missbildungen
	• Androgene	• Maskulinisierung
	• Cholramphenicol	• Grey-Syndrom
	• Aminoglycoside	• ototoxisch
	• Tetracycline	• gestörtes Knochenwachstum, gestörtes Zahnwachstum, Anomalien der Extremitäten
	• Gyrasehemmer	• Knorpelschäden
	• Sulfonamide	• Kernikterus, Hämolyse (G6DH-Mangel)
	• ASS	• vorzeitiger Verschluss des Ductus botalli

Tab. 4.3: Indikationsstellung für Medikamente in der Schwangerschaft

Schutzimpfung

Da Schutz- und Auffrischimpfungen **mit Lebendimpfstoffen kontraindiziert** sind, sollten diese bei einer geplanten Schwangerschaft möglichst präkonzeptionell durchgeführt werden.

erlaubte Lebendimpfstoffe

Gelbfieber nur bei Auslandsreisen in Endemiegebiete

> ! Die Gelbfieberimpfung ist die **einzige Lebendimpfung**, die im Notfall in der Schwangerschaft verabreicht werden darf. Die Indikation ist sehr streng zu stellen!

erlaubte Totimpfstoffe

- Polio (n. Salk)
- Influenza
- Tollwut nach Kontakt
- Hepatitis A und B nach Kontakt
- FSME in Endemiegebieten
- Diphtherie nach Kontakt
- Typhus nach Kontakt/in Endemiegebieten
- Cholera nach Chontakt/in Endemiegebieten
- Pneumokokken nach Kontakt
- Meningokokken nach Kontakt

Reisen

- bei normal verlaufender Schwangerschaft keine Bedenken gegen Reisen
- vermieden werden sollten Reisen in Länder mit **starkem Klimaunterschied**
- es sollte auf **ausreichende Pausen** mit Bewegungsmöglichkeit für die Schwangere geachtet werden
- gegen **Flugreisen** ist im Allgemeinen nichts einzuwenden

> Als unbedenklichste Reisezeit hat sich das **2. Trimenon** erwiesen. Reisen sollten möglichst in dieser Zeit geplant werden.

berufliche Exposition

- Strahlen
- Lärm
- infektiöse Stoffe

- Vibration
- Erschütterung
- körperliche Belastung

(siehe auch Beschäftigungsverbot, Kap. 4.2)

4.1.3 Geburtsvorbereitung

Frühschwangerschaft · Spätschwangerschaft

Frühschwangerschaft

- Bauchmassage gegen Schwangerschaftsstreifen

Spätschwangerschaft

- Dammmassage (Gewebevordehnung)
- Geburtsvorbereitungskurse mit gymnastischen Übungen, Entspannungsübungen und psychosomatischer Begleitung (negative Beeinflussung des Schmerzes durch Angst!)
- Aufklärung über Verlauf der Geburt

4.2 Mutterschutzrecht

Informationsgebot · Beschäftigungsverbot · Kündigungsschutz · Mutterschutz · Mutterschaftsgeld · Elternzeit

Ziel des **Mutterschutzgesetzes** vom 17.05.1952 ist der Schutz der Schwangeren vor beruflicher körperlicher Belastung bei gleichzeitigem Kündigungsschutz und Ausgleich finanzieller Nachteile, die bei Arbeitsausfall entstehen:

Informationsgebot

Die Schwangere ist gesetzlich dazu **verpflichtet, ihrem Arbeitgeber die Schwangerschaft mitzuteilen**. Dies sollte so früh wie möglich erfolgen.

Beschäftigungsverbot

Verboten sind alle Tätigkeiten, die die **mütterliche oder kindliche Gesundheit gefährden:**

- Nachtarbeit
- Arbeit im Akkord
- Arbeit mit gesundheitsgefährdenden Stoffen
- Arbeit mit ionisierenderer Strahlung
- Heben schwerer Lasten

> **!** In der Medizin betrifft das Beschäftigungsverbot besonders viele Bereiche, z. B.:
> - keine invasiven Eingriffe / Blutabnahme / Legen von Zugängen (Infektionsgefahr)
> - max. 4 h ununterbrochenes Stehen
> - keine Nachtschichten
> - Meiden von Röntgenstrahlen
> - Meiden von Narkosegasen

Kündigungsschutz

besteht ab Beginn der Schwangerschaft **bis 4 Monate post partum** (außer bei zeitlich befristeten Arbeitsverträgen)

Mutterschutz

- Schutzfrist **6 Wochen vor Geburtstermin bis 8 Wochen post partum**
- vor Geburt darf die Schwangere auf ausdrücklichen eigenen Wunsch weiterarbeiten, **nach Geburt** besteht **absolutes Arbeitsverbot**
- bei Frühgeburt oder Mehrlingsschwangerschaft **Arbeitsverbot bis 12 Wochen** post partum

! Äußert eine schwangere Frau den ausdrücklichen Wunsch, länger als bis 6 Wochen vor Geburtstermin zu arbeiten, kann dem Wunsch trotz des eigentlich vorgeschriebenen Arbeitsverbotes nachgekommen werden.

Mutterschaftsgeld

- wird während der Schutzfrist gezahlt
- entspricht der **Höhe des Nettogehalts** und wird anteilig von Arbeitgeber und Krankenkasse bezahlt

Elternzeit

- gilt für alle ab 01.01.2001 geborenen Kinder
- löst den alten Begriff **Erziehungsurlaub** ab
- Beurlaubung möglich **bis 3 Jahre post partum**, im Gegensatz zum früheren Erziehungsurlaub kann davon **max. 1 Jahr auch später** (bis 8. Lebensjahr des Kindes) genommen werden
- während dieser Zeit ist Erwerbstätigkeit bis 30 h/Woche zulässig
- während dieser Zeit besteht Kündigungsschutz

4.3 Pränatale Diagnostik und Therapie

genetische Beratung · Sonographie · Amniozentese · Chorionzottenbiopsie · Fetalblutentnahme · Amnioskopie · Mikroblutuntersuchung

Die **pränatale Diagnostik** hat in den letzten Jahren immer mehr an Bedeutung gewonnen, da Sie es ermöglicht, bei Problemen schon vor der Geburt einzugreifen (**pränatale Therapie**).
Trotz des großen Nutzens birgt die Pränataldiagnostik die **Gefahr von Schädigung für Mutter und v.a. für das Kind,** da es sich bei den diagnostischen Maßnahmen fast ausnahmslos um **invasive Methoden** handelt. Daher muss die Indikation zu solch einer diagnostischen Maßnahme sehr streng gestellt werden.

! Da ein **pathologischer Befund** nichts über das Ausmaß der Schädigung aussagt, muss der Arzt Nutzen, Risiken und Konsequenzen der pränatalen Diagnostik in einem Beratungs- und Aufklärungsgespräch thematisieren. Im Falle eines pathologischen Befundes muss die Schwangere in der Entscheidung für oder gegen eine Abtreibung unterstützt werden.

genetische Beratung

- indiziert bei Familien mit bekannter genetischer Belastung und bei höherem Alter der Eltern
- Auskunft über Möglichkeit, Nutzen und Risiken der pränatalen Diagnostik

Sonographie

vaginal/abdominal
Beurteilung von **Implantationsort, Vitalität und Alter** des Embryos bereits kurz nach Ausbleiben der Menstruation möglich (vaginal 30 Tage p.m., abdominal ca. 37 Tage p.m.)

Biometrie
Verlaufskontrolle des Schwangerschaftsfortschrittes (Wachstum des Kindes) bzw. Diagnostik von **Organschäden** (Nierendysgenesie, Ösophagusatresie):
- Durchmesser Fruchtblase
- Scheitel-Steiß-Länge
- biparietaler Kopfdurchmesser (BPD)
- Abdomendurchmesser

fetale Echokardiographie
Nachweis von Herzaktionen ab ca. 5–6 Wochen p.m. möglich
- Vitalität des Embryos
- Herzfehlbildungen

Mehrlingsdiagnostik
- Lokalisation beider Zwillinge
- Lage der beiden Placentae
- **Biometrie** (wichtig auch zur Diagnostik eines drohenden fetofetalen Transfusionssyndroms)

Fehlbildungsdiagnostik
- Nackendickemessung (Down-Syndrom)
- Bestimmung der Fruchtwassermenge (Nierendysgenesie, Ösophagusatresie)
- Darstellung der Extremitäten

Amniozentese

Definition
- sonographisch kontrollierte Punktion durch die Bauchdecke
- **Gewinnung von Fruchtwasser** aus der Amnionhöhle
- Punktionsstelle verschließt sich durch Kontraktion der Muskulatur

Indikation
- **Karyotypisierung** (Bestimmung der Chromosomenkonstellation zur Beurteilung von genetischen Erkrankungen, z.B. Trisomie 21)
- Konzentrationsbestimmung von **AFP** (Alpha-Fetoprotein → Neuralrohrdefekt) und **AchE** (Azetylcholinesterase → Dysraphie)
- Bestimmung der **Lungenreife**
- **Erregernachweis** bei Infektionen
- Blutgruppenunverträglichkeit

Komplikationen
- Abort
- Blasensprung
- Blutung
- Infektionen

Chorionzottenbiopsie

Definition
- sonographisch kontrollierte Punktion durch die Bauchdecke
- Einführen eines Katheters
- **Gewinnung von Material aus den Chorionzotten** der Plazenta durch Aspiration
- Verschluss der Punktionsstelle durch Kontraktion der Muskulatur

Synonym
Chorionic Villus Sampling, CVS

Indikation
- **Karyotypisierung** (Bestimmung der Chromosomenkonstellation zur Beurteilung von genetischen Erkrankungen, z.B. Trisomie 21)
- **DNA-Analyse** zur Beurteilung von evtl. genetischen Erkrankungen

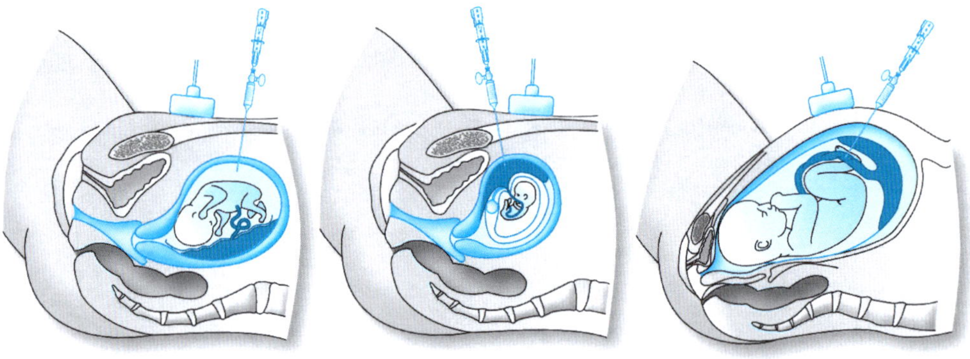

Abb. 4.4: Amniozentese, Chorionzottenbiopsie und Fetalblutentnahme (Nabelschnurpunktion)

- Nachweis von Stoffwechselerkrankungen
- **Erregernachweis** bei Infektionen

Komplikationen: wie bei Amniozentese

Fetalblutentnahme

Definition
- sonographisch gesteuerte Punktion durch die Bauchdecke
- Punktion der **V. umbilicalis (Nabelschnurpunktion)** oder des **fetalen Herzens**
- Gewinnung von Fetalblut
- Verschluss der Punktionsstelle durch Kontraktion der Muskeln

Indikation
- **Karyotypisierung** nach der 20. SSW (s. o.)
- Bestimmung von Antikörpern bei Infektionen
- Blutgasanalyse
- Applikation von Medikamenten

Komplikationen: wie bei Amniozentese

Amnioskopie

Definition
- **transzervikales Einführen** eines Metallrohres mit Kaltlichtquelle
- Beurteilung des Fruchtwassers

> ! Eine Amnioskopie sollte wegen der Infektionsgefahr **nur bei intakter Fruchtblase** durchgeführt werden.

Indikation
- Nachweis von **fetaler Hypoxie** → Grünverfärbung durch Mekoniumabgang
- Nachweis von **Blutgruppenunverträglichkeit** → Gelbverfärbung
- Nachweis von **intauterinem Fruchttod** → fleischfarbene Verfärbung
- bei Übertragung

Mikroblutuntersuchung

Definition: **Entnahme von fetalem Blut aus der Kopfschwarte** bei nicht mehr intakter Fruchtblase

> ! Eine Mikroblutuntersuchung wird **nur bei nicht mehr intakter Fruchtblase** durchgeführt.

Indikation
- fetale Bradykardie oder Tachykardie (fetale Hypoxie)
- DIP I und II (fetale Hypoxie)
- Dezelerationen (fetale Hypoxie)

Beurteilung: siehe CTG-Beurteilung, Kap. 5.3.2

4.4 Konfliktsituationen in der Schwangerschaft

Eine Konfliktsituation in der Schwangerschaft führt häufig zur Überlegung für oder gegen einen geplanten Schwangerschaftsabbruch (z. B. bei Schwierigkeiten, gesundheitlichen Problemen, genetischer Vorbelastung in der Familie, Problemen in der Beziehung). In jedem Fall spielen **Ängste und psychische Reaktionen der Schwangeren** dabei eine entscheidende Rolle. Daher ist es wichtig, die Schwangere in einer Konfliktsituation besonders eingehend zu begleiten.

4.4.1 Beratung

Bei Konfliktsituationen allgemein ist ebenso wie bei einem gewünschten Schwangerschaftsabbruch die Beratung der Schwangeren notwendig. Die Patientin soll in ihrer schwierigen Situation im Hinblick auf **mögliche Hilfestellungen** (z. B. öffentliche Einrichtungen, Frauenhäuser bei Gewalt in der Beziehung) oder evtl. eine Entscheidung für oder gegen einen **Schwangerschaftsabbruch** vom **Arzt**, evtl. auch von einer **Beratungsstelle** unterstützt werden. Diese sollten für eine solche Problematik speziell geschult sein. Dabei sind **soziale, ethische, gesellschaftliche und moralische Aspekte** zu berücksichtigen.
Sollte die Schwangere einen Abbruch der Schwangerschaft in Betracht ziehen, ist es wichtig, sie über mögliche **Komplikationen** und **Konsequenzen** aufzuklären.

4.4.2 Schwangerschaftsabbruch

Definition · Gesetzeslage · medikamentöse Interruptio · instrumentelle Ausräumung · Saugkürettage · Induktion durch Prostaglandine · operative Methode · Komplikationen

Definition: **künstliche** vorzeitige Beendigung einer Schwangerschaft

Synonym: Interruptio, Abtreibung, induzierter Abort

Epidemiologie
- jährlich werden ca. **130 000** Abtreibungen in Deutschland vorgenommen
- ca. 98 % der Abtreibungen erfolgen nach dem Beratungsmodell
- ca. 5 % der Abtreibungen werden bei Minderjährigen durchgeführt.

! Ein Schwangerschaftsabbruch ist in Deutschland **meldepflichtig**. Die Meldung geht **anonym** an das Statistische Bundesamt.

Gesetzeslage: Abtreibungsstrafrecht (§ 218 vom 1.10.1995)
- Interruptio ist **für alle Beteiligten** (Schwangere, Arzt, Helfer, Anstifter) **rechtswidrig** und damit strafbar

- **nicht gesetzeswidrig** sind Abbrüche bei tief greifenden Notlagen (**Beratungsregelung**) und bei medizinischer bzw. kriminologischer Indikation (**Indikationsregelung**) unter Einhaltung bestimmter Fristen und Auflagen
- bei Jugendlichen **unter 16 Jahren** ist die Einwilligung der Eltern nötig, ebenso bei durch Vormundschaft **betreuten Frauen**

> ! **Nidationshemmer** (z. B. Postkoitalpille) **gelten nicht als Schwangerschaftsabbruch,** da diese vor der Einnistung der befruchteten Eizelle wirken.

Beratungsmodell

- **bis zur 12. SSW p. c.**
- auf Wunsch der Schwangeren
- **obligates Beratungsgespräch** 3 Tage vor dem Eingriff

Indikationsmodell
– medizinische Indikation

- **zu jedem Zeitpunkt der Schwangerschaft**
- bei Lebensgefahr der Mutter oder beim Risiko einer schweren Beeinträchtigung des physischen oder psychischen Wohles der Mutter
- **kein Beratungsgespräch** vorgeschrieben

> ! Seit Streichung der früher geltenden embryopathischen Indikation sind **behindertes und nicht behindertes Leben rechtlich gleichgestellt.** Ist jedoch durch die Schwere der Behinderung des Kindes mit einer Gefährdung der mütterlichen physischen oder psychischen Gesundheit zu rechnen, kann eine medizinische Indikation zur Interruptio vorliegen.

> Findet der Schwangerschaftsabbruch zu einem Zeitpunkt statt, zu dem der **Fet** bereits **lebensfähig** ist (ab 22. SSW), ist der durchführende Arzt verpflichtet, das Frühgeborene ggf. zu **reanimieren** und **am Leben zu erhalten.**

– kriminologische Indikation

- **bis zur 12. SSW p. c.**
- bei Schwangerschaft durch sexuelle Straftat
- Indikationsstellung durch Amtsarzt
- **kein Beratungsgespräch** vorgeschrieben

medikamentöse Interruptio

- **Zeitraum: bis 49. Tag p. c.**
- Durchführung:
  - **Progesteronantagonist** (z. B. Mifepristol) → uterine Blutung → Ablösung des Chorions → Absinken des β-HCG-Spiegels → Absterben der Schwangerschaft

> Bei der medikamentösen Interruptio besteht eine Misserfolgsrate von ca. 5 %. In diesen Fällen besteht ein besonders **hohes Risiko einer Schädigung des Feten.**
> Die häufigste Folge einer misslungenen medikamentösen Abruptio (besonders mit Mifepristol) ist die sog. **Moebius-Sequenz:**
> - Hirnnervenstörung
> - Fehlbildungen an Kopf und Extremitäten

instrumentelle Ausräumung

- **Zeitraum:** bis 14. SSW
- **Durchführung:** Dilatation der Zervix mit Hegarstiften→ Ausräumung mit stumpfer Kürette

Saugkürettage

- **Zeitraum:** bis 14. SSW
- **Durchführung:** Dilatation der Zervix mit Hegarstiften → Einführen einer Kanüle → Absaugen des Schwangerschaftsproduktes mit Hilfe eines Vakuums

> Nach einer Saugkürettage muss obligat durch Tasten oder durch transvaginalen Ultraschall die **Leere des Uterus** geprüft werden.

Induktion durch Prostaglandine

- **Zeitraum:** besonders nach dem 1. Trigeminon
- **Wirkung:** Aufweichen der Zervix und Induktion von Wehen

operative Methode

- **Zeitraum:** zu jeder Zeit der Schwangerschaft
- **Indikation:** Zervixkarzinome, große Myome
- **Durchführung:** Hysterotomie oder Hysterektomie

Komplikationen

Zeitpunkt des Auftretens	Symptomatik
Sofortkomplikationen	• Verletzung durch Instrumente (z. B. Perforation) • Narkosenebenwirkungen (z. B. Übelkeit) • Nebenwirkung von benutzten Medikamenten (z. B. Übelkeit, Erbrechen, Hypotonie) • unvollständige Entfernung des Schwangerschaftsproduktes (Blutungsrisiko!)
Frühkomplikationen	• Infektionen • Nachblutungen • Nahtinsuffizienzen
Spätkomplikationen	• chronifizierende Bauchschmerzen • psychische Beeinträchtigung • Sterilität durch Endometriumverlust bei zu heftiger Kürettage • Plazentainsuffizienz

Tab. 4.4: Komplikationen nach einer Interruptio

5 Geburt

B. Emmert

5.1 Regelhafte Geburt

Der Geburtsverlauf wird von folgenden Faktoren entscheidend beeinflusst:

- **Geburtskanal** (z. B. Anatomie von Becken und Weichteilkanal)
- **Geburtsmechanik** (z. B. Maße und Einstellung des Kindes)
- **Geburtskräfte** (Wehentätigkeit)

5.1.1 Geburtskanal

knöchernes kleines Becken · Weichteilkanal

anatomische Grundlagen s. Kap. 1.2

Knöchernes kleines Becken

Beckenmaße · Beckenebenen · Beckenräume · Beckenmaße · Geburtsweg

Beckenmaße

- Beckenmaße dienen der **Abschätzung von Beckenform und -größe** sowie möglicher Geburtshindernisse
- Durchführung: äußere und innere Messung des knöchernen Beckens (Pelvimetrie) **nach 38. SSW**

äußere Beckenmaße

- Messung mit Beckenzirkel
- nur bedingt Rückschlüsse auf innere Beckenmaße möglich
- abnehmende Bedeutung seit Einführung sonographischer Beckenmessung

– Distantia cristarum

- Definition: **max. Abstand der Cristae iliacae**
- Normwert: **28–29 cm**

– Distantia spinarum

- Definition: **max. Abstand der Spinae iliacae anteriores superiores**
- Normwert: **25–26 cm**

– Distantia trochanterica

- Definition: **max. Abstand der Trochanteren**
- Normwert: **30 cm**

– Conjugata externa

- Definition: Abstand zwischen **oberstem Punkt der Michaelis-Raute und Mitte des Symphysenoberrandes**
- Normwert: **18–21 cm**

innere Beckenmaße

Messung vaginal-sonographisch oder radiologisch

– Conjugata vera obstetrica

- **engster gerader Durchmesser im Beckeneingang** und somit wichtigster gerader (= sagittaler) Durchmesser
- Definiton: kleinster Abstand zwischen Promontorium und Symphysenhinterfläche
- Normwert: **11 cm**

– Conjugata anatomica
- **gerader Durchmesser**
- Definiton: Abstand zwischen Promontorium und Symphysenoberrand
- Normwert: **11,5 cm**

– Conjugata diagonalis
- **längster gerader Durchmesser** (sog. Hebammendurchmesser)
- Definiton: Abstand zwischen Promontorium und Symphysenunterkante
- Normwert: **12,5 cm**

> ! Die Messung der **Conjugata diagonalis** dient der **Abschätzung der Conjugata vera obstetrica** bei der vaginalen Untersuchung:
> **Conjugata diagonalis – 1,5 cm = Conjugata vera obstetrica**

– Diameter transversa
- **längster Querdurchmesser des kleinen Beckens** und somit wichtigste Abmessung in der Beckenmitte
- Definiton: Abstand der beiden **Spinae ischiadicae**
- Normwert: 13 cm (pathologisch: < 9 cm)

> Der **Diameter transversa** ist **nur indirekt messbar** durch Tasten der Spinae ischiadicae.
> Eine **starke Inklination** (konvergierende oder divergierende Seitenwandneigung im kleinen Becken) führt zur **Verminderung des Beckendurchmessers.**

– Diameter obliqua (schräger Durchmesser)
- Definiton: Distanz zwischen Articulatio sacroiliaca und der Eminentia iliopubica der Gegenseite
  - **1. schräger Durchmesser:** Messung von rechter Articulatio sacroiliaca aus
  - **2. schräger Durchmesser:** Messung von linker Articulatio sacroiliaca aus
- Normwert: **12,5 cm**

Beckenebenen

Die Beckenebenen werden in der Geburtshilfe zur **fetalen Höhenstandsdiagnostik** verwendet. Es gibt 2 unterschiedliche Definitionsmöglichkeiten:
- **klassische Beckenebenen:** Lage der Ebenen zueinander entsprechend der Krümmung des Geburtskanals
- **parallele Beckenebenen nach Hodge:** Abstand zwischen den Ebenen laut Definiton jeweils 4 cm

klassische Beckenebenen	Definition
Beckeneingangsebene	auf Höhe der Conjugata vera obstetrica
Beckenweite	auf Höhe der Verbindungslinie zwischen den Mitten von Symphysenhinterwand und 3. Lendenwirbelkörper
Beckenenge	auf Höhe der Verbindungslinie zwischen Symphysenunterkante und Sakrokokzygealgelenk
Beckenausgangsebene	auf Höhe der Verbindungslinie zwischen Symphysenunterkante und Steißbeinkante
parallele Beckenebenen nach Hodge	Definition
obere Schoßfugenrandebene (O-Ebene)	Beckeneingangsebene zwischen Tubercula pubica und Promontorium
untere Schoßfugenrandebene (U-Ebene)	Parallelebene auf Höhe des Symphysenunterrands

klassische Beckenebenen	Definition
Interspinalebene (I-Ebene)	Parallelebene durch die Spinae ischiadicae
Beckenbodenebene (BB-Ebene)	Parallelebene durch das Steißbein

Tab. 5.1: Klassische Beckenebenen und parallele Ebenen nach Hodge

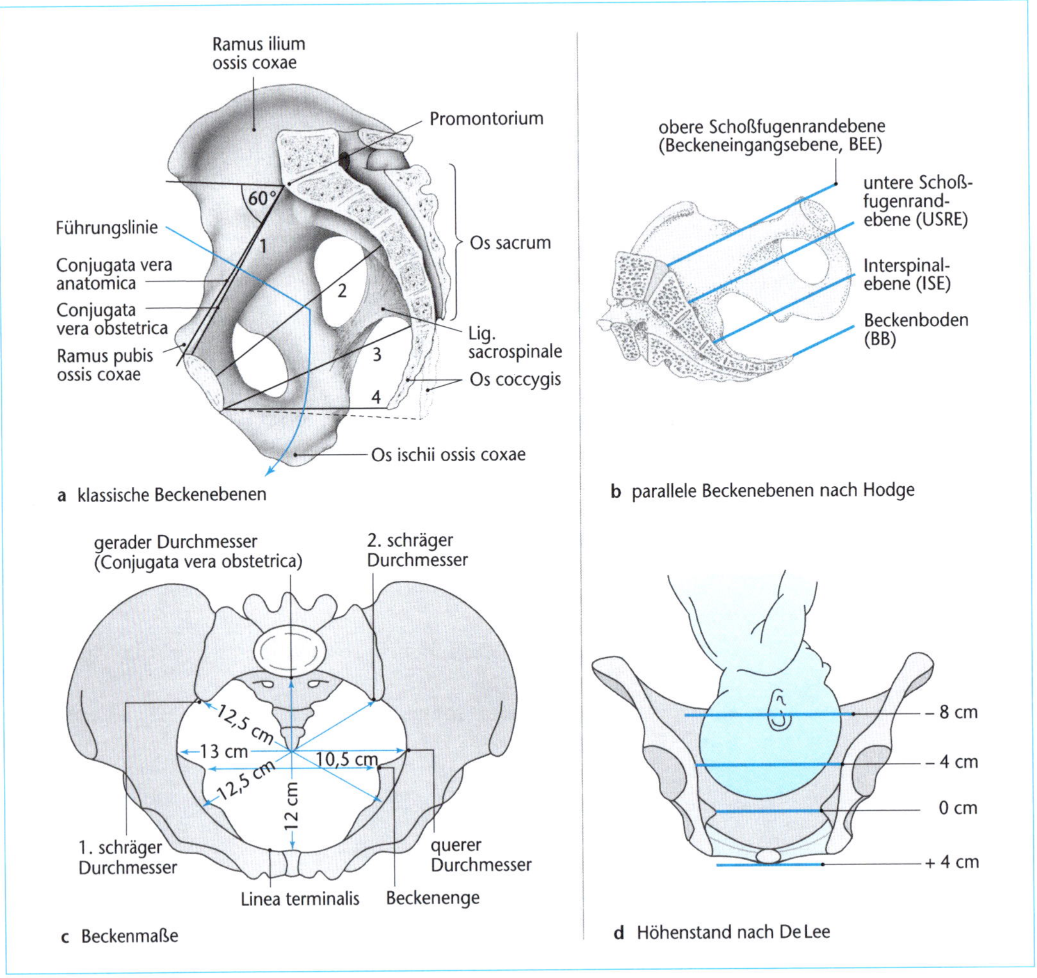

Abb. 5.1: Beckenebenen (a, b), Beckenmaße (a, c) und Höhenstand nach De Lee (d) [4]

Beckenräume

Das kleine Becken lässt sich anhand der klassischen Beckenebenen in **3 geburtshilflich relevante Räume** unterteilen:

Beckeneingangsraum

- Grenzen: Promontorium, Linea terminalis, Symphyse
- Querschnitt: **queroval**

Beckenmitte

- Grenzen: Os sacrum, Spinae ischiadicae, Symphyse
- Querschnitt: **rund**

Beckenausgangsraum

- Grenzen: Os coccygeum, Tubera ischiadica, Os-pubis-Bogen
- Querschnitt: **längsoval**

Geburtsweg

- folgt entlang der der sog. **Führungslinie** (gedachte Linie durch alle Mittelpunkte der geraden Durchmesser des kleinen Beckens)

> Verbindet man die **Mittelpunkte der klassischen Beckenebenen,** so erhält man eine **Führungslinie,** die die Krümmung des Geburtskanals berücksichtigt.

- der **Höhenstand nach De Lee** des vorangehenden fetalen Körperteiles in der Führungslinie beschreibt den Fortschritt der Geburt

Weichteilkanal

innerer Anteil · äußerer Anteil

- stark dehnbar (von 2–3 cm auf 10 cm)
- setzt sich aus **2 Anteilen** zusammen:

innerer Anteil

Bestandteile:
- unteres Uterinsegment
- Cervix
- Vagina
- Vulva

äußerer Anteil

wird vom **Beckenboden** gebildet (d.h. M. levator ani, M. tranversus perinei profundeus, M. transversus perinei superficialis und M. sphincter ani)

> Bei der Geburt werden die **Vulva** und der **Damm** (Areal zwischen dorsaler Kommissur und ventralem Analbereich) am stärksten beansprucht. Um ein Einreißen des Dammes zu verhindern, wird dieser bei Bedarf eingeschnitten **(Episiotomie).**

5.1.2 Geburtsmechanik

Lage · Stellung · Haltung · Einstellung · Positionsänderung

Für die Geburtsmechanik ist neben der Beschaffenheit des Geburtskanals (s. Kap. 5.1.1) und der Größe des Kindes die **Position des Kindes im Uterus bzw. im Geburtskanal** wichtig. Die Position lässt sich beschreiben durch **Lage, Stellung und Haltung.**

Lage (Situs)

Längsachse des Kindes im Uterus im Verhältnis zur **Längsachse der Mutter**

Lageformen

- Längslage
  - **Schädellage:** Kopf ist führender Teil (= regelrechte Lage)
  - **Beckenendlage:** Steiß ist führender Teil
- Querlage
- Schräglage

(Lageanomalien s. Kap. 5.2.1)

vorangehender Teil

Teil des Kindes, das **im Geburtskanal vorangeht**
- **große Teile:** Schädel, Rücken, Steiß
- **kleine Teile:** Extremitäten

> Unter normalen Bedingungen erfolgt die Geburt aus der Längslage heraus (99 % d. Fälle). Dabei ist in der Regel der Kopf der **führende Teil** (ca. 94 % aller Geburten erfolgen aus der **Schädellage** heraus).
> Das **Tasten von kleinen Teilen** stellt immer eine **abnorme Situation** dar!

Stellung (Positio)

- **Rücken des Kindes** im Verhältnis zur Gebärmutterwand
- **Stellung I:** Kindsrücken befindet sich auf der linken Seite der Mutter
- **Stellung II:** Kindsrücken befindet sich auf der rechten Seite der Mutter
- **a-Stellung:** Kindsrücken zeigt nach ventral (von der Mutter aus gesehen)
- **b-Stellung:** Kindsrücken zeigt nach dorsal (von der Mutter aus gesehen)

Haltung (Habitus)

- **Kopfhaltung des Kindes** im Verhältnis zu seinem Rumpf während Durchtritt durch den Geburtskanal
- **Flexionshaltung:** Kopf des Kindes ist stark gebeugt, Kinn liegt auf der Brust (= regelrechte Haltung)
- **indifferente Haltung:** Kopf des Kindes steht gerade
- **Deflexionshaltung:** Kopf des Kindes ist nach hinten geneigt (s. Kap. 5.2.1, Haltungsanomalien)

> Die **Flexionshaltung** stellt die normale Haltung bei vorderer Hinterhauptslage dar.

Einstellung (Praesentatio)

Beziehung des vorangehenden Teiles zum Geburtskanal, wird bei Schädellage anhand der **Fontanellen und der Pfeilnaht** identifiziert und ist das Ergebnis aus Lage, Stellung und Haltung des Kindes. Es gibt verschiedene Einstellungsmöglichkeiten:
- **Hinterhauptslage**: Hinterkopf des Kindes ist der führende Teil
  - **vordere Hinterhauptslage (vHHL):** Gesicht des Kindes liegt nach hinten (= regelrechte Einstellung)
  - **hintere Hinterhauptslage (hHHL):** Gesicht des Kindes liegt zur Symphyse
- **Vorderhauptslage:** vorderer Kopf des Kindes ist der führende Teil
- **Gesichtslage:** Gesicht des Kindes ist der führende Teil
- **Stirnlage:** Stirn des Kindes ist der führende Teil
- (Einstellungsanomalien s. Kap. 5.2.1)

> Die **vordere Hinterhauptslage (vHHL)** stellt die regelrechte Einstellung des vorangehenden Teiles dar.

Positionsänderung

Bei der regelhaften Geburt aus vorderer Hinterhauptslage (vHHL) durchläuft der kindliche Kopf folgende Positionsänderungen:

Tiefertreten

- Veränderung des **Höhenstandes**
- Kopf tritt in den querovalen Beckeneingang ein bei **Quereinstellung der Pfeilnaht** und **indifferenter Kopfhaltung**

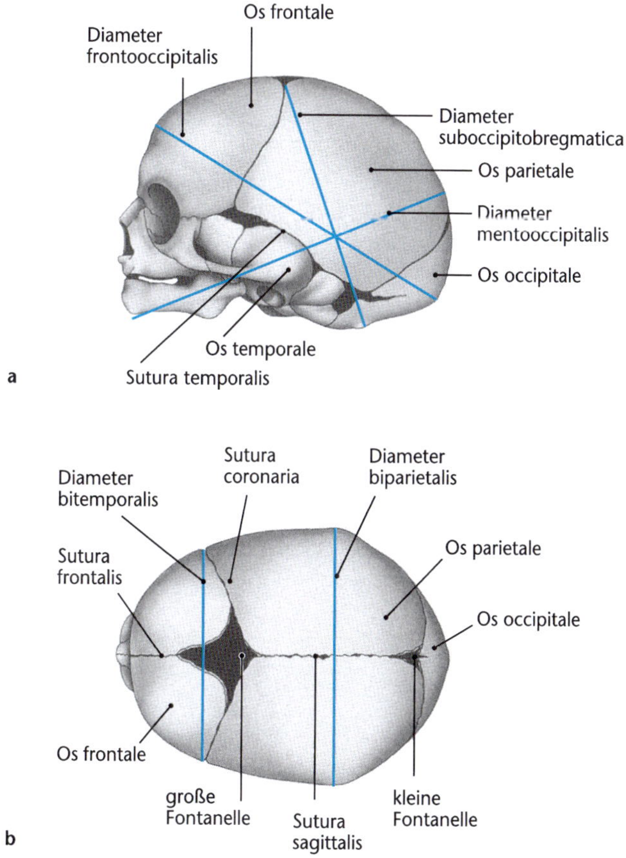

Abb. 5.2: Kindlicher Schädel, Knochen und Kopfdurchmesser in der Seitansicht (a) und von oben (b) [4]

Beugung
- Veränderung der **Haltung**
- Kopf wird beim Eintritt in die **runde Beckenmitte** zunehmend **gebeugt**

innere Drehung
- **1. Rotation**
- Veränderung der **Einstellung**
- beim Eintritt in den **längsovalen Beckenausgang** dreht sich der Kopf in den **geraden Durchmesser**

Streckung
- Veränderung der Kopfhaltung
- beim **Austritt aus dem Becken** und am Übergang in den Weichteilkanal zunehmende **Streckung** des Kopfes

äußere Drehung
- **2. Rotation**
- die Schultern folgen der Drehung des Kopfes, um im geraden Durchmesser austreten zu können
- der Kopf wird dabei **zur Seite gedreht.**

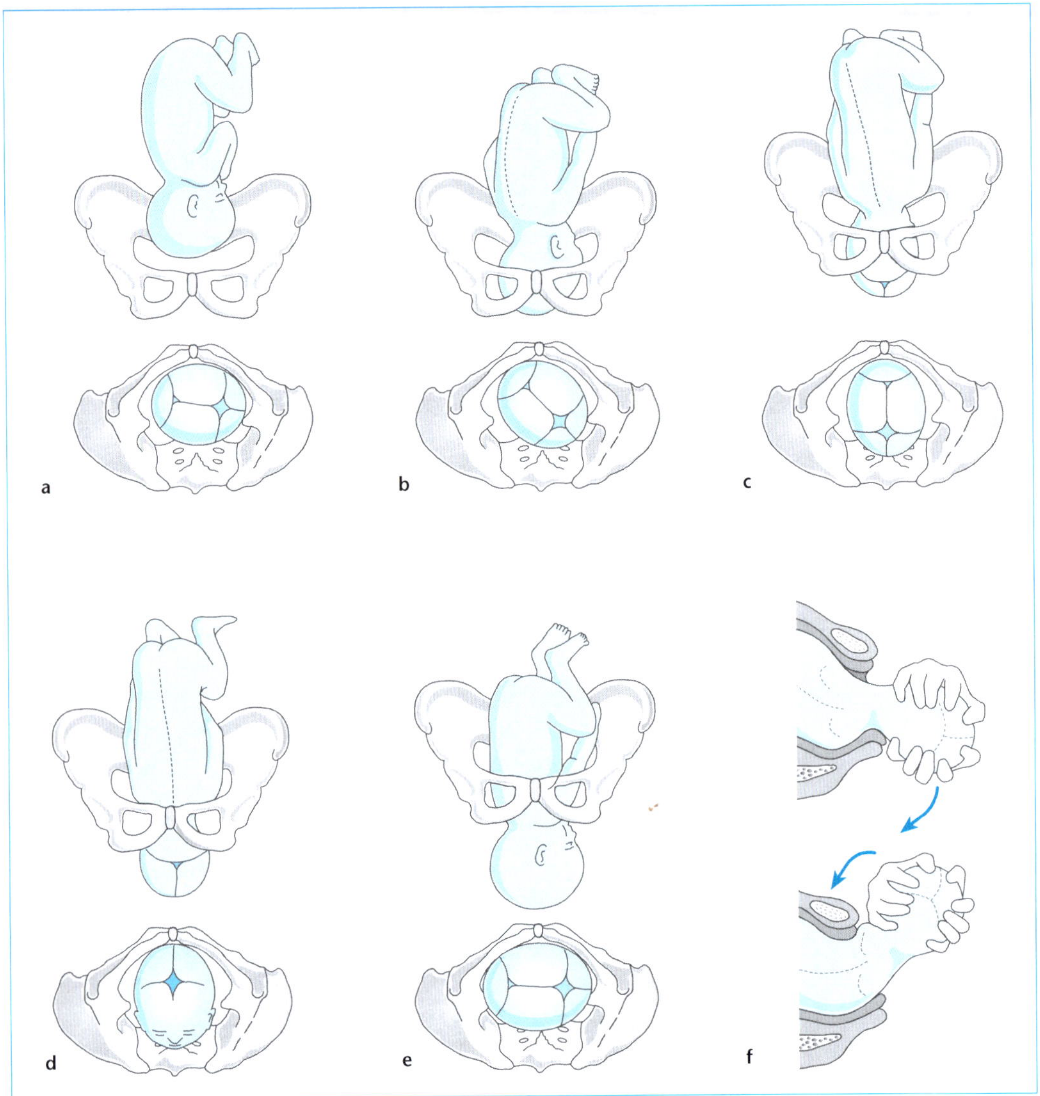

Abb. 5.3: Positionsänderung während der Geburt [6]:
a) Tiefertreten
b) Beugung
c) innere Drehung
d) Streckung
e) äußere Drehung
f) Geburt der Schultern

5.1.3 Geburtskräfte

Definition · präpartale Kontraktionen · Senkwehen · Vorwehen · Eröffnungswehen · Austreibungswehen · Presswehen · Nachgeburtswehen · Wehen im Wochenbett

Definition

Wehen sind **wellenartige Kontraktionen des Myometriums** zur Austreibung des Kindes.
Man unterscheidet folgende Wehenarten, nach denen auch die Geburtsphasen benannt werden:

präpartale Kontraktionen

- Zeitpunkt: während Schwangerschaft
- **physiologische Kontraktionen** (bedingt durch die **zunehmende Dehnung der Uterusmuskulatur**)
- bis zu **drei leichte Kontraktionen pro Stunde,** nehmen im Schwangerschaftsverlauf an Häufigkeit und Stärke zu

> Es sind zwei Arten von präpartalen Kontraktionen beschrieben:
> - **Alvarez-Wellen:** hochfrequente lokale Kontraktionen
> - **Braxton-Hicks-Kontraktionen:** unregelmäßige wehenartige Kontraktionen nach der 20. SSW

Senkwehen

- Zeitpunkt: **letzte 3–4 SSW**
- zunehmende Stärke und Frequenz der Kontraktionen bewirken **Senkung des Uterus ins kleine Becken:**
  - Wehendruck < **40 mmHg**
  - Wehenfrequenz **1–3/30 min.**

Vorwehen

- Zeitpunkt: letzte Tage vor der Geburt
- unregelmäßige Kontraktionen bewirken, dass der **kindliche Kopf in das kleine Becken gedrückt** wird:
  - Wehendruck bis **40 mmHg**
  - Wehenfrequenz 1–3/30 min.
- fließender Übergang zu den Geburtswehen

> Wehen werden ab einem **Druck > 25 mmHg** als **schmerzhaft** empfunden.

Eröffnungswehen

- Zeitpunkt: direkt vor der Geburt, Dauer der Eröffnungsphase **2–12 h**
- zunehmende Kontraktionen dienen der **Eröffnung des Muttermundes** und dem **Tiefertreten** des kindlichen Kopfes bzw. des vorangehenden Teiles:
  - Wehenfrequenz **1/5–20 min**
  - Wehendauer ca. **30–60 sec**
  - Ruhetonus erhöht, Wehendruck bis **50 mmHg**

Austreibungswehen

- Zeitpunkt: im Anschluss an Eröffnungsphase, Dauer der Austreibungsphase **20–50 min**
- hochfrequente Kontraktionen führen zur vollständigen **Eröffnung der Zervix** und **Pressen des Kindes ins kleine Becken:**
  - Wehenfrequenz 1/**2–8 min**
  - Wehendauer ca. **30 sec**
  - Wehendruck bis **60 mmHg**

Presswehen

- Zeitpunkt: letzte Geburtsphase nach der vollständigen Eröffnung des Muttermundes, Dauer (ca. **15 sec**) wird durch **aktive Mithilfe** der Gebärenden (Einsetzen der **Bauchpresse**) verkürzt
- reflektorisch zunehmender Wehendruck (bis zu **200 mmHg**) und Kontraktionsfrequenz bewirken **Herauspressen des Kindes**

> Presswehen sind gekennzeichnet durch einen hohen **intrauterinen Druck** und zusätzlichen Einsatz der **Bauchpresse.**

Nachgeburtswehen

- Zeitpunkt: nach Geburt des Kindes, Dauer ca. **10 min**
- an Stärke und Frequenz **deutlich nachlassende** Kontraktionen dienen der **Austreibung der Nachgeburt** und der **Blutstillung** durch Kontraktion der Uterusmuskulatur

> Bei fehlenden oder zu schwach ausgeprägten Nachgeburtswehen kann es zu **starken Blutungen** und zum **Ausbleiben der Plazentalösung** kommen.

Wehen im Wochenbett

- Zeitpunkt: Postpartalperiode
- leichte unregelmäßige **lokale Kontraktionen** dienen der **Involution (Rückbildung)** des Uterus

> Bei zu **schwachen Wochenbettwehen** besteht die Gefahr einer Subinvolutio uteri, daher werden die Kontraktionen medikamentös unterstützt (z.B. Oxytocin)

5.1.4 Geburtsbereitschaft

Fundussenkung · Kopfeintritt ins Becken · Vorwehen · Zervixreifung · Muttermundöffnung · Zeichenblutung · Blasensprung · Untersuchung

Der Beginn einer Geburt kündigt sich durch verschiedene Signale an:

Fundussenkung Fundus senkt sich ca. in der **40. SSW** vom Rippenbogen ca. **2 Querfinger** breit ab

Kopfeintritt ins Becken bei der Untersuchung (s. Leopoldhandgriffe) findet sich der **Kopf des Kindes** in den letzten Tagen vor der Geburt zunehmend ins **kleine Becken** vorgerückt

Vorwehen in den **letzten Tagen** vor der Geburt treten **niedrigfrequente Wehen** auf (s. Kap. 5.1.3)

Zervixreifung Der **Geburtsfortschritt** wird anhand der **Höheneinstellung** des führenden Kindsteiles und der **Muttermundöffnung** beurteilt. Die Zervix verändert sich von primär **kreuzbeinwärts gerichteter** Lage mit **0 cm** Öffnung bis zuletzt **symphysenwärts gerichteter** Position bei vollständiger Eröffnung von **10 cm.** (s. Kap. 5.1.5.)

Bishop-Score: dient der Beurteilung der **Zervixreifung**

– Durchführung:
- Tastuntersuchung der Patientin
- Sonographie (abdominal und vaginal)

– Beurteilung: **je höher der Punktewert, desto reifer der Befund.** Bei einem niedrigen Punktewert steht die Geburt noch nicht unmittelbar bevor, die Patientin kann bei Beschwerdefreiheit wieder nach Hause gehen.

Punkte	0	1	2	3
Portiostand	sakral (am Sakrum)	mediosakral	kurz vor der Führungslinie	in der Führungslinie
Portiolänge	≥2 cm	1 cm	0,5 cm	verstrichen
Muttermundweite	geschlossen	1 cm	2 cm	3 cm
Stand des vorangehenden Teiles	2 cm über interspinal	Beckeneingang	zwischen oberem und unterem Schoßfugenrand	unter unterem Schoßfugenrand

Tab. 5.2: Bishop-Score

Muttermundöffnung s. Kap. 5.1.5

Zeichenblutung Abgang des meist bluttingierten **Schleimpropfes**, der zuvor die Zervix verschlossen hat

Blasensprung **Abgang von Fruchtwasser** mit oder ohne Wehentätigkeit

> Der Blasensprung bzw. das **Vorhandensein von Fruchtwasser** in der Vagina kann durch den sog. **Amni-Check** nachgewiesen werden. Es handelt sich hierbei um einen Teststreifen, der auf Protein anspricht. Cave: Der Amni-Check ist auch **falsch-positiv bei Blutung.**

Untersuchung Die vaginale Untersuchung zur Beurteilung der Geburtsbereitschaft umfasst:

- Identifizierung des vorangehenden Teiles
- Beurteilung des Höhenstandes des vorangehenden Teiles
- Beurteilung des Muttermundes
- Beurteilung des Geburtskanals
- Kontrolle der Intaktheit der Fruchtblase
- Stärke und Frequenz der Wehen

5.1.5 Geburtsverlauf

> Eröffnungsperiode · Austreibungsperiode · Nachgeburtsperiode · Blutstillungsmechanismen

Die normale Geburt durchläuft **3 Phasen:**

Eröffnungsperiode Einsetzen **muttermundswirksamer Wehen** mit Auflockerung und zunehmender Dilatation der Zervix bis zur **vollständigen Eröffnung des Muttermundes** (bis 10 cm).

Zervixreifung

- **Lageveränderung** der Cervix von kreuzbeinwärts nach steißbeinwärts
- **Dilatation** und Erweichung des Muttermundes
  - passiv durch den Wehendruck
  - aktiv durch Stoffwechselprozesse im Zervixgewebe (z.B. Prostaglandinfreisetzung)

> Bei **Erstgebärenden** (Erstpara) werden zuerst der innere Muttermund trichterförmig eröffnet und anschließend die Zervix vollständig verkürzt. Erst danach beginnt die Öffnung des äußeren Muttermundes.
> Bei **Multipara** kommt es gleichzeitig zur Eröffnung des Muttermundes und zur Zervixverkürzung. Folglich ist die Eröffnungsperiode kürzer und die Geburt geht etwa doppelt so schnell vor sich.

Latenzphase

- Phase der **Zervixreifung,** größter Teil der Eröffnungsphase
- der äußere Muttermund öffnet sich auf max. 2–3 cm
- Dauer bei Erstpara ca. **7–8 h,** bei Multipara ca. die Hälfte

Aktivphase

- **vollständige Eröffnung** des äußeren Muttermundes bis auf 10 cm bei steigender Wehenfrequenz
- Dauer bei Erstpara ca. **3–4 h**

Blasensprung

Rupturieren der Vorblase (d.h. des Fruchtwasserdepots zwischen kindlichem Kopf und unterem Eipol) bei zunehmendem Pressen der Fruchtblase in den Muttermund (MM)

- **rechtzeitiger Blasensprung:** Ruptur bei vollständig eröffnetem MM am Ende der Eröffnungsphase
- **vorzeitiger Blasensprung:** Ruptur vor Beginn muttermundswirksamer Wehen bei geschlossenem MM
- **frühzeitiger Blasensprung:** Ruptur bei Wehen, aber noch nicht vollständig geöffnetem MM
- **verspäteter Blasensprung:** Ruptur in der Austreibungsphase
- **hoher Blasensprung:** Ruptur am oberen Pol der Fruchtblase
- **zweizeitiger Blasensprung:** sekundäre Ruptur am unteren Pol nach hohem Blasensprung
- **falscher Blasensprung:** Erhalt des Amnions bei rupturiertem Chorion

Austreibungsperiode

Periode von **vollständiger Muttermundseröffnung bis zur Geburt des Kindes**

Pressphase

Druck des kindlichen Kopfes auf den Beckenboden löst reflektorisch das Unterstützen der Wehen durch die **Bauchpresse** ein. Dadurch wird der Weichteilkanal maximal gedehnt.

Einschneiden

Eintreten des Kopfes in die Vulva (nur während einer Wehe sichtbar)

Durchschneiden

Durchtreten des Kopfes durch die Vulva (bleibt auch außerhalb der Wehen sichtbar)

> In der Austreibungsphase besteht für das Kind das größte Risiko:
> - Durch die Presswehen wird die **Durchblutung des Uterus und der Plazenta vermindert.** Die Sauerstoffversorgung des Kindes ist eingeschränkt.
> - Durch den starken Druck auf den kindlichen Kopf wird die **Perfusion der Hirngefäße vermindert.**

> ! Die Geburtsdauer kann stark variieren. Generell gebären Mulitpara aufgrund der schon erweiterten Geburtswege und der Erfahrung der Mutter schneller als Primipara.

Nachgeburtsperiode

Phase **zwischen Geburt des Kindes und Geburt der Plazenta**
- Dauer ca. **15 min**
- Blutverlust ca. 300 ml
- Die Plazenta produziert und sezerniert **Prostaglandine**, die zu einer **Kontraktion des Uterus** führen. Dadurch verkleinert sich die Anhaftungsfläche der Plazenta, es kommt zur **Ablösung der Decidua spongiosa**

Plazentalösung nach Schulze
- die Plazenta löst sich zuerst im Zentrum
- es entsteht ein **retroplazentares Hämatom** mit geringem Blutverlust
- die Plazenta wird mit der fetalen Seite zuerst geboren

Plazentalösung nach Duncan
- die Plazenta löst sich vom Rand her
- das Blut kann **nach außen ablaufen,** wodurch der Blutverlust höher ist
- der Rand der Plazenta erscheint bei der Ausstoßung zuerst

Plazentalösungszeichen

dienen der Beurteilung, ob die Plazenta sich gelöst hat:
- **Uteruskantenzeichen (Schröder-Zeichen):** Über der Stelle der Plazentalösung ist der Uterus kontrahiert und kantig nach rechts oder links oben verzogen tastbar.
- **Nabelschnurzeichen (Küstner-Zeichen):** Zieht sich bei Druck mit der Handkante zwischen Bauchnabel und Symphyse die Nabelschnur zurück, ist die Plazenta noch nicht gelöst.
- **Vorrücken der Nabelschnur (Ahlfeld-Zeichen):** Nach vulvanaher Markierung der Nabelschnur rückt mit zunehmender Plazentalösung die Markierung weiter.

> ! Die nach der Geburt ausgestoßene Plazenta mit Eihäuten und Nabelschnur bezeichnet man als **Nachgeburt.**

Blutstillungsmechanismen

Der reguläre postpartale Blutverlust beträgt ca. **300 ml.** Die Blutung sistiert durch:
- Komprimieren der Gefäße durch Nachgeburtswehen
- verstärkte Aktivierung der Gerinnung
- Abklemmen der Nabelschnur und damit verbundene Änderung der Hämodynamik

5.1.6 Geburtserleichterung

möglichst **angenehme Atmosphäre** schaffen:
- angenehme Lagerung für die Patientin
- Unterstützung durch den Partner
- Entspannungsübungen
- evtl. homöopathische Präparate zur Unterstützung der Wehen

5.2 Regelwidrige Geburt

5.2.1 Haltungs-, Einstellungs- und Lageanomalien, Mehrlingsgeburt

Haltungsanomalien

Deflexionslage · hintere Hinterhauptslage · Vorderhauptslage · Stirnlage · Gesichtslage · hoher Geradstand · tiefer Querstand

Deflexionslage

Bei Haltungsanomalien weicht der kindliche Kopf während der Geburt von seiner normalen Flexionshaltung ab. Die ausbleibende Kopfneigung nennt man **Deflexionshaltung.**

Ätiologie

- Missverhältnis
- Frühgeburt
- Mehrlingsschwangerschaften
- fehlende Anpassung an mütterliches Becken

hintere Hinterhauptslage

Definition / Diagnose: kleine Fontanelle führt · Rücken liegt hinten ·
Klinik: Geburtsstillstand · Komplikationen
Therapie: Lagerung · Oxytocin · Episiotomie · Prognose

Definition / Diagnose

- **Leitstelle: kleine Fontanelle**
- Lage des Kindes: Rücken liegt hinten

Klinik

Austreibungsperiode meist durch **Geburtsstillstand am Beckenboden** verlängert

– Komplikationen

- Geburtsstillstand mit drohender Hypoxie des Kindes
- Uterusruptur

Therapie

schrittweises Vorgehen:

- **vaginale Geburt** ist fast immer möglich
- durch **Lagerung der Gebärenden** evtl. Drehung in vordere Hinterhauptslage
- bei Geburtsstillstand **Oxytocin-Infusion**
- Analgesie
- **großer Dammschnitt**
- falls bisherige Maßnahmen nicht erfolgreich bzw. bei Abfall der kindlichen Herzfrequenz: ggfl. Vakuum- oder Zangenextraktion

Die hintere Hinterhauptslage ist die leichteste Form einer Deflexionslage, eine **vaginale Geburt ist fast immer möglich.**

– Prognose

gut, da mit relativ einfachen Mitteln therapierbar

Vorderhauptlage

Definition / Diagnose: große Fontanelle führt · Rücken liegt hinten
Klinik: Geburtsstillstand in Austreibungsperiode · Komplikationen
Therapie: Spontangeburt möglich · Episiotomie · Zangenextraktion · Prognose

Definition / Diagnose

- **Leitstelle: große Fontanelle**
- Lage des Kindes: Rücken liegt hinten

Klinik – Komplikationen

meist Geburtsstillstand in der Austreibungsperiode
- Geburtsstillstand mit drohender Hypoxie des Kindes
- Gefahr der Uterusruptur

Therapie

schrittweises Vorgehen:
- **vaginale Geburt** ist fast immer möglich
- durch **Lagerung der Gebärenden** evtl. Drehung in vordere Hinterhauptslage
- großer Dammschnitt
- Bei **vaginaler operativer Geburt** ist die **Zangenextraktion** das Mittel der Wahl

> Bei Vorderhauptslage ist die **Vakuumextraktion** zu **vermeiden,** da sich durch Ansetzten der Glocke über der großen Fontanelle eine erhöhte Gefahr der Gefäßverletzung ergibt.

– Prognose

gut, da meist durch konservative Methoden therapierbar

Stirnlage

Definition / Diagnose: Stirn führt · Rücken liegt hinten
Klinik: ungünstigste Deflexionslage · komplikationen
Therapie: relative Indikation zur Sectio · Prognose

Definition / Diagnose

- **Leitstelle: Stirn, Augenbrauen und Nasenwurzel sind tastbar**
- Lage des Kindes: Rücken liegt hinten

Klinik – Komplikationen

Geburtsstillstand
- Geburtsstillstand mit Gefahr der Hypoxie des Kindes
- Uterusruptur

Therapie

- **Spontangeburt prinzipiell möglich,** aber nur bei kleinem kindlichem Kopf oder sehr geräumigem Becken erfolgreich (30 % der Fälle)
- wegen **hoher Mortalität** (bis 10 % der Fälle) **und Morbidität** des Kindes großzügige Indikation zur **sekundären Sectio**

– Prognose

bei rechtzeitigem Erkennen und Eingreifen gut

> Die Stirnlage ist die **ungünstigste aller Deflexionslagen,** da hier das Durchtrittsplanum am größten ist.

Gesichtslage

Definition / Diagnose: Kinn führt · Rücken liegt hinten
Klinik: mentoanteriore Lage · mentoposteriore Lage · Komplikationen
Therapie: Spontangeburt bei mentoanteriorer Lage möglich · mentoposteriore Lage · absolute Indikation zur Sectio · Prognose

Definition / Diagnose

- **Leitstelle: Kinn**
- Lage des Kindes: Rücken liegt hinten

Klinik

- bei der häufigen **mentoanteriorer Lage** (Kinn zeigt nach vorne) erfolgt eine protrahierte Geburt
- die seltene **mentoposteriore Lage** (Kinn zeigt nach hinten) ist geburtsunmöglich

– Komplikationen

- Geburtsstillstand mit Hypoxiegefahr für das Kind
- Gefahr der Uterusruptur

Therapie

- **mentoanteriore Lage:** Spontangeburt ist prinzipiell möglich, die Indikation zur Sectio wird aber wegen hoher Mortalität und Morbidität des Kindes großzügig gestellt
- **mentoposteriore Lage:** primäre Sectio ist unumgänglich

– Prognose

bei schnellem Erkennen und Handeln gut, sonst Lebensgefahr für Kind und Mutter

> Die Gesichtslage ist die **ausgeprägteste Deflexionshaltung,** bei der der Kopf am stärksten gestreckt ist.

Einstellungsanomalie

hoher Geradstand · tiefer Querstand

hoher Geradstand

Definition/Diagnose: Kopf verharrt im Beckeneingang in gerader Pfeilnaht
Klinik: Geburtsstillstand in Austreibungsphase · Komplikationen
Therapie: Analgesie · Lagerung · Oxytocin · Sectio · Prognose

Definition

- Kopf des Kindes verharrt im Beckeneingang bei ausreichender Wehentätigkeit
- **Lage des Kopfes: gerade Pfeilnaht**

Klinik

Geburtsstillstand in Eröffnungs- oder Austreibungsphase

– Komplikationen

- Geburtsstillstand mit Hypoxiegefahr für das Kind
- Gefahr der Uterusruptur

Therapie

- prinzipiell **Spontangeburt** möglich, dabei:
- wechselnde Seitenlagerung der Gebärenden (Schaukellagerung)
- Analgesie
- Oxytocininfusion
- bei anhaltendem Geburtsstillstand > 2 h oder Verschlechterung des Kindszustandes **sekundäre Sectio**

– Prognose

bei frühzeitigem Erkennen und Handeln gut, bei anhaltendem Geburtsstillstand steigen Morbidität und Mortalität des Kindes

tiefer Querstand

Definition/Diagnose: Kindskopf verharrt im Beckeneingang in querer Pfeilnaht
Klinik: protrahierte Austreibungsphase · Komplikationen
Therapie: Vakuum-/Zangengeburt · Prognose

Definition

- Kopf des Kindes verharrt im Beckeneingang bei ausreichender Wehentätigkeit
- **Lage des Kopfes: quere Pfeilnaht**

Klinik

protrahierte Austreibungsphase

– Komplikationen

- kindliche Hypoxie
- Nabelschnurkomplikationen
- mütterliche Erschöpfung

Therapie

- prinzipiell **Spontangeburt** möglich, dabei:
  - Seitenlagerung der Gebärenden
  - Analgesie
  - Oxytocininfusion bei sekundärer Wehenschwäche

- bei Erfolglosigkeit **Vakuum- oder Zangengeburt**

– Prognose: bei rechtzeitigem Erkennen und Handeln gut

Lageanomalien

Beckenendlage · Quer- und Schräglage

Beckenendlage

Definition: vorangehender Teil ist Fuß oder Knie · Epidemiologie
Ätiologie: mangelnde Geburtskanalaufdehnung · Mehrlingsgeburt · Polyhydramnion · Uterusfehlbildungen
Klinik: protrahierte Geburt · Hypoxie des Kindes · Komplikationen
Therapie: äußere Wendung · vaginale Geburt ist möglich · einzeitige Entwicklung · nach Bracht · zweizeitige Entwicklung · Prognose

Definition / Diagnose: vorangehender Teil ist **Steiß, Fuß, Knie** oder eine Kombination daraus

– Epidemiologie: 5 % aller Geburten

Ätiologie: vorangehende kleine Teile dehnen Geburtskanal weniger auf als der robuste Kopf

– Risikofaktoren:
- Frühgeburten
- Mehrlingsgeburten
- Polyhydramnion
- Placenta praevia
- Uterusfehlbildungen
- fetale Fehlbildungen

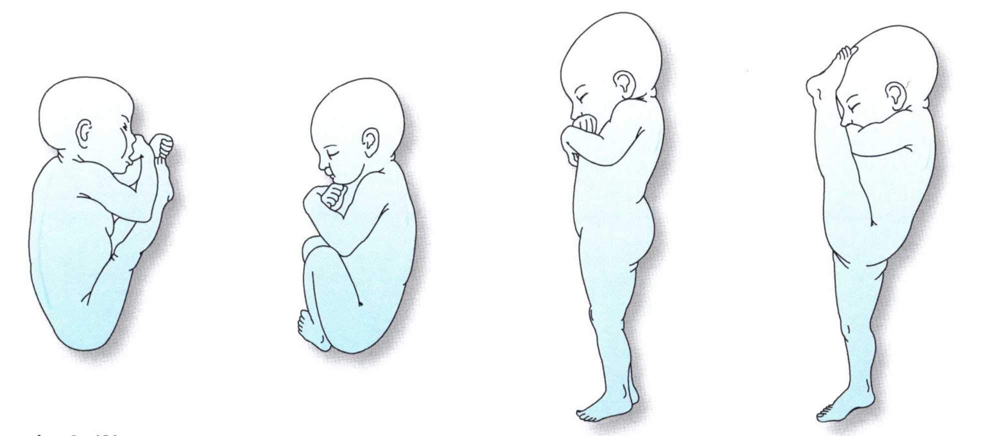

Abb. 5.4: Beckenendlagetypen

Klinik:
- **protrahierte Geburt** durch erschwerte Eröffnung der Zervix
- Schräglage
- Querlage

– Komplikationen:
- Vorfall und Komprimierung der Nabelschnur bei Eintritt des Kindes in das kleine Becken → **Hypoxie** und Azidose

- Wehenschwäche
- vorzeitige Plazentalösung
- **neurologische Schäden** durch Zugbelastung

Diagnose

- vaginale Untersuchung: kein harter Schädel oder Schädelnähte tastbar
- ggf. Fersenzeichen des Fußes

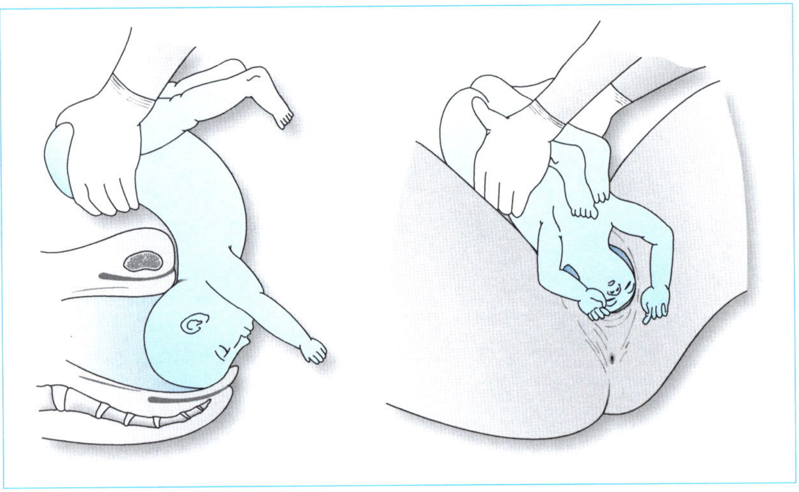

Abb. 5.5: Manualhilfe nach Bracht

Therapie
– äußere Wendung
– vaginale Geburt

Geburtsmodus wird dem mütterlichen und kindlichen Risiko angepasst:
nach der 37. SSW Versuch einer **äußeren Wendung** unter Sektiobereitschaft

- Vollendung der 37. SSW
- Ausschluss eines Missverhältnisses
- Ausschluss einer reinen Fußlage
- Ausschluss einer Kopfhyperextension
- Ausschluss weiterer Risiken wie z. B. Diabetes
- Ausschluss einer Kindsgewichts über 3500g
- Ausschluss eines protrahierten Geburtsverlaufs (soweit beurteilbar, z. B. bei unreifem Zervixbefund)
- Ausschluss fetaler Fehlbildungen

– Sectio

bis 36. SSW

Bei der vaginalen Entbindung bei Beckenendlage ist primär die **einzeitige Entwicklung** nach **Bracht** anzustreben. Gelingt dies nicht, werden zuerst Körper, Schulter und Arme entwickelt (**Lövset-** oder **Bickenbach**-Lösung) und danach der Kopf (**Veith-Smellie-** Handgriff).

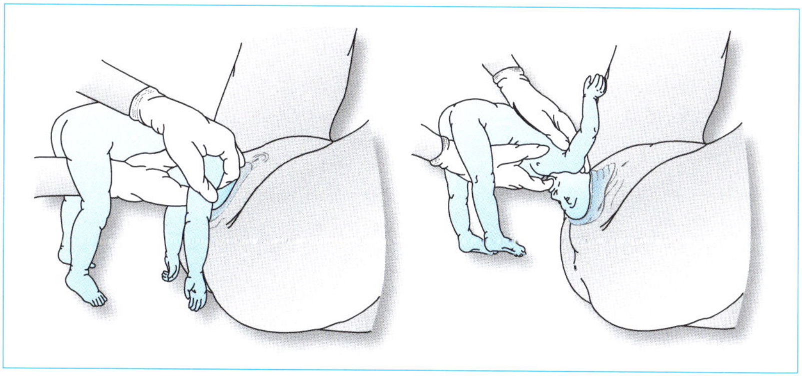

Abb. 5.6: Kopflösung nach Veith-Smellie

Quer- und Schräglage

Definition: Körperachsen von Kind und Mutter differieren
Ätiologie/Risikofaktoren: Hydramnion·Mehrlinge · Frühgeburt · Beckenanomalien
Klinik: Vorfall von Arm und Schulter · Wehensturm · Uterusruptur
Therapie: Sectio caesarea

Definition

Abweichung der Körperachsen von Kind und Mutter zueinander (Fehlende Parallelität)

Ätiologie/ Risikofaktoren

- Hydramnion
- Mehrlingsschangerschaft
- Frühgeburt
- Beckenanomalien

Klinik

Durch die quere Lage des Kindes **fallen bei der Geburt der Arm und die Schulter vor.** Es handelt sich um eine absolut geburtsunmögliche Stellung. Wird die vaginale Geburt nicht abgebrochen, erfolgen Verkeilung des Kindes im Becken, **Wehensturm und evtl. Uterusruptur.**

Therapie

absolute Indikation zur Sectio caesarea!

Mehrlingsgeburt

Definition: eineiige Zwillinge · zweieiige Zwillinge · Hellin-Regel
Diagnose: Anamnese · Sonographie · CTG
Vorsorgeuntersuchungen: alle zwei Wochen, später jede Woche
Klinik: Hyperemesis · großer Uterus · starke Bewegungen des Kindes · hoher Fundusstand · Komplikationen

Folge der vermehrten Sterilitätsbehandlungen ist ein **Anstieg der Mehrlingsgeburten.** Jede Mehrlingsgeburt gilt als **Risikogeburt,** die entsprechend überwacht werden muss.

Definition

eineiige Zwillinge

- **monozygot,** d. h. aus 1 Eizelle
- **monochorisch:** Beide Zwillinge teilen sich Chorionhöhle, Amnionhöhle und Plazenta

- **dichorisch:** jeder Zwilling eigene Chorionhöhle, Amnionhöhle und Plazenta
- **monoamniot:** die Zwillinge teilen sich eine Amnionhöhle
- **diamniot:** jeder Zwilling hat eine eigene Amnionhöhle

> **!**
> - Teilung 1.–3. Tag: **dichorisch-diamniot**
> - Teilung zwischen 3. und 8. Tag: **monochorisch-diamniot**
> - Teilung zwischen 8. und 13. Tag: **monochorisch-monoamniot**
> - Teilung nach dem 13. Tag: **siamesische Zwillinge**

zweieiige Zwillinge

- **dizygot,** d.h. aus 2 Eizellen
- immer 2 Trophoblastenanlagen und Chorionhöhlen höhergradige Mehrlinge

Hellin-Regel

gibt die Häufigkeit nicht stimulierter Mehrlingsgeburten an:

- Zwillinge 1 : 85
- Drillinge 1 : 852 = 1 : 7255
- Vierlinge 1 : 853 = 1 : 614 125
- Fünflinge 1 : 854 = 1 : 52 200 625

Diagnose

- Anamnese/Untersuchung
- **Sonographie:** getrennte Untersuchung jedes Mehrlings ab 8. SSW
- **CTG:** getrennte Untersuchung jedes Mehrlings

Vorsorgeuntersuchung

bei Mehrlingsschwangerschaft Durchführung **alle zwei Wochen, nach 28. SSW wöchentlich**

Klinik

- Hyperemesis
- vergrößerter Uterus
- verstärkte Kindsbewegungen
- hoher Fundusstand und somit
- verstärkte Dyspnoe, Ödeme

Komplikationen

- Zervixinsuffizienz und somit Frühgeburtlichkeit
- Präeklampsie/Gestose
- Anämie der Mutter
- Lageanomalien und Verkanten der Mehrlinge mit Gefahr der Hypoxie
- Überdehnung des Uterus und somit sekundäre Wehenschwäche
- postpartale Uterusatonie
- Plazentainsuffizienz und somit fetale Hypotrophie
- bei monoamniotischen Gemini Nabelschnurstrangulation
- Nabelschnurvorfall bei Geburt des 2. Zwillings durch vorzeitige Plazentalösung
- intrauteriner Fruchttod eines Zwillings
- fetofetales Transfusionssyndrom (monozygote, monochorische Gemini)

> Das **fetofetale Transfusionssyndrom** ist durch arteriovenöse Gefäßshunts zwischen Zwillingen bedingt.
> **Donator:** Anämie, Hypotrophie, Oligohydramnion
> **Akzeptor:** Dehydratation, Polyglobulie, Ödeme, Herzinsuffizienz, Polyhydramnion

Geburtsleitung

Lage von Zwillingen · Indikation zur Sectio bei Zwillingen · vaginale Geburt von Zwillingen

- eine optimale Versorgung ist wegen erhöhtem Frühgeburtsrisiko dringend notwendig, eine Entbindung in einer **Schwerpunktklinik mit Neonatologie** ist dringend anzuraten
- prinzipiell ist bei Zwillingen eine **vaginale Geburt möglich,** soweit keine anderen Komplikationen vorliegen und die Lage der Zwillinge dies zulässt

Lage von Zwillingen

Lagebestimmung erfolgt sonographisch

- **Schädellage/Schädellage** (ca. 45 % d. F.)
- **Schädellage/BEL** (ca. 35 % d. F.)
- BEL/BEL (ca. 10 % d. F.)
- Schädellage/Querlage (ca. 6 % d. F.)
- Querlage/Querlage (ca. 3 % d. F.)
- BEL/Querlage (ca. 1 % d. F.)

Indikation zur Sectio bei Zwillingen

- Lageanomalie eines oder beider Kinder
- kleine/unreife Kinder
- Gewichtsunterschied zwischen den Kindern von > 500 g
- große Kinder
- andere Risiken, z. B. Erkrankung der Mutter

! Bei **höhergradigen Mehrlingen** besteht immer die Indikation zur Sectio.

vaginale Geburt von Zwillingen

- frühzeitige PDA
- CTG beider Kinder
- evtl Oxytocin-Infusion bei Wehenschwäche
- nach Geburt des ersten Zwillings Kontrolle von Lage und Herztönen des 2. Kindes
- Oxytocin-Infusion, um die Zeit zwischen den Geburten < 20 min zu halten
- Amniozentese bei Eintreten des Kopfes ins kleine Becken (Beschleunigung der Geburt)
- bei Lageänderung muss eine Sectio in Betracht gezogen werden
- nach der Geburt sorgfältige Überwachung der Zwillinge

5.2.2 Missverhältnis

Definition: absolutes Missverhältnis · relatives Missverhältnis
Ätiologie: Makrosomie · anatomische Varianten
Klinik: Beckendystokie · Schulterdystokie

Definition

Geburtsschwierigkeiten entstehen durch ein sog. **Missverhältnis zwischen kindlichem Kopf und mütterlichem Geburtskanal**

absolutes Missverhältnis

- **nicht tolerierbares Missverhältnis** zwischen mütterlichem Becken und kindlichem Kopf
- führt zwangsläufig zur **primären Sectio**

relatives Missverhältnis
- **tolerierbares** und mit erhöhtem **Risiko** auch überwindbares Missverhältnis
- vaginale Geburt kann versucht werden und auch gelingen
- bei Misslingen der vaginalen Geburt sekundäre Sectio

Ätiologie
- Makrosomie des Kindes (z. B. Gestationsdiabetes)
- anatomische Variationen des Geburtskanals

Klinik

Beckendystokie

physiologische Varianten der Beckenform, die zu einem abnorm geformten Geburtskanal und damit zu einem abnormen Geburtsverlauf führen können:
- langes Becken (Assimilationsbecken)
- Trichterbecken
- plattes Becken
- allgemein verengtes Becken

– Diagnose
- Austastung des Beckens
- Beurteilung der Michaelis-Raute

Schulterdystokie

nach Geburt des Kopfes bleibt vordere Schulter an der Symphyse hängen → Geburtsstillstand durch Verkanten des Kindes

– Diagnose
- Kopf über Beckeneingang
- bei Mehrgebärenden Kopf nach Blasensprung/Muttermundreifung hoch über Beckeneingang
- **Sonographie:** fetale Makrosomie, Hydrozephalus erkennbar

– Therapie
- **Spontangeburt möglich**
- Tokolytikum im Bolus
- große Episiotomie
- Lagerung der Gebärenden
- Drehung des Kindes um die Schulterachse

5.2.3 Erkrankungen von Uterus, Vagina und Ovar

Uterusfehlbildungen · Muttermundöffnungsstörungen · Tumoren des Geburtskanals · vorangegangene Operationen

Uterusfehlbildungen

s. Kap. 1.2.4

Zervixdystokie · normo-/hypotone Wehenschwäche · hypertone Wehenschwäche · Wehensturm · isthmozervikale Insuffizienz

Muttermundöffnungsstörungen

Zervixdystokie

Definition: zu langsame/zu späte MM-Eröffnung
Ätiologie: Spasmen · Narben
Klinik: Schmerzbeseitigung · Dehnung

Definition

Geburtsverzögerung durch **zu langsame** oder **zu späte Eröffnung des Muttermundes**

Ätiologie
- Spasmen
- OP-Narben/Briden

Therapie
- Schmerzbeseitigung
- Prostaglandingabe
- instrumentelle Dehnung
- ggfl. Sectio

Wehendystokie

normo-/hypotone Wehenschwäche

Definition: echte Wehenschwäche
Ätiologie: Medikamente · ektope Erregungsbildungszentren · Überdehnung
Klinik: Darm-/Blasenentleerung · Schonung

Definition
- echte Wehenschwäche
- Basaltonus normal
- Dauer (< **20 sec**), Frequenz (< **3/10 min**) oder Amplitude sind vermindert

Ätiologie
- **Medikamente,** die die glatte Muskulatur hemmen
- Dystope Erregungsbildung durch **ektope Erregungsbildungszentren**
- **Überdehnung** der Uterusmuskulatur

Therapie
- Entleeren von Darm und Blase
- leichte körperliche Belastung (z.B. Treppensteigen), schwere Belastung meiden
- heiße Wannenbäder
- Lagewechsel der Gebärenden
- Oxytocin

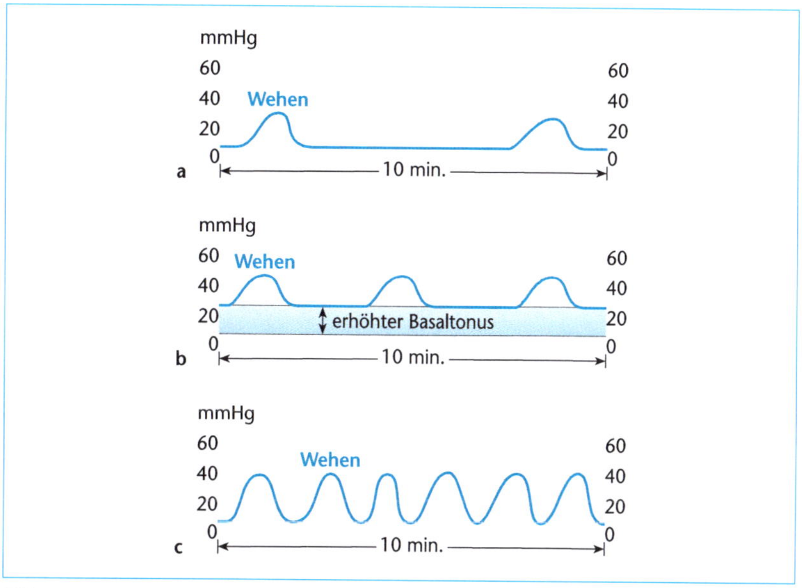

Abb. 5.7: Tokogramm
a: echte Wehenschwäche
b: hypertone Wehenschwäche
c: Wehensturm

hypertone Wehenschwäche

Definition: Basaltonus ↑
Ätiologie: unkoordinierte Uteruskontraktion
Klinik: Tokolyse

Definition
- Basaltonus erhöht (> **15 mmHg**)
- Wehendauer, -frequenz und -amplitude normal

Ätiologie
Kontraktion des Uterus verläuft unkoordiniert

Therapie
- **Senken des Basaltonus** durch Tokolyse
- Analgetika
- Oxytocin (als letztes Mittel)

Wehensturm

Definition: Anzahl/Amplitude ↑
Ätiologie: geburtsmechanisch
Klinik: Tokolyse

Definition
- Basaltonus normal
- Wehenanzahl (> **5/10 min**) und -amplitude (> **50 mmHg**) erhöht

Ätiologie
- geburtsmechanische Probleme
- Oxytocin-Überdosierung
- erhöhte endogene Oxytocinspiegel

Therapie
Tokolyse

isthmozervikale Insuffizienz

Definition: vorzeitige Muttermunderöffnung
Ätiologie: Wehen · intrauterines Volumen
Klinik: vorzeitige Wehen · Blasensprung · Frühgeburt
Diagnose: Inspektion · Palpation
Therapie: Cerclage · Tokolyse · Antibiose · Prognose

Definition
vorzeitige Verkürzung der Zervix und Eröffnung des Muttermundes

Ätiologie/Pathogenese
meist bedingt durch Wehentätigkeit oder durch ein erhöhtes intrauterines Volumen (z. B. bei Mehrlingsschwangerschaften)

Diagnose
Inspektion und Palpation

Klinik
- vorzeitige Wehen
- vorzeitiger Blasensprung

– Komplikationen
Frühgeburt

Therapie
- **Cerclage** (Umstechung des Muttermundes mit einer Naht)
- bei vorzeitigen Wehen: **Tokolyse**
- bei infektiös bedingten vorzeitigen Wehen: **Antibiose**

– Prognose
Meist kommt es trotz Therapie zu einer Frühgeburt. Der Geburtszeitpunkt kann allerdings meist hinausgeschoben werden. Die Prognose des Kindes hängt vom Zeitpunkt der Geburt ab.

Geburtskanaltumoren

Uterusmyom
siehe auch Kap. 9

Nabelschnurvorfall

Definition: Nabelschnur liegt vor dem vorangehenden Teil
Ätiologie/Pathogenese: Einstellungs-/Haltungs-/Lageanomalien · Frühgeburt
Klinik: Kompression der Nabelschnur bei der Austreibung
Diagnose: CTG · Palpation · Inspektion
Therapie: Sectio

Definition

Nabelschnur liegt **nach dem Blasensprung** vor dem vorangehenden Teil des Kindes

Bei erhaltener Fruchtblase spricht man bei vorangehender Nabelschnur von einem **Vorliegen.**

Ätiologie/Pathogenese

Risikofaktoren:
- Einstellungs-, Lage- und Haltungsanomalien
- Frühgeburten
- tiefsitzende Plazenta
- Hochstehender vorangehender Teil bei Blasensprung

Klinik

Abklemmen der Nabelschnur bei der Austreibung durch Einklemmung zwischen kindlichem Kopf und Becken

– Komplikationen

durch Nabelschnurabklemmung **schwere Hypoxie**

Diagnose

- **CTG:** Dezelerationen, Bradykardie
- **Palpation:** Pulsation vor dem vorangehenden Kindsteil
- **Spekulumeinstellung/Amnioskopie**

Therapie

Notfall-Sectio

Nabelschnurknoten

Definition: echter Knoten
Klinik: Dezelerationen · Bradykardie · Hypoxie · Fruchttod
Diagnose: während der Schwangerschaft nicht erkennbar · Differentialdiagnose
Therapie: Sectioindikation bei drohender Asphyxie

Definition

Hindurchgleiten des Feten durch eine Nabelschnurschlinge → Entstehung eines Knotens (sog. **echter Knoten**)

Klinik

- **intrapartal** Dezelerationen und Bradykardien
- bereits **während der Schwangerschaft** kann es durch Zug am Knoten zu Hypoxie und Fruchttod kommen

Diagnose

- während der Schwangerschaft kann ein Nabelschnurknoten **nicht erkannt** werden
- Diagnosestellung erst nach (Tot-)Geburt möglich

– Differentialdiagnose

Ein sog. **falscher Knoten** ist ein Knäuel von Nabelschnurvarizen.

Therapie

Sectioindikation nur bei drohender fetaler Asphyxie (CTG, fetale BGA)

Nabelschnurumschlingung

Definition: Nabelschnur liegt um einen Teil des Kindes
Ätiologie/Pathogenese: Hydramnion · lange Nabelschnur
Klinik: fetale Hypoxie
Diagnose: Dopplersonographie · CTG · BGA
Therapie: Sectio · Nabelschnurdurchtrennung

Definition — **Umwicklung des Halses** oder eines anderen Kindsteils bei der Geburt

Ätiologie/Pathogenese
- Hydramnion
- lange Nabelschnur

Klinik
- Zirkulationsstörung
- fetale Hypoxie

Diagnose
- Dopplersonographie
- CTG: lang anhaltende Dezelerationen
- fetale BGA bei Tiefertreten des Kopfes

Therapie
- Umschlingung des Halses: **Sektioindikation**
- Umschlingung anderer Körperteile: **Durchtrennung der Nabelschnur** vor Entwicklung der Schulter

5.2.8 Blutungen

Placenta praevia · vorzeitige Plazentalösung

Placenta praevia

Definition: Placenta vor Uterusisthmus
Ätiologie/Pathogenese: Placenta praevia totalis · Plazenta praevia partialis · Plazenta praevia marginalis
Klinik: schmerzlose Blutung · Komplikationen
Diagnose: Inspektion · Sonographie
Therapie: Bettruhe · Tokolyse · Sectio · Prognose

Definition — Placenta liegt vor dem Isthmus uteri

Ätiologie/Pathogenese
- **Placenta praevia totalis:** vollständige Verlegung des inneren Muttermundes
- **Placenta praevia partialis:** teilweise Verlegung des inneren Muttermundes
- Placenta praevia marginalis: Placenta liegt am Rand des Isthmus

Klinik — **Blutung ohne Schmerzen** in der 2. Schwangerschaftshälfte

– Komplikationen
- Mangelversorgung des Kindes
- intrauteriner Fruchttod
- starker Blutverlust der Mutter

Diagnose
- Spekulumeinstellung
- Sonographie

Therapie
- Bettruhe
- Tokolyse
- Sectioindikation

– Prognose — Auch bei rechtzeitigem Erkennen und angemessener Therapie (Sectio) **erhöhte Mortalität von Mutter und Kind.**

vorzeitige Plazentalösung

Definition: Plazentalösung vor Geburt des Kindes · Synonym
Ätiologie/Pathogenese: Trauma · retroplazentares Hämatom · Gestose
Klinik: Unterbauchschmerz · Schock · bretthartder Uterus · Komplikationen
Diagnose: Anamnese · Untersuchung · Sonographie · Labor · CTG
Therapie: Sectio · Bluttransfusion

Definition	Ablösung von Plazenta/Plazentateilen **vor Geburt des Kindes**
– Synonyme	Abruptio placentae, Ablatio placentae
Ätiologie/ Pathogenese	• Trauma • retroplazentares Hämatom • Änderung des intrauterinen Drucks (z. B. Geburt des ersten Zwillings, vorzeitiger Blasensprung) • Gestose/ Präeklampsie • idiopathisch
Klinik	• plötzlich einsetzender und dauerhaft anhaltender, stechender **Unterbauchschmerz** • Schwindel, Angstzustände • brettharter Uterus
– Komplikationen	• Tachykardie, **Schock**

> ! Oft wird aufgrund der **nur geringen vaginalen Blutung** eine vorzeitige Plazentalösung nicht rechtzeitig erkannt!

Diagnose	• Anamnese (Schmerzen, Wehen, Blutung, vorzeitige Plazentalösung bei vorangegangenen Schwangerschaften) • Untersuchung (sichtbare Blutung bei Spekulumeinstellung, harter Uterus) • Sonographie (Darstellung der Plazenta) • CTG: anhaltende Bradykardie, späte Dezelerationen
Therapie	• **sofortige Sectio caesarea** • Bluttransfusion bei zu großem intraoperativem Blutverlust

5.2.9 Krampfanfälle und komatöse Zustände

Epilepsie · Eklampsie · Sinusvenethrombose · vasovagale Synkope

Epilepsie

Definiton: zentralnervöses Anfallsleiden · Epidemiologie
Klinik: generalisierte Anfälle · Komplikationen
Diagnose: EEG · CCT/MRT · Differentialdiagnose
Therapie: Antikonvulsiva

Definition	zentralnervöses Anfallsleiden
– Epidemiologie	5–7/1000 Schwangere
Klinik	**generalisierte Anfälle** in Form von Grand-mal- oder Petit-mal-Anfällen
– Komplikationen	• Verletzungen • Bewusstseinseintrübungen

Diagnose
- EEG
- CCT/ NMR zum Ausschluss anderer Ursachen

– Differentialdiagnose
Krampfanfälle anderer Genese

Therapie
- Dosisanpassung von **Antikonvulsiva**
- regelmäßige Kontrollen (Blutspiegel der Medikamente, EEG)

> Antikonvulsiva können **fetale Fehlbildungen** verursachen!

Eklampsie

Definition: Gefäßspastik/Endothelschädigung
Klinik: Hypertonie · Ödeme · Erbrechen · Krampfanfälle
Diagnose: Anamnese · Untersuchung · Labor · CTG · Differentialdiagnose
Therapie: Überwachung · Magnesiumsubstitution · Heparin · Sectio

Definition
Gefäßspastik und **Endothelstörungen** führen zu Schädigung von Gehirn, Nieren und Leber sowie zu Gerinnungsstörungen und Plazentainsuffizienz

Klinik
- Hypertonie
- Ödeme
- Kopfschmerz
- Erbrechen
- Hyperreflexie
- Krampfanfälle

Diagnose
- Anamnese, Untersuchung
- Labor
- CTG

– Differentialdiagnose
- Schwangerschaftshypertonie
- Krampfanfall anderer Genese (z. B. Epilepsie)

Therapie
– medikamentös
- Intensivüberwachung
- Magnesiumsulfat (antikonvulsiv, antihypertensiv)
- Low-dose-Heparinisierung

– operativ
Notfallsektio

Sinusvenenthrombose

Definition: thrombotischer Verschluss kranieller Gefäße
Ätiologie/Pathogenese: embolisch/thrombotisch · diapedetische Blutungen · hämorrhagischer Infarkt
Klinik: heftigster Kopfschmerz · Meningismus · Bewusstseinsstörung · Krampfanfall
Diagnose: MRT · CCT · Differentialdiagnose
Therapie: Therapie des Hirnödems · antikonvulsive Therapie · Prognose

Definition
thrombotischer Verschluss der Sinus/intrakraniellen Gefäße

Ätiologie/Pathogenese
Abflussstauung (z. B. embolisch/ thrombotisch),
diapedetische Blutungen
hämorrhagische Infarkte

Klinik
- heftige Kopfscherzen post partum
- Nackensteifigkeit
- Übelkeit/Erbrechen
- Bewusstseinsstörungen
- evtl. Stauungspapille
- Krampfanfälle post partum

Diagnose
- Angio-MRT
- CCT

– Differentialdiagnose
- Kopfschmerz anderer Genese
- Meningitis

Therapie
- Hirnödembehandlung
- antibiotische Therapie
- antikonvulsive Therapie
- Antikoagulation

– Prognose
ungünstig

vasovagale Synkope

Definition: Bewusstseinsstörung
Ätiologie/Pathogenese: Schmerz · Schreck · Orthostase
Klinik: Schwarzwerden vor Augen · plötzliche Ohnmacht
Therapie: Kreislaufunterstützung · Kompressionsstrümpfe

Definition
Bewusstseinsstörung aufgrund von Gefäßweitstellung und **Versackung von Blutvolumen** in der Peripherie

Ätiologie
- Schmerz
- Schreck
- Orthostase
- emotional

Klinik
- Schwarzwerden vor Augen
- Ohnmacht, besonders nach raschem Aufstehen aus dem Liegen/Sitzen oder nach langem Stehen

Therapie
- Kreislaufunterstützung
- Kompressionsstrümpfe

! Auch **metabolische Ursachen** wie z.B. Elektrolytentgleisungen (z.B. Hypo-/Hyperkaliämie, Hypokalzämie) können zu Kreislaufbeeinträchtigungen und damit auch zu **Krampfanfällen** und **Bewusstseinsstörungen** führen.

5.2.10 Akute Schmerzzustände

- **vorzeitige Plazentalösung**: siehe Kap. 5.2.8
- **Embolien**: siehe Kap. 5.2.11

5.2.11 Fruchtwasserembolie

Definition: Übertritt von Fruchtwasser in den mütterlichen Kreislauf · Synonym
Ätiologie / Pathogenese: Fruchtwasserübertritt · thromboplastische Aktivität · korpuskuläre Fruchtwasseranteile · Antigeneffekt
Klinik: Schock · Verbrauchskoagulopathie · Krampfanfälle
Therapie: Sauerstoffgabe · Volumensubstitution · Unterstützung von Gerinnung und Kreislauf · Prognose

Definition
- Übertritt von **Fruchtwasser** in den **mütterlichen Blutkreislauf** während oder kurz nach der Geburt

– Synonym
- **Amnioninfusionssyndrom**

Ätiologie / Pathogenese

Fruchtwasserübertritt: aufgrund einer Genitalverletzung kommt es zum **Eintritt von Fruchtwasser in die Blutbahn**
- Scheidenriss
- Zervixriss
- Uterusruptur
- gewaltsames Mitpressen von außen durch Hilfsperson

Fruchtwasserwirkung
- **thromboplastische Aktivität** des Fruchtwassers: Durch Einschwemmen von körperfremdem Material in die Blutlaufbahn wird die Gerinnungskaskade aktiviert → Embolie.
- **korpuskuläre Fruchtwasseranteile**: Größere korpuskuläre Anteile des Fruchtwassers wirken selbst embolisch.
- **Antigeneffekt** des Fruchtwassers: Durch Erkennen von Fruchtwasser als körperfremd kommt es zur Abwehrreaktion des mütterlichen Körpers.

Klinik
- Dyspnoe, Angstgefühl, Tachykardie, Zyanose, **Schock**
- Übelkeit, Erbrechen
- Gerinnungsstörung/**Verbrauchskoagulopathie**
- Krampfanfälle

Therapie
- **O2**-Substitution
- Volumensubstitution
- Kreislaufunterstützung
- Unterstützung der **Gerinnung**

– Prognose: ungünstig

5.3 Leitung und Überwachung der Geburt

5.3.1 Gebärende

Aufnahme · Geburtsvorbereitung · Geburtsüberwachung · Dammschutz

normalerweise kommt die Gebärende während der frühen Eröffnungsphase zur Aufnahme in die Geburtshilfeabteilung

Aufnahme

Anamnese
vorangegangene Schwangerschaften: Zahl, Verlauf, evtl. Komplikationen

Untersuchung
Blutdruck, Herzfrequenz, Temperatur, Gewicht

> Blutdruck, Herzfrequenz und Temperatur sollten während der Geburt in regelmäßigen Abständen untersucht werden, um evtl. Komplikationen frühzeitig zu erkennen.

Blutentnahme
- Blutbild
- Blutgruppe
- Gerinnung
- Elektrolyte
- HBs-Antigen
- evtl. CRP

Geburtsvorbereitung

- warmes Bad (Wehenförderung)
- **Darmreinigung/Klysma** (um Stuhlabgang beim Pressen während der Geburt zu vermeiden)
- **Entleerung der Harnblase** (um Urinabgang während der Geburt zu vermeiden)
- **venöser Zugang** (Gabe von Medikamenten z.B. zur Wehenunterstützung, Unterstützung der Uteruskontraktion nach der Geburt)

Geburtsüberwachung

Lagerung
- Spazierengehen zur Zervixreifung (Eröffnungsphase)
- liegend
- sitzend
- Wassergeburt

> In der **Austreibungsphase** kann durch **Lageänderung** der Patientin eine Fehleinstellung des Kindes evtl. behoben werden!

Analgesie
bei Bedarf:
- **PDA** (in der Einleitungsphase)
- **Pudendusblock** (bei fortgeschrittener Geburt)
- **Damminfiltration** (bei fortgeschrittener Geburt)

Dammschutz

- in der Austreibungsphase Einölen und manuelles Vordehnen des Damms
- zur Vermeidung eines Dammrisses Episiotomie

Episiotomie

– Definition
- **frühzeitige Episiotomie:** Dammschnitt vor Durchtritt des Kopfes
- **rechtzeitige Episiotomie:** Dammschnitt bei Durchritt des Kopfes

– Indikation
- **operative vaginale Geburten** (Vakuumextraktion, Zangenextraktion, Beckenendlagenentwicklung)
- Geminigeburt
- drohender Dammriss
- Frühgeburten

– Durchführung
Einschneiden des Damms in medianer, mediolateraler oder lateraler Richtung zur Erweiterung des Beckenausgangs

> Während der gesamten Geburt sollte die Schwangere von Arzt und Hebamme angeleitet werden, z.B. zum Pressen in der Austreibunsgphase oder zum Unterdrücken des Pressens bei der Entwicklung der Schultern.

5.3.2 Fetus

Untersuchung · CTG · Fetalblutuntersuchung · Geburtsüberwachung

Untersuchung

- **via Bauchdecke:** Leopold-Handgriffe (1.–4. Leopold-Handgriff)
- **via Vagina:**
  - Identifikation des vorangehenden Teiles
  - Kontrolle, wie weit der vorangehende Teil schon die Zervix passiert hat

> Die Untersuchung sollte während der Geburt in regelmäßigen Abständen wiederholt werden, um evtl. Komplikationen frühzeitig zu erkennen.

Kardiotokographie (CTG)

Definition

- zeitgleiche Aufzeichnung von kindlicher Herzfrequenz und mütterlicher Wehentätigkeit
- **wichtigste pränatale Untersuchungsmethode**
- regelmäßige Durchführung ab **28. SSW** im Rahmen der Vorsorgeuntersuchungen

Durchführung

- **externe Ableitung:** über die Bauchdecke der Mutter
- **interne Ableitung:** über die Kopfschwarte des Kindes
- bei komplikationsloser Geburt externe Ableitung (Dauer 30 min), **stündliche** Wiederholung bis zur **passiven Eröffnungsphase**
- während der **aktiven Eröffnungsphase kontinuierliche** CTG-Überwachung

Beurteilung
– Oszillation

Schwankungen der basalen Herzfrequenz um die mittlere Herzfrequenz:
- **Oszillationstyp 0** = silente Kurve = < 5/min (fetale Hypoxie)
- **Oszillationstyp 1** = eingeengt undulatorische Kurve = 5–10/min (schlafendes Kind)
- **Oszillationstyp 2** = undulatorische Kurve = 10–35/min (Normalbefund)
- **Oszillationstyp 3** = saltatorische Kurve = > 25/ min

> Oszillationstyp 3 weist auf eine **Nabelschnurkomplikation** hin.

– Herzfrequenzschwankung

- **Akzeleration:** Beschleunigung der Herzfrequenz um 10–15 bpm für 10–30 sec
- **Dezeleration:** Frequenzabfall < 30 sec
  - frühe Dezeleration
  - wehensynchroner HF-Abfall (**DIP I**)
  - z.B. geburtsmechanisch bedingt
  - bei längerer Dauer Hinweis auf Hypoxie
  - späte Dezeleration
  - HF-Abfall zeitlich versetzt zur Wehe (**DIPII**)
  - Hinweis auf Hypoxie

> Zur Akzeleration kommt es z.B. durch **Bewegung des Kindes, vaginale Untersuchung** oder **Amniotomie.**
> Eine zu geringe Oszillationsbreite kann ein Hinweis auf **Hypoxie** sein.

– Herzfrequenz

Die fetale Herzfrequenz schwankt **physiologischerweise** um ca. **10–25/min.**

- **mäßige Tachykardie**
  - Frequenz < **180/min**
  - z.B. bei Fieber der Mutter, bei äußeren Reizen oder medikamentös
- **ausgeprägte Tachykardie**
  - Frequenz > **180/min**
  - z.B. bei Hypoxie, Infektion, vorzeitiger Plazentalösung, Volumen-/Versorgungsmangel des Kindes
- **mäßige Bradykardie**
  - Frequenz < **100/min**
  - z.B. bei Vena-cava-Syndrom, gesteigerter Uterusaktivität, Herzfehler, Fehlbildung des nervalen Systems, Hypoxie
- **ausgeprägte Bradykardie**
  - Frequenz > **100/min**
  - z.B. bei Hypoxie, Herzerkrankung des Kindes, Vena-cava-Syndrom

> Bei einer ausgeprägten Bradykardie (HF 100/min) sind eine **intrauterine Reanimation** sowie eine **Notsectio** angezeigt.

Fetalblut-untersuchung

Ergibt das CTG einen Hinweis auf Hypoxie, muss sofort eine **Fetalblutuntersuchung** (= FBU, Syn. **Mikroblutuntersuchung** = MBU) des Kindes erfolgen.

Durchführung

Gewinnung von Blut aus einer **Kopfhautkapillare:** Darstellung der Kopfschwarte durch Spekulumeinstellung, Eingehen mit einer langen Kanüle und Punktion der Kapillare

> Beurteilung des pH-Wertes:
> - pH~ 7,30: Normwert
> - pH > 7,20: kontrollbedürftige Präazidose:
> - pH > 7,15: geringgradige Azidose, Geburt sollte schnellstmöglich beendet werden
> - pH > 7,10: mittelgradige Azidose, evtl. Reanimation des Kindes
> - pH < 7,09: schwere Azidose, unverzügliche Beendigung der Geburt

5.3.3 Intrauteriner Sauerstoffmangel

> **Definition:** Hypoxie des Kindes im Uterus
> **Ätiologie/Pathogenese:** Nabelschnurkompression/-umschlingung · Plazentalösung/-insuffizienz · Schock
> **Klinik:** Hypoxiezeichen · Komplikationen
> **Diagnose:** CTG · Mikroblutuntersuchung
> **Therapie:** Ursachenbeseitigung · Sectio · Prognose

Definition

Hypoxie des Kindes im Uterus durch Mangelversorgung

Ätiologie / Pathogenese
- Kompression der Nabelschnur
- Nabelschnurumschlingung
- vorzeitige **Plazentalösung**
- Plazentainsuffizienz
- **Schock**/Hypotonie/Hypovolämie der Mutter

Klinik
- fetale Hypoxiezeichen (siehe CTG)
- fehlende Kindsbewegung

Komplikationen
- intrauteriner Fruchttod
- zerebrale Schädigung

Diagnose
- CTG (siehe 5.3.3)
- Mikroblutuntersuchung (siehe 5.3.3)

Therapie
- Ursachenbeseitigung
- evtl. Sectio

Prognose: korreliert mit der Dauer der Hypoxie

5.3.4 Geburtseinleitung

Indikationen · Maßnahmen

Bei drohender Gefahr für Mutter oder Kind ist eine **künstliche Geburtseinleitung** notwendig.

Indikationen
- **Übertragung** (länger als 14 Tage über Geburtstermin hinaus)
- **pathologisches CTG**
- fetale Hypertrophie
- vorzeitiger Blasensprung (zur Vermeidung einer aufsteigenden Infektion)
- **leichte Präeklampsie**, die noch nicht zu einer Notsectio Anlass gibt
- Gefahr für das Kind (z. B. Rh-Inkompatibilität)
- Gefahr für die Mutter (z. B. HELLP)
- intrauteriner Fruchttod

Maßnahmen

! Die Art der Geburtseinleitung hängt von **Grad der Zervixreife** ab, diese lässt sich anhand des **Bishop-Scores** ermitteln

medikamentöse Einleitung

– Prostaglandin E2 Gel (0,5 mg)
- Indikation: unreifer Muttermundsbefund
- Applikation intrazervikal
- anschließend 2 Stunden kontinuierliche CTG-Überwachung
- danach zweistündliche CTG-Kontrollen
- Wiederholung nach 6–8 h möglich

– Prostaglandin E2 Tabletten (3 mg)
- Indikation: Bishop-Score 5–8
- Platzierung retrozervikal
- Wiederholung nach 6–8 h möglich

– Oxytocin-Infusion

Amniotomie
- **instrumentelle Eröffnung** der Fruchtblase (Eröffnen der Fruchtblase mit einer Kanüle)

- Indikation: bei Wehenschwäche bzw. noch intakter Fruchtblase nach Eintritt des vorangehenden Teiles in das kleine Becken
- In der Regel stellen sich daraufhin die Wehen innerhalb **1–2 h** ein

> Um eine **aufsteigende Infektion** zu verhindern, sollte die Geburt nach Eröffnung der Fruchtblase möglichst rasch beendet werden.

5.3.5 Operative Maßnahmen zur Geburtsbeendigung

Operative vaginale Entbindung · Sectio caesarea

Wenn eine spontane vaginale Geburt nicht möglich ist oder Risiken für Mutter bzw. Kind entgegenstehen, müssen operative Maßnahmen zur Beendigung der Geburt eingesetzt werden.

Operative vaginale Entbindung

Zangenextraktion · Vakuumextraktion

Zangenextraktion

Definition
instrumentelle Entbindungshilfe durch **Naegele-** oder **Kjelland-Zange**

– Synonym
Forceps

Zangenarten
- **Naegele-Zange** mit Kopf- und Beckenkrümmung und festem Schloss
- **Kjelland-Zange** mit Kopfkrümmung und Gleitschloss

Indikation
- Geburtsstillstand in der Austreibungsphase
- drohende peripartale Asphyxie des Kindes
- fehlendes Kooperationsvermögen der Mutter

Voraussetzungen
- **vollständige Muttermundseröffnung**
- **eröffnete Fruchtblase**
- **Schädellage**
- ausreichende Anästhesie
- entleerte Harnblase
- vorangehender Teil (Kopf) unter der Interspinalebene
- Kopf nicht zu groß oder zu klein

Durchführung
- Anlegen des **linken Löffels** mit der linken Hand über die Innenfläche der im Becken liegenden rechten Hand an den Kopf des Kindes
- analoges Anlegen des **rechten Löffels**
- **Nachtasten,** um die richtige Lage der Zange zu kontrollieren
- **Probezug** (folgt der kindliche Kopf der Zange?)
- **Extraktion des Kindes** durch wehensynchronen Zug in der Führungslinie
- großzügige Episiotomie

Risiko
- **Verletzungsgefahr der Mutter** (Perforation der Zervix, des Uterus, Verletzung des äußeren Genitales)
- **Verletzungsgefahr des Kindes** (z. B. Fazialisparese, Plexusparese, Schädelfrakturen)

Vakuumextraktion

Definition	instrumentelle Entbindungshilfe durch Vakuumanwendung
– Synonym	VE, Saugglocke
Indikation	• Geburtsstillstand in der Austreibungsphase • drohende peripartale Asphyxie des Kindes • fehlendes Kooperationsvermögen der Mutter
Voraussetzungen	• **vollständige Muttermundseröffnung** • **eröffnete Fruchtblase** • **Schädellage** • ausreichende Anästhesie • entleerte Harnblase • vorangehender Teil (Kopf) unter der Interspinalebene
Durchführung	• Anlegen der Glocke am Hinterhaupt des Kindes • **Unterdruck von 0,2 kg/m²** • **Nachtasten,** um den richtigen Sitz der Glocke zu kontrollieren • Druckaufbau über 1–2 Minuten auf max. **0,8 kg/m²** • **Probezug** • **wehensynchrones Ziehen** in der Führungslinie • großzügige Episiotomie
Risiko	• selten mütterliche Verletzung (äußeres Genitale, Verletzung der Zervix) • intrakranielle Blutungen • geringere Kompression des kindlichen Kopfes als bei der Zangengeburt

Sectio caesarea

Definition · Indikation · Durchführung · Risiko

Definition

operative Eröffnung des Uterus und abdominelle Schnittentbindung zur Beendigung der Schwangerschaft

- **primäre Sectio:** vor Einsetzen muttermundwirksamer Wehentätigkeit
- **sekundäre Sectio:** nach Beginn muttermundwirksamer Wehentätigkeit

Indikation

- Missverhältnis von Mutter und Kind
- **geburtsunmögliche Lage**
- **Lebensbedrohung von Kind** (z. B. Rh-Inkompatibilität) **und/oder Mutter** (Präeklampsie)
- Nabelschnurvorfall
- Placenta praevia totalis
- starke Blutungen bei Placenta praevia
- vorzeitige Plazentalösung
- Fehlbildungen des Kindes
- Lageanomalien (z. B. Beckenendlage, Querlage)
- Mehrlingsgravidität
- Uterusruptur

Durchführung

Durchführung einer Sectio caesarea:
- Lagerung in Steinschnittlage, leichte Linksneigung
- lokale Anästhesie (PDA)
- tiefer Unterbauchschnitt (sog. Pfannenstiel-Querschnitt)
- Wechselschnitt zur Eröffnung der Bauchdecken
- Eröffnung des Blasenperitoneums
- Uterotomie (Querschnitt im unteren Uterussegment)
- Amniotomie
- manuelle Entwicklung des Kindes
- manuelle Plazentalösung
- Blutstillung
- medikamentöse Unterstützung der Uteruskontraktion (z. B. Oxytocin)
- schichtweiser Wundverschluss

Sectio caesarea bei Frühgeborenen:
Anlegen eines isthmokorporalen Uteruslängsschnitts, um gerade bei Oligohydramnion, Lageanomalien und besonders kleinen Kindern (Gefahr der Nabelschnurkomplikation, Verkeilung des Kindes) genügend Platz für die Entwicklung zu haben.

Risiko

- **Operationsrisiko** (z.B. Blutung, Nachblutung, Heilungsstörungen, Anästhesiekomplikationen, stark erhöhte Aspirationsgefahr durch erhöhten abdominellen Druck)
- **mütterliche Letalität:** 2,3fach höher als bei vaginaler Geburt
- **Sectiosyndrom** beim Neugeborenen:
  - Trinkschwäche
  - Wet-Lung-Syndrom (Lungenödem bei unreifen Kindern)
  - Surfactant-Mangel und daraus resultierendes Atemnotsyndrom

5.4 Notfälle in der Plazentarperiode und nach der Geburt

M. Gerstorfer

Auch nach der Geburt muss der Geburtshelfer auf eine Vielzahl von Komplikationen achten, die sich unter Umständen zu Notfällen entwickeln können. Informationen zum Aufbau der Plazenta und dem Verlauf der Plazentarperiode siehe Kapitel 3.1.

5.4.1 Plazentalösungsstörungen

Definition: verzögerte/unvollständige Plazentalösung · Blutverlust > 300 ml
Ätiologie/Pathogenese: funktionell · anatomisch · Placenta adhaerens · Placenta increta ·Placenta percreta · Placenta accreta
Klinik: keine/unvollständige/verzögerte Nachgeburt · Blutungen · Komplikationen
Diagnose: anhand Symptomatik · Differentialdiagnose
Therapie: supportiv · medikamentös · Credé-Handgriff · manuelle Plazentalösung · Hysterektomie

Definition

Von einer **Plazentalösungsstörung** spricht man, wenn folgende Kriterien einzeln oder kombiniert vorliegen:
- postpartal **verzögerte Plazentaablösung** > 30 min
- **unvollständige oder fehlende Plazentaablösung** vom Uterus
- postpartaler **Blutverlust** der Mutter > 300 ml

Ätiologie / Pathogenese

Man unterscheidet mehrere Formen der Plazentalösungsstörung, diese sind funktionell oder anatomisch bedingt:

funktionell bedingt: mangelnde Kontraktion des Uterus (Wehenschwäche) **nach Überdehnung** (z.B. durch Mehrlingsschwangerschaft, makrosomes Kind)

anatomisch bedingt: z.B. aufgrund einer Uterusfehlbildung oder nach einer Uterus-OP (z.B. Kürettage, Sectio) kommt es zu einer fehlerhaften Nidation der Eizelle mit Vorwachsen der Plazentafortsätze über das Endometrium hinaus

Placenta adhaerens
- **häufigste Plazentalösungsstörung** überhaupt
- funktionell bedingt
- **Folge:** Plazenta löst sich postpartal **unvollständig bzw. verzögert** vom Uterus

Placenta increta
- **häufigste anatomisch bedingte** Plazentalösungsstörung
- Fehlen der Dezidua und Vorwachsen der Plazentafortsätze **bis zum Myometrium**
- **Folge:** Plazenta löst sich postpartal **gar nicht** vom Uterus

Placenta percreta
- anatomisch bedingt
- Einwachsen der Plazentafortsätze **in das Myometrium**
- **Folge:** wie bei Placenta increta

Placenta accreta
- anatomisch bedingte Plazentalösungsstörung (s.o.)
- fehlerhafte Nidation der Eizelle führt zum Vorwachsen der Plazentafortsätze durch das Myometrium hindurch **bis in die Serosa**
- **Folge:** wie bei Placenta increta

Klinik

- Nach der Geburt kommt entweder keine (**Placenta increta, Placenta percreta** und **Placenta accreta**) oder nur eine unvollständige bzw. verzögerte Nachgeburt (**Placenta adhaerens**).
- Blutungen

! Bei jeder Entbindung sollte die Nachgeburt auf **Vollständigkeit** untersucht werden (ca. 450–500 g schwere, vollständige Plazenta, Eihäute und Nabelschnur).

Komplikationen: Die größte Komplikation ist der erhebliche **Blutverlust der Mutter** (die Plazenta hat einen Blutdurchfluss von bis zu 600 ml Blut/min.

Diagnose

erfolgt anhand Symptomatik:
- Überprüfung der Plazenta auf Vollständigkeit
- Beurteilung von Dauer der Nachgeburtsphase und Blutverlust
- Sonographie

Differentialdiagnose

> Bei der **Placenta incarcerata** handelt es sich nicht um eine Plazentalösungsstörung, sondern um eine bereits **gelöste** Plazenta, die aufgrund einer zu schnellen spastischen **Wiederverengung des Muttermundes** im Cavum uteri zurückbleibt.

Therapie

Es empfiehlt sich folgendes schrittweises Vorgehen:

supportiv: **mechanische Anregung des Uterus** zur Kontraktion (z. B. durch Massagen)

medikamentös: **Gabe von kontraktionsfördernden Medikamenten** (z. B. Oxytocin, Methergin): Die Lösung der Plazenta erfolgt dann meist innerhalb der nächsten 15 Minuten.

Credé-Handgriff: Raffung der Bauchdecke und **Ausdrücken des Uterus** mit der einen Hand bei gleichzeitigem Zug an der Nabelschnur mit der anderen Hand

manuelle Plazentalösung: Bei Versagen der o. g. Therapien erfolgt die **manuelle Lösung der Plazenta** in Allgemeinanästhesie: Dabei löst die über die Vagina eingeführte Hand die Plazenta aus dem Uterus. Anschließend wird noch eine Kürettage durchgeführt.

Hysterektomie: Bei Versagen der o. g. Therapie und anhaltender Blutung erfolgt (nach Ausschluss von Uterusatonie und Geburtsverletzungen) als **Ultima ratio** eine Hysterektomie.

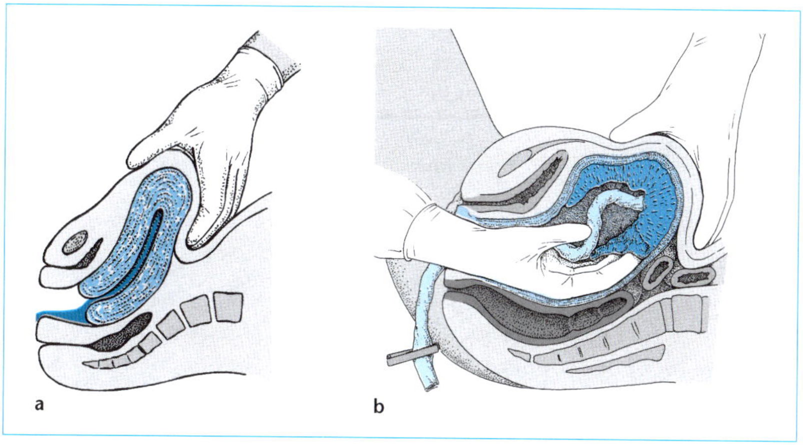

Abb. 5.8: Credé-Handgriff (a) und manuelle Plazentalösung (b) [6]

5.4.2 Uterusatonie

Definition: mangelnde Uteruskontraktion · Blutverlust > 500 ml · Synonym
Ätiologie/Pathogenese: Mulipara · überdehnter Uterus · protrahierter Geburtsverlauf · Uterusfehlbildungen · Myome · Plazentaablösungsstörungen
Klinik: postpartale Blutung · Komplikationen
Diagnose/Differentialdiagnose: s. Plazentalösungsstörungen
Therapie: medikamentös · Credé-/Fritsch-Handgriff · Hysterektomie

Definition

Kommt es in der Nachgeburtsperiode infolge einer **fehlenden** oder **sehr schwachen Kontraktion der Gebärmutter** zu einem **Blutverlust > 500 ml,** spricht man von einer **Uterusatonie.**

Synonym: Kontraktionsstörung

Ätiologie / Pathogenese

Ursachen der Uterusatonie sind vielfältig, z. B.:
- Plazentareste bei **Plazentalösungsstörungen**
- Multipara
- **stark überdehnter Uterus** (z. B. nach Mehrlingsgeburten, makrosomes Kind)

- **zu schneller** (protrahierter) **Geburtsverlauf** (z. B. nach Einleitung mit Prostaglandinen oder Oxytocin, Z. n. Sectio caeserea)
- Uterusfehlbildungen
- Myome

Klinik starke postpartale Blutung

Komplikationen: erheblicher, z. T. lebensgefährlicher Blutverlust

Diagnose / Differentialdiagnose wie bei Plazentalösungsstörungen

Therapie Es empfiehlt sich folgendes schrittweises Vorgehen:

medikamentös: Gabe von kontraktionsfördernden Mitteln (**Oxytocin,** bei Misserfolg **Prostaglandine** [PGE2- und PGF2-Derivaten])

Credé- / Fritsch-Handgriff: Bei Versagen der o. g. Therapien erfolgt die Plazentalösung durch den Credé- oder den Fritsch-Handgriff. Der Fritsch-Handgriff wird ähnlich wie der Credé-Handgriff durchgeführt: Die eine Hand wird mit einem Tuch fest in die Vulva gedrückt, die andere Hand drückt den Uterus von außen dagegen.

Hysterektomie: Bei Versagen der o. g. Therapien erfolgt (nach Ausschluss von Geburtsverletzungen) als **Ultima ratio** eine Hysterektomie.

5.4.3 Geburtswegsverletzungen

Definition: durch Geburt verursachte Verletzungen · Epidemiologie
Ätiologie / Pathogenese: Risikofaktoren · Verletzungsfolgen · Dammriss-Einteilung · Dammriss-Prophylaxe
Klinik: Gewebseinriss · Blutungen · Komplikationen
Diagnose: klinisch
Therapie: Wundverschluss · Prognose

Definition Unter **Geburtswegsverletzungen** versteht man alle Verletzungen des Geburtskanals, die im Rahmen einer Geburt auftreten können.

Epidemiologie: Bei nahezu jeder Geburt entstehen kleinere Verletzungen des Vaginalbereichs. Größere Verletzungen sind in den letzten Jahrzehnten seltener geworden.

Ätiologie / Pathogenese

Risikofaktoren: Die häufigsten Ursachen für eine Verletzung des Geburtskanals sind:

- **makrosome** Kinder
- **schnelle** Eröffnungsperiode
- **Pressen** zum falschen Zeitpunkt
- **unzureichender Dammschutz** durch die Hebamme
- zu kleiner Dammschnitt
- Manipulationen am Geburtskanal
- Bindegewebsschwäche

Verletzungsformen: einzeln oder kombiniert:

- Dammriss
- Klitorisriss
- Scheidenriss

- Zervixriss
- **Uterusruptur** (s. Kap. 5.2)

> ! Die **häufigste Verletzung im Rahmen der Geburt** ist der Dammriss (Einreißen des Bereiches zwischen Vagina und Anus).

Dammriss-Einteilung

- **Dammriss I:** Riss der hinteren Vaginalkommissur (Haut) ohne Beteiligung der benachbarten Muskulatur im Dammbereich
- **Dammriss II:** Riss der Muskulatur im Dammbereich
- **Dammriss III:** zusätzlich zu Grad II Riss des M. sphincter ani
- **Dammriss IV:** zusätzlich zu Grad III Riss der Rektumvorderwand (Schleimhaut)

Dammriss-Prophylaxe
– Dammschutz

Zum Dammschutz umgreift die Hebamme mit der rechten gespreizten Hand den Damm der Gebärenden, während sie mit der linken Hand den kindlichen Kopf über den Damm hinausleitet.

– Dammschnitt

> Der **Dammschnitt (Episiotomie)** ist eine absichtlich während der Geburt zum Schutz des Dammes angelegte Wunde, die nicht zu den Geburtswegsverletzungen zählt.

Klinik

Blutungen im Dammbereich

Komplikationen

- z. T. Blutungen
- bei Einrissen des Schließmuskels → Sphincterschwäche mit Kontinenzproblemen

Diagnose

klinische Diagnose

Therapie

operativ

schichtweiser Wundverschluss durch Naht, kann in der Regel in Lokalanästhesie erfolgen (Ausnahme Zervixriss, Uterusruptur)

Prognose

je nach Ausmaß der Verletzung von Restitutio ad integrum bis zu Inkontinenz

5.4.4 Schock

> **Definition:** akute Kreislaufinsuffizienz · Nachlassen der Kapillardurchblutung in mehreren Organen
> **Ätiologie / Pathogenese:** Makrozirkulation / Mikrozirkulation ↓ · Gewebehypoxie · Azidose · Schockformen
> **Klinik:** Symptomatik · Schockindex · Komplikationen
> **Diagnostik:** klinische Diagnose · Ursachensuche
> **Therapie:** kausale Behandlung der Ursache · symptomatische Therapie · Prognose

Definition

Schock bezeichnet eine **lebensbedrohliche akute Kreislaufinsuffizienz** infolge eines **Missverhältnisses zwischen Sauerstoffangebot und -bedarf.**

Ätiologie / Pathogenese

- beginnt in der Regel (Ausnahme z. B. neurogener Schock) mit einer **Verminderung der Makrozirkulation**

- anschließend (bzw. beim neurogenen Schock von Anfang an) kritische **Verminderung der Mikrozirkulation** mit konsekutivem Nachlassen der Kapillardurchblutung in mehreren Organen
- führt zu einer Unterversorgung mit Sauerstoff (→ **Gewebehypoxie**) und zu unzureichendem Abtransport von metabolischen Substraten (→ **metabolische Azidose**)

Schockformen in der Geburtshilfe

Die verschiedenen Schockformen unterscheiden sich in ihrer Ätiologie (s. Lehrbücher der Chirurgie und Inneren Medizin), in der Geburtshilfe findet man häufig folgende Schockformen:

- großer Blutverlust, V.-cava-Kompressionssyndrom → **hypovolämischer Schock**
- Lungen-/Fruchtwasserembolie → **kardiogener Schock**
- septischer Abort → **septischer Schock**
- Allergie/Unverträglichkeiten auf diverse Medikamente → **anaphylaktischer Schock**

Klinik

Symptomatik

- **RR-Abfall** < 100 mmHg
- **Tachykardie** > 100/Min
- Unruhe, Angst, **Bewusstseinsstörungen**
- periphere **Zyanose**
- graue, feucht-kühle Haut
- Schwitzen
- Oligurie

Schockindex

> Bei allen Schockformen findet sich ein erniedrigter Blutdruck und eine gesteigerte Herzfrequenz. Die Relation von Herzfrequenz zu arteriellem Blutdruck (Schockindex, normal ca. 0,5) ist bei einem **manifesten Schock > 1.**

Komplikationen

schwere **Durchblutungsstörungen** mit nachfolgenden dauerhaften **Organschäden** (z. B. Schockniere)

Diagnose

zusätzlich zur meist eindeutigen klinischen Diagnose muss **umgehend weitere Diagnostik zur Ursachenabklärung** erfolgen:

Untersuchung

- Schockindex (RR/HF)
- Allgemeinzustand
- Ein- und Ausfuhrkontrolle (Oligurie)

Labor

z. B. Blutbild, Blutkulturen (bei Sepsis)

apparativ

- **EKG** (Ausschluss von Lungenembolie und Herzinfarkt)
- **Bildgebende Verfahren** (Spiral-CT bei Lungenembolie)

> ! Bei Schock oder Verdacht auf ein Schockgeschehen muss man **sofort** nach der Ursache fahnden!

Therapie

kausal

sofortige Beseitigung der Ursache!

symptomatisch

- **Lagerung:** Hochlagern der Beine (bei allen Schockformen außer bei kardiogenem Schock)

- **Sicherung der Vitalfunktionen:** Sauerstoffgabe, ggf. Intubation, ggf. Reanimation
- **Volumensubstitution:** Ausgleich eines Flüssigkeitsverlustes durch großzügige Volumentherapie (z. B. Ringer-Lactat und HAES), ggf. Ausgleich von Störungen im Elektrolythaushalt
- **Beseitigung einer Hypothermie und Hypothermieprophylaxe:** Patientin wird zugedeckt
- Analgetikatherapie
- Korrektur einer evtl. vorhandenen Azidose
- **Antibiotikagabe:** bei septischem Geschehen

Prognose

- bei sofortiger Diagnosestellung und Therapie kaum bleibende Schäden
- bei länger dauerndem Schockzustand Gefahr der nachhaltigen Schädigung von Organsystemen

5.5 Neugeborenes

B. Emmert

Definition · Einteilung · Neonatalperiode

Definition

Ein Neugeborenes ist laut WHO-Definition ein lebend geborenes Kind, bei dem die Vitalitätszeichen (Atmung, Herzschlag) vorhanden sind.

Einteilung

- **Frühgeborenes: G**eburt eines Kindes vor der vollendeten 37. SSW
- **reifes Neugeborenes:** Geburt eines Kindes nach der 37. SSW
- **übertragenes Neugeborenes:** Geburt eines Kindes nach der 42. SSW

Neonatalperiode

Neugeborenenperiode, dauert bis zum **28. Lebenstag**

- **frühe Neonatalperiode:** 1.–7. Lebenstag
- **späte Neonatalperiode:** 8.–28. Lebenstag

5.5.1 Untersuchung und Versorgung nach der Geburt

Apgar-Score · Nabelarterienblutuntersuchung · U1 · weitere Maßnahmen · Ernährung

Unmittelbar nach der Geburt erfolgt die aktuelle Zustandsdiagnostik mithilfe des **APGAR-Score** und der **Nabelarterienblutuntersuchung.** Innerhalb der **ersten 12 h** postpartal sollte dann die erste **Kinder-Früherkennungsuntersuchung (U1)** stattfinden.

Apgar-Score

- Punktesystem zur **Vitalitätsbeurteilung** des Neugeborenen
- Durchführung 1, 5 und 10 min nach Geburt

> ! Da der Apgar-Score eine **subjektive Beurteilung** darstellt, sollte ergänzend eine Nabelschnurblutuntersuchung durchgeführt werden.

Beurteilung

- **10–8 Punkte:** reifes Neugeborenes
- **7–4 Punkte:** leichte Depression / Asphyxie des Neugeborenen
- **3–0 Punkte:** schwere Depression / Lebensgefahr für das Neugeborene

Punkte	0	1	2
A: Aussehen (Hautkolorit)	blass-blau	Stamm rosig, Extremitäten blau	rosig
P: Puls (Herzfrequenz)	fehlt	< 100/Min.	> 100/Min.
G: Grimassieren (Reflexe)	fehlt	reduziert (Grimassieren beim Absaugen, schwaches Schreien)	kräftiges Schreien, Niesen, Husten
A: Aktivität (Muskeltonus/ Bewegungen)	schlaff (keine Spontanbewegung)	geringe, träge Extremitätenbewegungen	aktive Bewegungen
R: Respiration (Atmung)	fehlt	flach, unregelmäßig	regelmäßig

Tab. 5.3: Apgar-Score

Der Apgar-Score besitzt **bei Frühgeborenen nur begrenzte Aussagekraft,** da die Atmung unregelmäßig und Muskeltonus bzw. Reflexe noch nicht ausgereift sind.

Nabelarterienblutuntersuchung

- **direkt nach Geburt** plazentanahe Punktion einer Nabelarterie
- untersucht werden pH, Blutgase, Bicarbonat, Base-Excess

Beurteilung des pH-Wertes:

pH ~ 7,3: Normbereich
pH < 7,3: leichte Azidose
pH < 7,3: ausgeprägte Azidose

! Die Haupteinschätzung der Situation erfolgt anhand des **pH-Wertes.**

Bei einem **pH < 7,3** in Kombination mit einem **Apgar < 3** liegt eine **schwere Neugeborenenasphyxie** vor, die eine **Intensivbehandlung** erforderlich macht.

U1 (1. Früherkennungsuntersuchung)

- dient der Beurteilung der **Vitalfunktionen** und der Erkennung sofort **therapiebedürftiger Erkrankungen**
- sollte **spätestens 12 h postpartal** stattfinden

allgemein

- Zustand
- Verhalten

Bei der U1 sollte man besonders auf **sichtbare äußere Fehlbildungen** oder **Geburtsverletzungen** achten.

Reifezeichen

- Gewicht
- Größe
- Kopfumfang

Zeichen für mangelnde Reife des Neugeborenen sind z.B. Lanugobehaarung oder zu kurze Fingernägel.

Haut

- Farbe (rosig, bei Hypoxie bläulich)
- Turgor (bei Dehydratation herabgesetzt)

Schädel

- Fontanellenniveau (z. B. gespannt bei Hirndruck, eingesunken bei Dehydratation)
- Verletzungen (z. B. Kephalhämatom, Caput succedaneum)
- Verformungen durch falsche Lagerung oder noch von der Geburt (z. B. bei Zangengeburt)

Gesicht

- Augen (z. B. Trübung, Fehlstellung)
- Ohren (z. B. Knorpel verformt)
- Nase (z. B. Knorpel verformt)
- Mund (z. B. isolierte / kombinierte Spaltbildung von Lippen / Kiefer / Gaumen)
- Fazialisparese

Hals / Schulter

- Schilddrüse (z. B. Struma)
- Schiefhals (z. B. nach schwerer Geburt)
- Verletzungen (z. B. Sternocleidomastoideushämatom, Klavikulafraktur)

Thorax

- Einziehungen bei Atemproblemen
- Deformitäten (z. B. Kiel- oder Trichterbrust)
- Herz (z. B. Frequenzstörungen, Arrhythmien, Herzgeräusche)
- Atmung (Frequenz, Tiefe)

> Ein **basales Entfaltungsknistern** ist in den ersten Lebenstagen normal.

Abdomen

- Resistenzen
- Nabel (z. B. Rötung, Hernie)
- Nabelschnur (atypische Gefäßzahl)
- Leber (z. B. bei Vergrößerung > 3 cm unter Rippenbogen tastbar)
- Milz (z. B. bei Vergrößerung deutlich tastbar)
- Leistenhernien
- Analöffnung (z. B. nicht vorhanden)

Skelettsystem

- Wirbelsäule (z. B. Spina bifida)
- Hüfte (z. B. Luxation, Asymmetrie)
- Füße (z. B. Klumpfuß)

> **Asymmetrische Hautfalten** im Hüftbereich weisen auf eine Hüftasymmetrie hin.

Extremitäten

- Fehlen von Teilen (z. B. Adaktylie)
- überzählige Teile (z. B. Hexadaktylie)
- Fehlbildungen (z. B. Syndaktylie)
- Pulse (Radialis, Femoralis)
- Beweglichkeit (freie Beweglichkeit aller Extremitäten, des Kopfes und des Rumpfes)

Genitale

- Fehlbildungen (z. B. Hypospadie, Hydrozele)
- Genitalentwicklung (z. B. Maldescensus testis)

Neurologie

- Muskeltonus (z. B. Haltung, Beugungen)
- Motorik (z. B. Lähmungen)
- Lichtreaktion der Pupillen (seitengleich, spontan, gekreuzter Pupillenreflex)

– Neugeborenen-/ Kleinkindreflexe

- **Glabellareflex:** Druck auf Glabella → Lidschluss (bis 1. Lebensmonat)
- **Suchreflex:** Bestreichen der Wange → Kopfbewegung (bis 1. Lebensmonat)
- **Saugreflex:** Bestreichen der Lippen → Spitzen des Mundes + Saugbewegung (bis 1. Lebensmonat)
- **Babkin-Reflex:** Druck auf Handflächen → Augen zu, Kopf nach vorne (bis 2. Lebensmonat)
- **Greifreflex:** Finger in die Hand legen → Faustschluss um den Finger (bis 2. Lebensmonat)
- **Galant-Reflex:** Kind in Bauchlage + Streichen über den Rücken → Seitkrümmung zur gleichen Seite (bis 4.–6. Lebensmonat)
- **Moro-Reflex:** Beklopfen / Erschütterung der Unterlage → zuerst Ausstrecken der Arme, dann Klammerreaktion (bis 4.–6. Lebensmonat)
- **Schreitreflex:** Kind aufrecht in die Luft halten, sodass die Füße die Unterlage berühren → Schreitbewegungen (bis 1. Lebensmonat)
- **Fußgreifreflex:** Bestreichen der Fußsohle → Greifreaktion
- **Babinski-Reflex:** Bestreichen der Fußsohle → Streckung der Großzehe (physiologisch bis 1. Lebensjahr)

weitere Untersuchungen

Temperatur — Normwert: **36,5–37,5 °C**

Gewicht — Das Gewicht sollte täglich gemessen werden:

- **eutroph** (= apropriate for gestational age, AGA): Gewicht zwischen 10. und 90. Perzentile **(2500–4000 g)**
- **hypotroph** (= small for date, small for gestational age, SGA): Gewicht unter der 10. Perzentile (< **2500 g**)
- **hypertroph** (= large for gestational age, LGA): Gewicht über 90. Perzentile (> **4000 g**)

In den ersten Tagen kommt es aufgrund von Energiegewinnung durch Abbau von braunem Fettgewebe und Glykogen zu einer **physiologischen Gewichtsabnahme bis 10 %.**

Länge — Normwert: **50 cm** (= 50. Perzentile)

Kopfumfang — Normwert: **35 cm** (50. Perzentile)

In der Pädiatrie verwendet man zur Beurteilung des Wachstumsverlaufs sog. **Somatogramme.** Es handelt sich dabei um verschiedene Skalen, in die altersabhängig **Kopfumfang, Körperlänge** und **Körpergewicht** eingetragen werden. Die durch wiederholte Messung entstehenden Kurven sollten mit einer der vorgedruckten **Perzentilen-**Kurven (Normalwerte und Standardabweichungen) deckungsgleich sein. Abweichende Werte über der 90. und unter der 10 Perzentile bzw. Abweichungen vom bisherigen Perzentilenverlauf deuten auf Wachstumsstörungen hin.

Augen — tägliche Inspektion

Erstversorgung

soll die Vitalfunktionen erhalten und das Kind vor Schäden schützen

Abnabelung	**Durchtrennung der Nabelschnur** nach retrogradem Ausstreichen und distalem und peripherem Abklemmen
Nabelpflege	• Der Nabel wird trocken mit einem Tupfer verbunden (zur Vermeidung von Verletzungen durch Hängenbleiben des Nabelschnurrestes z. B. an der Kleidung o. ä.) bzw. wenn möglich offen gelassen. • Nabelschnur fällt **nach ca. 2 Wochen ab**

> Die **Mumifizierung der Nabelschnur** lässt sich beschleunigen, indem man den Nabelschnurrest nicht verbindet, sondern ihn offen liegen lässt.

Absaugen	von z. B. Fruchtwasser aus den oberen und tiefen Luftwegen nach der Geburt zur Verbesserung der Atmung und Verhinderung einer Aspirationspneumonie
Abtrocknen / Warmhalten	**Neugeborene sind besonders gefährdet, eine Unterkühlung zu erleiden!**
Reinigung	Abwischen der Käseschmiere
Vitamin-K-Prophylaxe	**2 mg Vit. K oral** (Eintropfen in den Mund des Neugeborenen)

> Da Vitamin K schlecht plazentagängig ist, kann ein niedriger Blutspiegel des Neugeborenen nach der Geburt zu **Vitamin-K-Mangel-Blutungen** führen. Deshalb sollten bei der Erstversorgung sowie bei der U2 und U3 die **Vitamin-K-Prophylaxe** durchgeführt werden.

Gonoblennorrhoe-Prophylaxe	• Eintropfen von **Argentum-nitricum-Tropfen (1 %)** in die Augen des Kindes • wird wegen des Risikos einer Konjunktivitis nicht mehr regelhaft durchgeführt
Ernährung	• Nahrungszufuhr möglichst durch **Stillen** (spätestens **alle 4 Stunden**). Bei mütterlichen und kindlichen Stillhindernissen kann die Milch der Mutter **abgepumpt** werden und die **Ernährung mit der Flasche** erfolgen. Gelingt das Abpumgen nicht oder ist die Milchproduktion der Mutter zu gering, muss die Ernährung des Kindes mit **Ersatzprodukten** gewährleistet werden. • **ab 2. Lebenswoche** sollte die Trinkmenge **1 000 ml / Tag** nicht überschreiten, um eine Überernährung des Kindes zu vermeiden. Die **Glukosekonzentration** im Blut steigt von ca. **35 mg / dl** bei Geburt auf ca. **45 mg / dl** ab dem 2. Tag an.
Reanimation	• Absaugen von Mund und Nase • Maskenbeatmung • Bei ausbleibendem Erfolg: endotracheale Intubation und assistierte Beatmung • Bei Misserfolg und Absinken der Herzfrequenz **Herzdruckmassage mit ca. 2 / s mit Zeige- und Mittelfinger**. Zielfrequenz ist **120 bpm**. • Volumensubstitution über Nabelkatheter

5.5.2 Adaptation

Lunge: Auspressen von Fruchtwasser → Exspirationsstellung · Hypoxie → erster Atemzug · pulmonaler Widerstand ↓ · Lungenperfusion ↑
Herz/Kreislauf: Ductus arteriosus · Foramen ovale · Ductus venosus arantii · V. umilicalis
Leber: Glukoronyltransferaseaktivität · Icterus neonatorum simplex · Hyperbilirubinämie · geringe Eiweißbindungskapazität
Nieren: eingeschränkte Nierenfunktion · erhöhter Flüssigkeitsbedarf
Immunsystem: zelluläres Immunsystem · humorales Immunsystem · Leihimmunität
Blut: Ersatz von HbF durch HbA · Icterus neonatorum simplex
Thermoregulation: Gewichtsabnahme in den ersten Tagen durch erhöhten Energiebedarf
Magen-Darm-Trakt: Meconium · Lactobacillus bifidus

Durch die Geburt wird der kindliche vom mütterlichen Organismus getrennt und muss sich umgehend auf die neue Situation umstellen.

Lunge

- bei vaginaler Geburt wird aus dem Bronchialsystem Fruchtwasser ausgepresst → das Kind wird in **Exspirationsstellung** geboren
- bei gesundem Atemzentrum und reifen Lungen führt die anschließende Hypoxie zum **ersten Atemzug**
- durch die Belüftung der Lungen **sinkt der pulmonale Widerstand** um ca. 75 %. → die **Lungendurchblutung steigt plötzlich an**

Atemfrequenz **30–50/min**, Atemminutenvolumen **400–600 ml/min**.

Herz/Kreislauf

- **Ductus arteriosus** (zw. Pulmonalarterienstamm und Aorta descendens) verschließt sich durch steigende Sauerstoffsättigung im Blut nach den ersten Atemzügen → die Lunge wird jetzt durchblutet
- Druckanstieg im linken Vorhof → das **Foramen ovale** verschließt sich
- **Ductus venosus arantii** (zw. V. cava inferior und V. umbilicalis) obliteriert zum Lig. Hepatis venosum
- **V. umbilicalis** obliteriert zum Lig. teres hepatis

Das **Blutgesamtvolumen** nimmt um ca. 20 % zu (Blut aus Plazenta und Nabelschnur), die HF sinkt auf ca. 120–140/min, der **arterielle Blutdruck** liegt bei etwa **65 mmHg.**

Leber

Glukuronyltransferase-Aktivität (und somit Bilirubinausscheidung) nimmt erst im Laufe der ersten Lebenstage zu → physiologischer **Icterus neonatorum simpex** in den ersten 2 Lebenswochen

Nieren

eingeschränkte Nierenfunktion in den ersten Tagen (GFR ca. 7 ml/h) macht **größere Flüssigkeitsmenge** zur Filtration harnpflichtiger Substanzen **nötig**

erster Urinabgang innerhalb der ersten 2 Tage, Urinmenge ca. 80 ml/kgKG/d.

Blut

- **bis 3. Lebensmonat** Abbau der fetalen Erythrozyten und Ersatz des fetalen (**HbF**) durch adultes Hämoglobin (**HbA**) → Hb-Abfall auf ca. **12g/dl** (Lebensdauer beim Feten 70–90 Tage, beim Erwachsenen 120 Tage)
- durch den **gesteigerten Erythrozytenabbau** (s.o.) werden glucuronidasebedingte **Hyperbilirubinämie** und physiologischer **Icterus neonatorus** simplex weiter verstärkt
- **geringerer Proteingehalt** im Blut (Proteinbildung noch nicht vollständig in Gang) → **Eiweißbindungskapazität herabgesetzt** und freies Bilirubin erhöht

> Blutvolumen ca. **100 ml/kg Kg,** Hb **19,9g/dl** (ca. 75 % davon HbF), Erythrozyten **5,1 Mio/µl,** Leukozyten **20.000/µl,** Thrombozyten **150.000/µl**

Immunsystem

- **zelluläres Immunsystem:** nahezu ausgereift
- **humorales Immunsystem:** erreicht seine volle Funktion erst nach mehreren Wochen

> Das Neugeborene besitzt durch das plazentagängige mütterliche **IgG** eine **Leihimmunität** („Nestschutz"), die etwa 3 Monate vorhält, außerdem nimmt es mit der Muttermilch **IgA** auf.

Thermoregulation

Aufrechterhaltung der normalen Körpertemperatur benötigt **viel Energie,** Energiegewinnung in den ersten Tagen geschieht aus dem **braunen Fettgewebe** und durch Abbau von **Glykogen**

> U. a. aufgrund der Thermoregulation kommt es in den ersten Tagen zu einer Gewichtsabhahme von ca. 10 %.

Magen-Darm-Trakt

- **erster Stuhlgang** (Meconium) nach **12–24 h**
- danach bakterielle Besiedlung des Darms mit Lactobacillus bifidus (gelbliche, flüssige, stinkende Stühlen)
- nach ca. 1 Woche ist das normale Verdauungsvermögen erreicht

> **Meconium** enthält abgestorbene Zellen, Lanugohaare, Galle, Schleim und Bilirubin.

5.5.3 Kriterien eines reifen Neugeborenen

Körpermaße · Vitalparameter · Haut/Hautanhangsgebilde · Genitalien · Vermix caseosa

Körpermaße

- **Größe:** > 48 cm
- **Gewicht:** > 2500 g
- **Brustumfang:** > 35 cm
- **Frank-Zeichen:** Schulterumfang > Kopfumfang

Vitalparameter

- **Herzfrequenz:** > 100/min
- **Blutdruck** 120/80 mmHg
- regelmäßige **Atmung**

Haut / Hautanhangsgebilde

- **Haut** blass-rosig
- **Hautturgor** glatt, **Unterhautfettgewebe** kräftig und gleichmäßig ausgebildet
- **Fußsohlen** durchgehend gefurcht
- **Fingernägel** bedecken mindestens die Fingerkuppen
- Ohr- und Nasen**knorpel** fest, Ohrknorpel vollständig ausgebildet
- **Kopfhaare** bis ca. 5 cm lang
- **Lanugobehaarung** nur noch an Schultern, Schulterblattbereich und Oberarmen
- kräftige Abwehrbewegungen, Niesen, Husten und Schreien beim Absaugen
- Reste der **Vermix caseosa** vorhanden

Genitalien

- **Jungen:** Hoden sind auf beiden Seiten deszendiert
- **Mädchen:** die großen Labien bedecken die kleinen Labien und die Klitoris

5.5.4 Störungen des Neugeborenen

Adaptationsstörungen · Verletzungen · Gehirnschädigungen · Infektionen · Fehlbildungen · sonstige

Adaptationsstörungen

Asphyxie · Hypoglykämie · Icterus neonatorum

Asphyxie

Definition: Sauerstoffmangel während Geburt · Synonym
Ätiologie / Pathogenese: intrauterin · peripartal · postpartal
Klinik: Apnoe · Tachypnoe · Hypoxie · Hyperkapnie · Komplikationen · Frühgeborenenasphyxie
Diagnose: Beobachtung · körperliche Untersuchung · Blutgasanalyse
Therapie: Wärme · Absaugen · Beatmung · Reanimation · Prognose

Definition: **Sauerstoffmangel** prä-, post- oder perinatal

– Synonym: **fetal distress**

Ätiologie / Pathogenese

– intrauterin
- Plazentainsuffizienz
- Nabelschnurkomplikationen (-knoten, -kompression)
- Infektionen

– peripartal
- Kompression des Kopfes
- diaplazentarer Übergang von Narkotika bei Sectio in ITN

– postpartal: Fruchtwasseraspiration

Klinik
- Apnoe
- Tachypnoe
- Hypoxie
- Hyperkapnie

– Komplikationen
- Sauerstoffmangelerscheinungen
- zerebrale Schäden
- Mangelentwicklung

> Bei **Frühgeborenen** ist die pulmonale Adaptation aufgrund des unreifen Atemzentrums sowie mangelnder Bronchialentwicklung, Lungenkapillarisierung und Surfactantbildung gestört. Die Folge ist ein **erhöhtes Asphyxierisiko** (Frühgeborenenasphyxie).

Diagnose
- Beobachtung des Kindes
- körperliche Untersuchung
- Blutgasuntersuchung

Therapie

angepasst an die Schwere der Asphyxie bzw. den Apgar-Wert:
- Wärme
- orales und/oder tracheales Absaugen
- Rückenmassage zur Atemstimulation
- Maskenbeatmung
- Intubation
- Reanimation
- Hypoglykämie

– Prognose

abhängig von der Dauer der Hypoxie, meist bleibende zerebrale Schäden

Hypoglykämie

> **Definition:** Blutzuckererniedrigung < 35 mg/dl
> **Ätiologie/Pathogenese:** eingeschränkte Glukoneogenese · Abbau von Glukosereserven · Risikogruppe
> **Klinik:** Tachykardie · Zittern · Schwitzen · Komplikationen
> **Diagnose:** Untersuchung · Blutzucker
> **Therapie:** Glukose · Prognose

Definition

krankhafte Erniedrigung des **Blutzuckerwertes < 35 mg/dl**

Ätiologie/Pathogenese
- abrupte Unterbrechung der Glukosezufuhr durch Abnabelung
- nach Geburt noch **eingeschränkte Glukoneogenese** → **Abbau von Glukosereserven**
- bei besonders hohem Glukoseverbrauch: Hypoglykämien

– Risikogruppe
- Frühgeborene
- Neugeborene von Müttern mit Diabetes mellitus
- Kinder mit Stoffwechselerkrankungen (z. B. Glykogenspeicherkrankheiten)

Klinik
- Tachykardie
- Zittern
- Schwitzen

– Komplikationen
- Kollaps
- hypoglykämisches Koma

Diagnose
- Untersuchung
- Blutzuckermessung

Therapie

Glukose oral oder i. v.

– Prognose

bei rechtzeitiger Therapie gut

Icterus neonatorum

Definition: Neugeborenengelbsucht
Ätiologie/Pathogenese: postpartal eingeschränkte Leberfunktion · Ikterusformen
Klinik: Gelbfärbung der Haut/Skleren · Komplikationen
Diagnose: klinische Untersuchung · Messung des Bilirubin-Spiegels
Therapie: Phototherapie · Prognose

Definition

Neugeborenengelbsucht

Ätiologie/Pathogenese

eingeschränkte Leberfunktion während 2.–14. Lebenstag → Hyperbilirubinämie (s. auch Kap. 5.5.1)

– Ikterusformen

- **Icterus neonatorum simplex:** physiologische Hyperbilirubinämie (Bilirubin < 16 mg/dl)
- **Icterus praecox:** Ikterus tritt bereits am 1. Lebenstag auf (z.B. nach Trauma durch protrahierten Geburtsverlauf oder operative Entbindung
- **Icterus prolongatus:** Ikterus dauert über den 14. Lebenstag hinaus an (z.B. bei Infektionen)
- **Icterus neonatorum gravis:** pathologische Hyperbilirubinämie (Bilirubin > 16 mg/dl, z.B. bei M. haemolyticus neonatorum)
- **Kernikterus:** Bilirubin-Enzephalopathie bei bestehendem Icterus neonatorum gravis mit Bilirubineinlagerung in die Basalganglien (Bilirubin > 20 mg/dl)

Klinik

- Gelbfärbung der Haut und der Skleren

– Komplikationen

- Enzephalopathie

Diagnose

- klinische Untersuchung
- Messung des Bilirubinblutspiegels

Therapie

Phototherapie bei Bilirubinwert > 16 mg/dl → Umwandlung des unkonjugierten Bilirubins in **konjugiertes** und damit wasserlösliches Bilirubin → **renale Ausscheidung** möglich

– Prognose

je nach Dauer des Ikterus zunehmend schlechter

- Frühgeborenenstörungen
- Adaptationsstörungen
- Atemprobelme durch unreife Lungen (ARDS)
- Mangelentwicklung
- Taubheit
- Blindheit

Geburtsverletzungen

Caput succedaneum · Kephalhämatom · Torticollis · Frakturen · Nervenverletzungen

Geburtsverletzungen sind das Resultat einer **erheblichen physischen Belastung** während der Geburt

Caput succedaneum

Definition: supraperiostales Hämatom · Synonym
Ätiologie / Pathogenese: protrahierte Geburt · Druck auf Leitstelle
Klinik / Diagnose: sichtbare Vorwölbung
Diagnose: klinische Untersuchung
Therapie: nicht erforderlich · Prognose

Definition – **supraperiostales Ödem** an der Leitstelle des Kopfes

– Synonym: Geburtsgeschwulst

Ätiologie / Pathogenese
- Bei protrahierter Geburt
- Durch Druck der straffen Zervix auf die Leitstelle

Klinik / Diagnose: sichtbare Vorwölbung an der Stelle der Leitstruktur

Therapie: wegen spontaner Rückbildung nicht erforderlich

– Prognose: gut

> Das Caput succedaneum **überschreitet** im Gegensatz zum Kephalhämatom die **Schädelnähte**!

Kephalhämatom

Definition: subperiostales Hämatom des Kopfes
Ätiologie / Pathogenese: Verletzung subperiostaler Gefäße
Klinik: sichtbare Vorwölbung
Diagnose: klinische Untersuchung · Sonographie
Therapie: nicht erforderlich · Prognose

Definition: **subperiostales Hämatom**

– Synonym: Kopfblutgeschwulst

Ätiologie / Pathogenese
- Abscherung des Periosts unter der Geburt
- Verletzung subperiostaler Gefäße z. B. bei Vakuumextraktion

Klinik: sichtbare Vorwölbung am Kopf des Kindes

Diagnose
- Untersuchung
- Sonographie

Therapie: wegen spontaner Rückbildung nicht erforderlich

– Prognose: gut

> Das Kephalhämatom überschreitet im Gegensatz zum Caput succedaneum die Schädelnähte **nicht!**

Torticollis

Definition: Schiefhals
Ätiologie / Pathogenese: Sternocleidomastoideushämatom
Klinik / Diagnose: Schiefhaltung des Kopfes
Diagnose: klinische Untersuchung
Therapie: Lagerung · OP
Prognose: gut

Definition: Schiefhals

Ätiologie / Pathogenese	• **Hämatom** im Bereich des M. sternocleidomastoideus • dadurch Neigung des Kopfes zur Seite und Kopfdrehung in die Gegenrichtung
Klinik / Diagnose	Untersuchung: Kopf wird in eine Richtung schief gehalten und kann nicht in eine neutrale Stellung gebracht werden
Therapie	Lagerung oder operative Korrektur im 2. Lebensjahr

> Bei erfolgloser Behandlung kann aus dem Torticollis ein **Caput obstipum** (Schädeldeformität) entstehen.

Frakturen

> **Definition:** geburtsbedingte Brüche
> **Ätiologie / Pathogenese:** Einwirken der Geburtskräfte
> **Klinik:** Schmerz · eingeschränkte Beweglichkeit · Schonhaltung
> **Diagnostik:** klinische Untersuchung · Sonographie · Röntgen
> **Therapie:** Schienen · konservative Therapie · Prognose

Definition	geburtsbedingte Fraktur besonders von **Clavicula, Humerus und Femur**
Ätiologie / Pathogenese	Einwirken der Geburtskräfte
Klinik	• Schmerzen • eingeschränkte Beweglichkeit • Schonhaltung • vermehrtes Schreien
Diagnose	• Klinische Untersuchung • Sonographie • als letzter Schritt Röntgen
Therapie	• Klavikularfrakturen: **keine Therapie** • Femur- und Humerusfrakturen: **Schienung**
– Prognose	gut

Nervenverletzungen

> Lähmung der Plexus brachials · Lähmung des N. facialis · Lähmung des N. phrenicus

Lähmung des Plexus brachialis

– Erb-Duchenne-Lähmung	**obere Plexuslähmung** (Läsion **C5–C6**): • Lähmung des M. deltoideus → **Schultertiefstand** • Lähmung der Oberarm-Außenrotatoren → **Arm-Innenrotation** • Lähmung der Unterarm-Innenrotatoren → **Pronationsstellung**

> Der **Greifreflex** ist bei der Erb-Duchenne-Lähmung im Gegensatz zur Klumpke-Lähmung erhalten!

– Klumpke-Lähmung	**untere Plexuslähmung** (Läsion **C8–Th1**) • Lähmung der Beuger von Hand und Fingern → **Fallhand** • Lähmung der Fingermuskulatur

> Eine Plexusläsion auf Höhe Th1 führt zum **Horner-Syndrom** (Ptosis, Miosis, Enophthalmus)

– Therapie
- Lagerung und Mobilisation zur Vermeidung von Kontrakturen
- Komplettremission selten, **Prognose ungünstig**

Lähmung des N. facialis

Lähmung des VII. Hirnnervs (v. a. bei Zangengeburt):
- **Lagophthalmus** (mangelnder Lidschluss)
- **faziale Hemiparese**
- Therapie:
  - Okklusions-Augenverband bei Lagophthalmus
  - keine weitere Therapie wegen spontaner Zurückbildung

Lähmung des N. phrenicus

Plexus-cervicalis-Läsion auf Höhe **C4**:
- einseitiger Zwerchfellhochstand
- keine Therapie erforderlich wegen spontaner Rückbildung

Gehirnschädigungen

intrakranielle Blutung · zerebraler Insult

intrakranielle Blutung

Definition: Arachnoidalblutungen · Epidemiologie
Ätiologie: Einwirken von Geburtskräften · Hypoxie
Diagnose: Untersuchung · CT
Klinik: Trinkschwäche · Somnolenz · Krampfanfälle
Therapie: Sedierung · Entlastung · Prognose

Definition

meist **Arachnoidalblutungen**, aber auch schwerere Ausprägungen mit **Ventrikeleinblutung** und Gefahr der nachhaltigen Schädigung des Gehirns in Form von Entwicklungsstörungen

– Epidemiologie

ca. 50 % in verschiedenen Ausprägungen

Ätiologie
- Einwirken von Geburtskräften
- Entstehung durch Hypoxie

Diagnose
- Untersuchung
- CT

Klinik
- Trinkschwäche
- Somnolenz
- Krampfanfälle

Therapie

Sedierung und gegebenenfalls externe Ableitung/Drainage

– Prognose

sehr variabel von Restitutio ad integrum bis bleibende Hirnschädigung

zerebraler Insult

Definition: hypoxische Hirnschädigung
Ätiologie: O_2-Mangel während der Geburt
Diagnostik: klinische/neurologische Untersuchung
Klinik: Bewusstseinsstörung · Krampfanfälle
Therapie: Intensivüberwachung · antikonvulsive Therapie

Definition	**hypoxische Schädigung** des Gehirns
Ätiologie	O_2-Mangel bei der Geburt
Diagnose	klinische und neurologische Untersuchung
Klinik	• Somnolenz bis Koma • generalisierte Krampfanfälle
Therapie	Intensivbetreuung mit antikonvulsiver Therapie

Infektionen

Ätiologie/Pathogenese: Erreger · Risikofaktor · Epidemiologie
Klinik: IRDS · Pneumonie · Meningitis · Sepsis
Diagnose: Untersuchung · bakterielle Blutuntersuchungen
Therapie: Antibiotika

Ätiologie/Pathogenese

Erreger: Besiedelung des Neugeborenen am häufigsten mit **β-hämolysierenden Streptokokken der Gruppe B**, aber auch mit **D-Streptokokken**, **E. coli**, **Klebsiellen**, **Pseudomonas aeruginosa**

Risikofaktor: prädisponierend sind **Frühgeburt** und **vorzeitiger Blasensprung**

Epidemiologie: am häufigsten ist die Infektion mit **Streptokokken**

Klinik

- Atemnotsyndrom
- Pneumonie
- Meningitis
- Sepsis mit DIC und Verbrauchskoagulopathie
- bei starker Ausprägung oft letaler Ausgang

Diagnose

- Untersuchung
- bakterielle Blutuntersuchungen

Therapie

nach Diagnosestellung bei der Mutter **antibiotische Prophylaxe** vor oder in der Frühphase der Geburt

Fehlbildungen

Lippen-Kiefer-Gaumenspalte · Choanalatresie · Ösophagusatresie · Duodenalatresie · Rektum-/Analatresie · Zwerchfellhernie · Hydrocephalus · Omphalozele · Gastroschisis · Herzfehler

Wegen der großen Vielzahl möglicher Fehlbildungen beim Neugeborenen wird hier nur auf die häufigsten eingegangen (zum genaueren Studium siehe Lehrbücher der Pädiatrie).

Lippen-Kiefer-Gaumenspalte

Definition: Spaltung von Oberlippe/Gaumen
Klinik: Trinkstörung · Schluckstörung · Mangelerscheinungen
Diagnose: Untersuchung
Therapie: Gaumenplatte · Magensonde · Korrektur

Definition	ein- oder beidseitige Spaltung der **Oberlippe**, evtl. auch des **weichen** und/oder **harten Gaumens** seitlich der Mittellinie
Klinik	• Trinkstörungen • Schluckstörungen • Mangelerscheinungen
Diagnose	Untersuchung
Therapie	• Anpassung einer **Gaumenplatte** in den **ersten Lebenstagen,** um die Ernährung sicherzustellen • bei weiterhin erschwerter Ernährungssituation **Magensonde** • spätere **endgültige operative Korrektur:** – Erkrankung des weichen Gaumens: ca. **4. Lebensmonat** – Beteiligung des harten Gaumens: ca. **3. Lebensjahr**

Choanalatresie

Definition: Verschluss der hinteren Nasenöffnung
Klinik: Atemnot · Zyanose
Diagnose: Untersuchung
Therapie: Rachentubus · operative Korrektur

Definition	angeborener knöcherner oder membranöser Verschluss der **hinteren Nasenöffnung**
Klinik	**Atemnot und Zyanose** besonders beim Trinken
Diagnose	Klinische Untersuchung
Therapie	• Atemweg sichern (Rachentubus) • sofortige **operative Korrektur**

Ösophagusatresie

Definition: Verschluss des Ösophagus · kombiniert mit Fistel/Fehlbildung
Klinik: Schluckstörung · Nahrungsregurgitation · Aspiration
Diagnose: Nachweis eines Polyhydramnions · klinische Untersuchung
Therapie: operative Korrektur

Definition	• angeborener Verschluss des Ösophagus • in 90 % der Fälle kombiniert mit **Fistel** zur Trachea • häufig kombiniert mit verschiedenen **anderen Fehlbildungen**
Klinik	• Schluckstörungen • Nahrungsregurgitation • Hustenanfälle • Aspiration mit Pneumoniegefahr • Hypersalivation
Diagnose	• präpartal: durch sonographischen Nachweis eines **Polyhydramnions** • postpartal: klinische Diagnose
Therapie	sofortige operative Korrektur

Duodenalatresie

Definition: Verschluss des Duodenums
Klinik: hoher Ileus · Erbrechen · Mekoniumabgang
Diagnostik: Untersuchung · Sonographie · Breischluck
Therapie: operative Korrektur

Definition — angeborener Verschluss des Duodenums

Klink
- hoher Ileus
- galliges Erbrechen
- Mekoniumabgang

Diagnose
- Untersuchung
- Sonographie
- Breischluck

Therapie — sofortige operative Korrektur

Rektum-/Analatresie

Definition: Verschluss des Rektums/Anus
Klinik: tiefer Ileus · kein Mekoniumabgang
Diagnose: Untersuchung · Sonographie · Breischluck
Therapie: operative Korrektur

Definition — angeborener Verschluss des Rektums bzw. des Anus

Klink
- tiefer Ileus
- kein Mekoniumabgang

Diagnose
- Untersuchung
- Sonographie
- Breischluck

Therapie
- sofortige operative Korrektur, falls möglich
- evtl zweizeitige Lösung bei unreif geborenen Kindern

Zwerchfellhernie

Definition: Aplasie des Zwerchfells
Klinik: Atemnot
Diagnose: Sonographie
Therapie: operative Korrektur

Definition — angeborene Aplasie des Zwerchfells

Klink
- **Atemnot** bei Entwicklung einer Lungenhypoplasie
- Trinkschwäche
- Mangelerscheinungen

Diagnose
- Untersuchung
- Sonographie

Therapie — sofortige operative **Korrektur**

Hydrozephalus

Definition: Erweiterung der Liquorräume
Ätiologie/Pathogenese: Verklebung der Meningen · zerebraler Hochdruck · Liquorabflusshindernis
Klinik: schrilles Schreien · Trinkschwäche · Somnolenz
Therapie: Entlastung

Definition — Erweiterung der Liquorräume mit Hirndrucksteigerung

Ätiologie/Pathogenese
- Verklebung der Meningen
- zerebraler Hochdruck
- Liquorabflusshindernis

Klinik	• schrilles Schreien • Trinkschwäche • Somnolenz
Therapie	Entlastung durch Anlage eines **Shunts** oder einer **externen Ableitung**

Omphalozele

Definition: Verlagerung von Bauchinhalt in den Nabelschnuransatz
Ätiologie/Pathogense: erhöhter abdomineller Druck und Bauchwandschwäche
Klinik: in den Nabel verlagerte Bauchorgane
Diagnostik: Sonographie
Therapie: operative Korrektur

Definition	**Verlagerung von Bauchinhalt** in den Nabelschnuransatz (= Nabelbruch)
Ätiologie/ Pathogenese	• erhöhter abdmineller Druck • Bauchwandschwäche
Klink	in den Nabel verlagerte Bauchorgane
Diagnose	Sonographie
Therapie	sofortige operative Korrektur

Gastroschisis

Definition: Bauchdeckenlücke
Klinik/Diangose: Offenliegen der Bauchorgane
Therapie: operative Korrektur

Definition	angeborene Bauchdeckenlücke meist rechts vom Nabel
Klinik/Diagnose	Blickdiagnose: Offenliegen der verlagerten Bauchorgane
Therapie	sofortige operative Korrektur

Herzfehler

Definition: Fehlbilung am Herzen · Formen
Diagnose: Untersuchung · Sonographie · MRT
Klinik: Atemnot · Trinkschwäche · Zyanose
Therapie: konservativ · operativ

Definition	anatomische Fehlbildung des Herzens
– Formen	• persistierender Ductus arteriosus Botalli • offenes Foramen ovale • Vorhofseptumdefekt (ASD) • Ventrikelseptumdefekt (VSD) • Fallotsche Tetralogie • Transposition der großen Arterien (TGA)
Diagnose	• Klinische Untersuchung • Sonographie (abdominal, Herzecho, transösophageal) • MRT
Klinik	• Atemnot • Trinkschwäche • Zyanose
Therapie	• konservatige Therapie bei weniger ausgeprägten Befunden • OP

6 Wochenbett

B. Emmert

6.1 Postpartale Umstellung

Die postpartale Umstellung beginnt nach der Geburt und dauert bis zur 6. Woche post partum = p.p.). In diesem Zeitraum bilden sich die genitalen bzw. extragenitalen Veränderungen zurück und die Laktation beginnt.

6.1.1 Strukturelle und funktionelle Veränderungen

Hormonumstellung · Genitalorgane · Blut · urologischer Komplex · Gastrointestinaltrakt · Skelettmuskulatur · Psyche

Hormonumstellung

Geburt der Plazenta → Wegfall der Plazentahormone (besonders Östrogen und Progesteron) →

- **Laktation** bei persistierend hohem Prolaktinspiegel
- Steigerung der LH- und FSH-Bildung in der Hypophyse durch Wegfall der negativen Hemmung
- Amenorrhoe bei Hyperprolaktinämie (**Stillamenorrhoe**)
- **klimakteriumähnliche Klinik** durch Wegfall der plazentaren Östrogenproduktion (Hitzewallungen, Stimmungsschwankungen)
- im Verlauf sinkender Prolaktinspiegel
- **bei nicht stillenden Frauen** sinkt der Prolaktinspiegel bis 3–4 Wochen p. p. auf den Ausgangswert, erster menstrueller Zyklus nach ca. 6–10 Wochen

> Ein erhöhter Prolaktinspiegel und eine daraus resultierende Stillamenorrhoe **verhindern nicht sicher die Ovulation.**

Genitalorgane

Uterus

– Involution

Ursache der Uterusrückbildung:

- Abbau von Zellproteinen (enzymatisch, phagozytotisch)
- Aussetzen der plazentaren Hormonwirkung
- relative Ischämie durch Wochenbettwehen

> **postpartaler Fundusstand:**
> - 1. Tag p. p. 1 Finger breit unter dem Nabel
> - 10. Tag p. p. auf Höhe der Symphyse
>
> **postpartales Uterusgewicht:**
> - direkt nach Geburt ca. 1000 g
> - 1 Woche p. p. ca. 500 g
> - 6 Wochen p. p. ca. 50 g

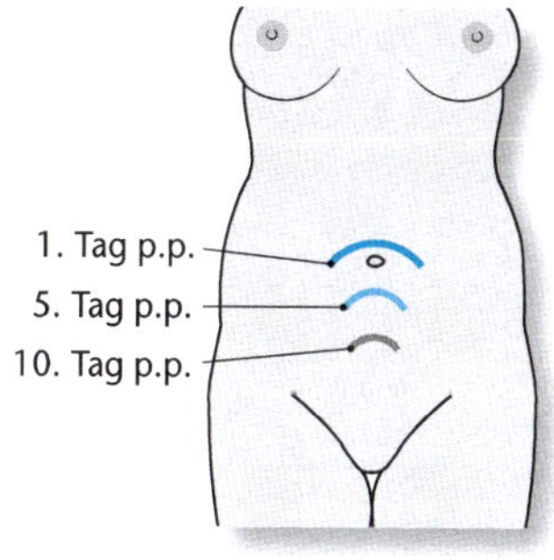

Abb. 6.1: Uterusrückbildung nach der Geburt [2]

– Verfestigung der Zervix

- Drosselung der Durchblutung durch Wochenbettwehen
- Entzug der Plazentahormone
- Abbau von Zellproteinen

– Wochenbettwehen

Zweck: Drosselung der Uterusdurchblutung → Uterusinvolution

> Wochenbettwehentypen:
> - **Dauerkontraktionen:** über die ersten Tage
> - **rhythmische Kontraktionen:** über wenige Tage
> - **Stillwehen:** über mehrere Tage während oder kurz nach dem Stillen, ausgelöst durch freigesetztes Oxytocin

– Wochenfluss (Lochiae)

- **postpartales Wundsekret des Uterus**
- enthält z. B. Deziduagewebe und abgebaute Zellproteine von Plazentawunde, Uterusgewebe, Blutgerinnsel, Leukozyten, Lymphe
- Zusammensetzung ändert sich im Lauf der Zeit

> Farbe des Wochenflusses:
> 1. Woche p. p. **Lochiae rubra:** rot, rein blutig
> 2. Woche p. p. **Lochiae fusca:** bräunlich, altes Blut
> 3. Woche p. p. **Lochiae flava:** gelblich, nekrotische Zellen
> 4. Woche p. p. **Lochiae alba:** weißlich, zeigt die abgeschlossene Heilung an

> **!** Lochialsekret ist ein guter **Nährboden für pathologische Keime** (v. a. Staphylokokken, Streptokokken), der rasch von der Vagina aus besiedelt wird. Dieses Sekret muss daher wie **hochinfektiöses Material** behandelt und entsorgt werden.

Vagina / Vulva

- Rückbildung der Ödeme
- Verminderung der Hyperämisierung
- Heilung von Geburtsverletzungen (z. B. Scheidenriss)
- Dauer ca. 6 Wochen

Blut

- **Normalisierung des Blutvolumens** durch
  - Blutverlust bei der Geburt
  - Rückgang der Hämodilution
- Anstieg der Thrombozytenzahl und der Gerinnungsfaktoren

- Rückbildung der Leukozytose im Lauf von Wochen
- zunächst persistierend hohe BKS (Ursache nicht bekannt)

urologischer Komplex

- zunächst persistierend hohe glomeruläre Filtration und Diurese zur Ausschwemmung von Ödemen → **Normalisierung des Flüssigkeitshaushaltes**
- zunächst persistierend leichte Protein- und Glucosurie → Normalisierung innerhalb einiger Tage bis Wochen
- ggf. Miktionsstörungen nach geburtsbedingter Harnwegskompression

Gastrointestinaltrakt

- **Normalisierung der Darmtätigkeit**
- ggf. Mastdarmentleerungsstörung nach schwangerschaftsbedingter Gewebedehnung

> Bei der Wöchnerin ist postpartal auf **frühzeitige Miktion** (< 6 h p.p.) und **Stuhlgang** (< 3 Tage p.p.) zu achten.

Skelettmuskulatur

Bauchdecken- und Beckenbodenmuskulatur sind erschlafft → mit gezielter Gymnastik ist dieser Zustand zu verbessern

Psyche

Stimmungsschwankungen durch abrupten Sexualhormonabfall (siehe auch Kap. 6.2.6)

- Wochenbettdepression
- Wochenbettpsychose
- Desillusionierung, Verlustängste
- Versagensängste in Bezug auf die Rolle als Mutter
- Angst vor Attraktivitätsverlust
- Zukunftsängste

6.1.2 Maßnahmen im unkomplizierten Wochenbett

Überwachung · Krankheitsprophylaxe · Beratung · Entlassung

Überwachung

- primär engmaschige Überwachung im Kreißsaal (z. B. Kreislauf)
- nach ca. 2–3 h **stationäre Aufnahme**
- **Temperaturkontrolle** bei Milcheinschuss
- Uterusrückbildungskontrolle
- Miktions-, Darmentleerungskontrolle

Krankheitsprophylaxe

- **Thromboseprophylaxe** (s. Kap. 6.2.4)
- ggf. **Rhesusprophylaxe**
- ggf. **Rötelnschutzimpfung**

Beratung

- Anleitung zur speziellen Genitalhygiene (z. B. Lochiae)
- Aufklärung über mögliche **Komplikationen** (z. B. Infektionen, Blutungen)
- Anleitung beim Stillen und Wickeln
- Anraten einer Wochenbettgymnastik, um die körperliche Rückbildung zu unterstützen

Entlassung

- in der Regel **Entlassung** nach Hause nach ca. **5 Tagen**
- Ausnahmen: ambulante Geburt, Komplikationen, soziale Indikationen

Entlassungsuntersuchung

- Inspektion der Episiotomienarbe
- Tasten des Uterusstandes

- Tasten der Mammae
- Aufklärungsgespräch (z.B. körperliche Schonung, Wochenbetthygiene, Wochenfluss, Enthaltsamkeit)
- puerperale Erkrankungen

6.2 Puerperale Erkrankungen

6.2.1 Verzögerte Rückbildung des Uterus

Subinvolutio uteri · Lochialstau

Subinvolutio uteri

Definition: verzögerte bzw. unzureichende Rückbildung des Uterus · Epidemiologie
Ätiologie/Pathogenese: Muskelüberdehnung · Fehlbildungen · Myome · Plazentareste im Uterus
Klinik: hoher Fundusstand · weicher Uterus · blutige Lochiae · Komplikationen
Diagnose: Sonographie · Fundusstandkontrolle
Therapie: medikamentöse Kontraktionsunterstützung · Mobilisation der Patientin · Kürettage · Prognose

Definition

der Uterus bildet sich **nicht im nötigen Maß bzw. in der normalen Zeit** zurück, dies führt zu **verstärktem Wochenfluss**

Epidemiologie

bei nicht stillenden Müttern wegen des wegfallenden Oxytocineinflusses häufiger

Ätiologie / Pathogenese

- **Überdehnung der Uterusmuskulatur** (z.B. infolge Mehrlingsschwangerschaft, Polyhydramnion, Makrosomie)
- Multiparität mit nachlassendem Tonus der Uterusmuskulatur
- Uterusfehlbildungen
- hormonelle Störungen
- Uterusmyome
- im Uterus verbliebene **Plazentareste**
- mangelnde Bewegung der Patientin

Klinik

- zu hoher Fundusstand
- weiche Uteruskonsistenz
- blutige und starke Lochiae

Komplikationen

- **Uterusruptur** bei Kürettage
- Hb-wirksame Blutung

Diagnose

- Kontrolle des Fundusstandes und der Uteruskonsistenz
- Sonographie

Therapie

- **Oxytocin oder Ergotamin** zur Unterstützung der Kontraktion
- Mobilisation der Patientin
- Kürettage bei verbliebenen Plazentaresten

Prognose

bei rechtzeitiger Therapie meist gut

Lochialstau (Lochiometra)

Definition: Rückstau von Wochenfluss ins Cavum uteri · Epidemiologie
Ätiologie/Pathogenese: zu enge Zervix · Verlegung des Abflusses
Klinik: kein Wochenfluss · großer Uterus · Uterusschmerz · plötzliches Fieber · Komplikationen
Diagnose: Fundusstandkontrolle · Sonographie · Kontrolle der Lochiae
Therapie: Zervixdilatation · Kontraktionsunterstützung · Kürettage · gut

Definition
durch ein Ablusshindernis verursachter **Rückstau und Ansammlung von Wochenfluss im Cavum uteri**

Epidemiologie
besonders nach Sectio caesarea wegen fehlender Zervixaufdehnung

Ätiologie / Pathogenese
- **physiologisch:** fehlende Aufdehnung der Cervix uteri bei Sectio
- **pathologisch:** Verlegung des Abflusses z. B. durch Blutkoagel

Klinik
- ausbleibender oder **sistierender Wochenfluss**
- großer Uterus
- **Druck-/Spontanschmerz** über dem Uterus
- Stirnkopfschmerz
- plötzlich einsetzendes hohes **Fieber**

Komplikationen
- Infektionen
- Schmerzen
- Schock

Diagnose
- Kontrolle des Fundusstandes und der Uteruskonsistenz
- Kontrolle der Lochiae (Quantität und Qualität)
- Sonographie
- Spekulumeinstellung

Therapie
- digitale Dilatation der Zervix
- Mobilisation der Patientin (z. B. Treppensteigen)
- Oxytocin bzw. Ergotamin zur Unterstützung der Kontraktion
- Kürettage bei Verlegung des Muttermundes z. B. durch größere Blutkoagel

Prognose
gut

6.2.2 Puerperale Infektionen

Definition: Entzündungen der Genitalien im Wochenbett · Synonym · Epidemiologie
Ätiologie/Pathogenese: aszendierende Infektionen aus der Scheide · Erreger · Risikofaktoren
Klinik: Uterusdruckschmerz · hoher Fundusstand · fötide riechende Lochiae · Fieber · Komplikationen
Diagnose: Untersuchung · Labor · Differentialdiagnose
Therapie: Zervixdilatation · Kürettage · evtl. Antibiotikagabe

Definition
unter diesem Begriff sind **entzündliche Erkrankungen der Genitalien im Wochenbett** zusammengefasst

> **!** Entzündungen anderer Organe (z. B. **Mastitis puerperalis**) zählt man nicht zu den puerperalen Infektionen.

Synonym

Wochenbettfieber, Kindbettfieber

Epidemiologie

- bei ca. 5 % aller Wöchnerinnen
- häufigste Form: **Endometritis puerperalis**
- andere Beispiele sind Tubarinfektionen, Zervizitis u. a.

Ätiologie / Pathogenese

aus der Scheide **aufsteigende Infektionen** der Plazentahaftstelle

Erreger

häufigste Erreger:

- β-hämolysierende Streptokokken
- Staphylokokken
- Enterokokken
- E. coli
- Proteus

Risikofaktoren

- Sectio
- vorzeitiger Blasensprung
- verzögerte Uterusrückbildung
- Verbleiben von Plazentaresten im Uterus
- Lochialstau

Klinik

- **Druckschmerz** im Uterusbereich
- hoher Fundusstand
- fötide riechende Lochiae
- bei Kombination mit Lochialstau versiegender Wochenfluss
- hohes Fieber
- Kopfschmerz

Komplikationen

- **Ausbreitung der Entzündung:** z. B. Endometritis → Endomyometritis → Adnexitis / Parametritis → Peritonitis → Schock
- **Sepsis** mit Schock, MOV, DIC

> **!** Früher stellte die **Puerperalsepsis** infolge mangelnder Hygiene (z. B. kein Händewaschen vor vaginaler Untersuchung) die **häufigste Todesursache geschlechtsreifer Frauen** dar.

Diagnose

Untersuchung

- Kontrolle des Fundusstandes
- Kontrolle der Lochiae
- Überwachung der Vitalfunktionen

Labor

- Entzündungswerte
- Gerinnungswerte

Differentialdiagnose

Entzündungen anderer Genese

Therapie

- Oxytocin zur Unterstützung der Kontraktion
- ggf. mechanische Dilatation der Zervix
- Kürettage nach Antibiotikagabe (Perforationsgefahr!)
- i. v. Antibiotika-Therapie
- bei Sepsis, DIC, MOV adäquate intensivmedizinische Therapie

6.2.3 Blutungen im Wochenbett

Definition: persistierend aus der Geburt · nach freiem Intervall · Epidemiologie
Ätiologie/Pathogenese: Plazentareste · fehlende Uteruskontraktur · Endomyometritis puerperalis · Nahtinsuffizienz
Klinik: hoher Fundusstand · Uterusdruckschmerz · Entzündungszeichen · Komplikationen
Diagnose: Fundusstandkontrolle · Spekulumeinstellung · Sonographie · Laborkontrollen · Differentialdiagnose
Therapie: Kontraktionsunterstützung · Kürettag nach Antibiose · manuelle Uteruskompression

Definition

Vaginale Wochenbettblutungen können entweder aus der Geburt persistieren oder nach einem blutungsfreien Intervall im Wochenbett auftreten.

Epidemiologie

ca. 5 % aller Wöchnerinnen

Ätiologie/Pathogenese

- Plazentareste
- fehlende Uteruskontraktur
- Plazentapolypen
- Endomyometritis puerperalis
- unerkannte Geburtsverletzung
- **Nahtinsuffizienz** (z. B. nach Sectio)

Klinik

- **hoher** Fundusstand
- **Druckschmerz** über dem Uterus
- steigende **Entzündungszeichen**

Komplikationen

- Sepsis
- Schock

Diagnose

- Kontrolle des Fundusstandes
- Spekulumeinstellung
- Laborkontrolle
- Sonographie

Differentialdiagnose

sämtliche Blutungen, die nicht geburtsbedingt sind

Therapie

- Oxytocin zur Unterstützung der Kontraktion
- Kürettage nach Antibiotikagabe
- evtl. manuelle Kompression des Uterus

6.2.4 Thrombose, Embolie im Wochenbett

Ätiologie/Pathogenese · Thromboseformen · Embolieformen · Prophylaxe

siehe auch Kap. 3.6

Ätiologie/Pathogenese

- meist aufgrund **mangelnder Frühmobilisation**
- Entstehung v. a. aus Thrombophlebitiden

Thromboseformen

- **oberflächliche** Thrombophlebitis
- **tiefe** Beinvenenthrombose

Embolieformen
- Lungenembolie
- Fruchtwasserembolie

Spätfolgen: postthrombotisches Syndrom nach tiefer Beinvenenthrombose

Prophylaxe: Heparinprophylaxe/Thrombosestrümpfe im Wochenbett generell bei Varicosis/Sectio

6.2.5 Endokrine Störungen im Wochenbett

Sheehan-Syndrom · Chiari-Frommel-Syndrom

Sheehan-Syndrom

Definition: Ischämie des Hypophysenvorderlappens · Epidemiologie
Ätiologie/Pathogenese: Volumenmangelschock ·Gerinnungsstörung
Klinik: Ausbleibende Laktation ·Hypothyreose · Hypoglykämie · Hypotonie · Pigmentverlust ·Amenorrhoe · Libidoverlust · Komplikationen
Diagnose: Hypophysenfunktionstest · Malignomausschluss · Differentialdiagnose
Therapie: Hormonsubstitution · Prognose

Definition: **ischämische Nekrose des Hypophysenvorderlappens** mit nachfolgendem sekundärem Funktionsausfall nach der Geburt

Epidemiologie: selten

Ätiologie/Pathogenese
- **Volumenmangelschock** in der Geburt (z.B. Blutverlust, atomische Nachblutung)
- Hypovolämie des Hypophysenvorderlappens
- Gerinnungsstörung

Klinik
- allgemeine Schwäche
- **Ausbleiben der Laktation** durch Progesteronmangel
- **Hypothyreose** durch TSH-Mangel
- **Hypoglykämie** durch ACTH-Mangel
- **Hypotonie** durch ACTH-Mangel
- Pigmentverlust durch Melaninmangel
- Amenorrhoe
- Libidoverlust
- verminderte Genitalbehaarung

Komplikationen
- **hypoglykämische** Symptome
- **hypotone** Symptome
- **hypothyreote** Symptome

Diagnose
- Hypophysenfunktionstest
- Karzinomausschluss (CT/MRT)

Differentialdiagnose: z.B. primäre partielle/totale HVL-Insuffizienz

Therapie: Hormonsubstitution

Prognose: bei ausreichender und rechtzeitiger Substitution gut

Chiari-Frommel-Syndrom

> **Definition:** postpartale Hyperprolaktinämie · Galaktorrhoe · sekundäre Amenorrhoe
> **Ätiologie/Pathogenese:** Störung des Zusammenspiels von Hypophyse und Hypothalamus
> **Klinik:** persistierende Galaktorrhoe · persistierende Amenorrhoe · Komplikationen
> **Diagnose:** Prolaktinspiegelbestimmung · Differentialdiagnose
> **Therapie:** Gabe von Dopaminantagonisten · Prognose

Definition **postpartale Hyperprolaktinämie** mit Galaktorrhoe und sekundärer Amenorrhoe

Epidemiologie selten

Ätiologie/Pathogenese
- Störung des Zusammenspiels zwischen Hypophyse und Hypothalamus
- in 30 % d. Fälle handelt es sich um ein **Prolaktinom**

Klinik
- persistierende **Galaktorrhoe**
- persistierende **Amenorrhoe**

Komplikationen Uterusatrophie (Laktationsatrophie)

Diagnose
- Bestimmung des erhöhten Prolaktinspiegels
- Bestimmung der verminderten Serumspiegel von Gonadotropin, Östrogen, Progesteron

Differentialdiagnose Hyperprolaktinämie anderer Genese:
- Stress
- chron. Niereninsuffizienz
- Prolaktin-produzierender Hypophysentumor

Therapie Dopaminagonisten (Cabergolin oder Bromocriptin)

Prognose je nach Ätiologie bei ausreichender Therapie gut

6.2.6 Psychische Störungen

> Wochenbettdepression · Wochenbettpsychose

Wochenbett-depression

> **Definition:** depressive Verstimmung im Wochenbett · Epidemiologie
> **Ätiologie/Pathogenese:** unbekannt
> **Klinik:** Dysthymie bis schwere Depression · Komplikationen
> **Diagnose:** psychiatrische Begutachtung
> **Therapie:** Psychotherapie · Pharmakotherapie · Prognose

Definition nach der Geburt auftretende **depressive Verstimmung** bis hin zum Suizid

Epidemiologie
- bei ca. 70 % der Wöchnerinnen
- häufiger als Schwangerschaftspsychose

Ätiologie/Pathogenese vermutlich durch abrupten Abfall der Sexualhormone bedingt

Klinik

Ausprägung von **depressiver Verstimmung** und **Dysthymie** bis zu schwerer **Depression:**
- Desillusionierung, Verlustängste
- Versagensängste in Bezug auf die Rolle als Mutter
- Angst vor Attraktivitätsverlust
- Zukunftsängste

Komplikationen
- **Suizidneigung**
- Gefahr des **erweiterten Suizids** (Selbsttötung und Tötung des Kindes)
- Vernachlässigung des Kindes bei Antriebsmangel der Mutter

Diagnose
- klinisches Bild
- psychiatrische Begutachtung

Therapie
- psychotherapeutische Betreuung
- Antidepressiva
- evtl. Klinikeinweisung

Prognose
- bei adäquater Betreuung gute Chance auf Restitutio
- **chronifizierender Verlauf möglich**

Wochenbett-psychose

Definition: Persönlichkeitsstörung im Wochenbett · Epidemiologie
Ätiologie/Pathogenese: unbekannt
Klinik: frühe Form · späte Form · Komplikationen
Diagnose: klinisches Bild · psychiatrische Begutachtung
Therapie: Psychotherapie · Pharmakotherapie · Prognose

Definition

Persönlichkeitsstörung im Wochenbett mit Wesensveränderung

Epidemiologie

bei ca. 1 % der Wöchnerinnen

Ätiologie / Pathogenese

unbekannt

Klinik
- **frühe Form:** Verwirrtheit, Unruhe, gute Prognose, keine Therapie nötig
- **späte Form:** schwere Psychose

Komplikationen
- Depression
- **Suizidgefahr**
- Gefahr des **erweiterten Suizides**

Diagnose
- klinisches Bild
- psychiatrische Begutachtung

Therapie
- **frühe Form:** meist keine Therapie möglich
- **späte Form:** psychiatrische Therapie, Pharmakotherapie

Der **Einsatz von Psychopharmaka** macht ein **Abstillen** notwendig, da Pharmaka ebenso wie viele Medikamente in die Muttermilch übertreten.

Prognose
- **frühe Form:** günstiger
- **späte Form:** schlechter

6.3 Laktation und ihre Störungen

6.3.1 Brustdrüse

laktierende Mamma · Steuerung

laktierende Mamma

- **in der Schwangerschaft** reifen die Alveolen aus, beim Milcheinschuss erreicht die Brust ihre maximale Größe
- meist **unmittelbar nach der Geburt** Beginn der Laktation (Milchproduktion)
- am 3.–4. Wochenbett-Tag kommt es zum **Milcheinschuss,** es wird zuerst eine sog. Vormilch (**Kolostrum**) gebildet, die im Laufe der Zeit von der reifen Frauenmilch abgelöst wird

Steuerung

Beginn und Aufrechterhaltung der Laktation werden von **Hormonen** gesteuert:
- hohe **Östrogen- und Progesteronspiegel** hemmen die Milchproduktion durch verminderte Ausschüttung von Prolaktin aus der Hypophyse
- **nach der Geburt** fallen diese Spiegel → **Prolaktin** wird vermehrt freigesetzt
- für den **Milcheinschuss** ist das Hypophysenhormon **Oxytocin** verantwortlich, es führt zur Kontraktion der Myoepithelzellen an den Drüsenendstücken und der glatten Muskulatur der Brust

6.3.2 Milch

Laktogenese · Galaktogenese · Galaktopoese · Sezernierung · Zusammensetzung · Milchmenge

Laktogenese

- **Ausreifung und Größenzunahme des Brustdrüsengewebes**
- Beginn **schon während der Schwangerschaft**
- Stimulation durch Plazentahormone und Prolaktin

Galaktogenese

- **Produktion und Sekretion von Milch**
- Stimulation durch Wegfall der plazentaren Hormone

Galaktopoese

- **Aufrechterhaltung der Milchproduktion**
- Stimulation durch Saugreiz →Prolaktinausschüttung

> Durch den Saugreiz kommt es auch zur Ausschüttung von **Oxytocin,** das einerseits den **Milchfluss,** andererseits auch die sog. **Stillwehen** auslöst, die die Uterusrückbildung fördern.

Sezernierung

- Vormilch (Kolostrum) nach der Geburt
- Milcheinschuss am **3.–5. Tag p. p.**
- Saugen des Säuglings an der Mamille → Oxytocinausschüttung → adäquater Reiz für **Galaktokinese** (Entleerung der Milch)

Zusammensetzung

- **Kolostrum:**
  - besonders eiweißreiche Erstmilch (z. B. Immunglobuline)
  - wird die ersten Tage sezerniert
- **Übergangsmilch**:
  - besonders fettreich
  - wird ca. 2 Wochen lang sezerniert

- **reife Muttermilch:**
  - eiweiß- und fettärmer als Kuhmilch
  - albuminreich
  - hoher Zuckergehalt
  - Immunglobuline
  - Komplementfaktoren
  - Makrophagen
  - Lymphozyten

> Reife Frauenmilch enthält unter anderem:
> - 4–5 % Fett
> - 7–8 % Kohlenhydrate
> - 1 % Proteine
> - 0,2 % Mineralstoffe

> **!** Verschiedene **Medikamente, Genussgifte und Noxen** werden mit der Muttermilch sezerniert und können auf diesem Wege dem Kind schaden.

Milchmenge

- täglicher Anstieg der Milchmenge
- ständige Regulierung der Milchmenge durch Trinkmenge und -häufigkeit
- am **10. Tag p. p. ca. 500 ml** Milchmenge

6.3.3 Stillen

Bedeutung · Anlegen · Oxytocin-Ausschüttung · Komplikationen

Bedeutung

- Stillen bedeutet einen **wechselseitigen Lernprozess** für Mutter und Kind → viel Geduld nötig
- der Stillvorgang ist wichtig für die **gesunde Beziehung** zwischen Mutter und Kind
- Stillen kann sich **bei Wochenbettdepressionen positiv** auswirken
- beim Stillen übertragene **Immunglobuline** (IgA), unspezifische **Abwehrstoffe** (Lysozym, Komplement) und **zelluläre Bestandteile** (Makrophagen, Granulozyten) bedingen den kindlichen **Nestschutz**
- durch regelmäßiges Stillen über einen längeren Zeitraum (ideal 6 Monate) weniger Atopien und allergische Erkrankungen

> **!** Hat die Mutter den Wunsch zu stillen, so sollte das Kind **noch im Kreißsaal** angelegt werden, um durch die dadurch provozierte **Oxytocin-Ausschüttung** die Milchproduktion anzuregen.

Anlegen

- gerade in der Anfangszeit sollte immer eine qualifizierte Hilfe parat sein, bis der Stillvorgang eingespielt ist
- wichtig ist eine entspannte Atmosphäre
- vor dem Anlegen die Mamillenregion mit klarem Wasser säubern
- bei jeder Mahlzeit sollten dem Säugling beide Brüste angeboten werden

- die zuerst angebotene wird meist stärker beansprucht und leer getrunken, daher sollte die **Reihenfolge** des Anbietens bei jeder Mahlzeit **wechseln**

> Beim Stillen ist zu beachten:
> - Säugling nicht länger als **10 min** an einer Brust trinken lassen (Schonung der Mamillen)
> - freie **Nasenatmung** des Kindes sichern
> - Frequenz der Fütterung nach Verlangen des Kindes **(feeding on demand)**
>
> Auch während der Stillzeit sollte die Kaliumjodid-Substitution zur **Strumaprophylaxe** fortgeführt werden.

6.3.4 Abstillen

Indikation · konservativ · medikamentös

Indikation
- Einnahme bestimmer Medikamente (z. B. Psychopharmaka)
- Mastitis
- Stillprobleme, z. B. bei Wochenbettdepression

konservativ
- Stillmahlzeiten ausschleichen
- Flüssigkeitsbeschränkung für die Mutter
- Kompression der Brust (straffer BH)

medikamentös
- Prolaktininhibitoren / Dopaminantagonisten

6.3.5 Störungen der Laktation und Stillfähigkeit

Mütterliche Ursachen · Kindliche Ursachen

Mütterliche Ursachen

Galaktorrhoe · Entzündungen · Milcheinschuss · Hypogalaktie · strukturelle Varianten der Brustwarzen · endokrinologische Störungen · psychische Störungen · Sonstige

Milcheinschuss
postpartaler massiver Milcheinschuss mit harter, gespannter, schmerzender Burst

Entzündungen
- **Thelitis** (= Entzündung der Brustwarze)
- **Mastitis** (= Entzündung der Brustdrüse)
- **Rhagaden** der Mamille

Galaktorrhoe
Milchsekretion
- der **kontralateralen Brust**
- **Chiari-Frommel-Syndrom** (= nach dem Abstillen anhaltende Laktation)

Hypogalaktie

Definition: zu geringe Milchproduktion
Ätiologie / Pathogenese: primär · sekundär
Therapie: Stressreduktion · Verbesserung der Stilltechnik · psychische Betreuung

Definition
mengenmäßig **unzureichende Milchproduktion**

Ätiologie/Pathogenese
- **primär:** nach komplizierter Schwangerschaft/Geburt
- **sekundär:**
  - psychische Störung
  - Stress
  - falsche Stilltechnik

Therapie
- Stressreduktion
- Verbesserung der Stilltechnik
- psychische Betreuung

strukturelle Varianten der Brustwarzen

Definition: Formveränderung der Mamille
Ätiologie/Pathogenese: Flach-/Hohlwarzen · Retraktion
Therapie: Abstillen · Abpumpen der Milch · Flaschenfütterung

Definition
anatomische Formveränderung der Mamille, die es dem Säugling unmöglich macht, durch Saugen Milch zu sich zu nehmen

Ätiologie/Pathogenese
- meist **Flach**- oder **Hohlwarzen**
- **Retraktion** der Mamille

Therapie
- Abstillen
- Abpumpen der Milch
- Flaschenfütterung

endokrinologische Störungen

Definition: Störungen des Hormonhaushaltes
Ätiologie/Pathogenese: Sheehan-Syndrom
Therapie: Hormonsubstitution

Definition
Störung des Hormonhaushaltes mit daraus resultierender Störung der Laktation bzw. des Stillens

Ätiologie/Pathogenese
Sheehan-Syndrom (= postpartale Hypophysenvorderlappeninsuffizienz) führt zu Agalaktie (s. Kap. 6.2.5)

Therapie
Hormonsubstitution (s. Kap. 6.2.5)

psychische Störungen

Definition: Störung des Gemütszustandes
Ätiologie/Pathogenese: Wochenbettdepression · Wochenbettpsychose · Angst
Therapie: Betreuung · Psychotherapie · Pharmakotherapie

Definition
Störungen des Befindens und des Gemütszustandes

Ätiologie/Pathogenese
- Wochenbettdepression
- Wochenbettpsychose
- Unzufriedenheit
- Angst

Therapie
- psychische Betreuung
- Psychotherapie
- Pharmakotherapie

sonstige Ursachen

Karzinom · schwere Allgemeinerkrankung · Medikamenteneinnahme · übertragbare Infektion

Karzinom

Malignome der Mutter können eine Laktationsstörung bedingen (z. B. endokrine Störung)

! **Zytostatika** gehen in die Muttermilch über.

schwere Allgemeinerkrankung

- entgleister Diabetes melitus
- schwere arterielle Hypertonie
- Hypo-/Hyperthyreose

Medikamenteneinnahme

Mütter, die auf Medikamente angewiesen sind, die mit der Muttermilch übertragen werden, sollten wegen der **Gefahr der Weitergabe der Wirkstoffe** nicht stillen. **Absolute Kontraindikation** besteht für:

- Aminoglykoside
- Tetrazykline
- Zytostatika
- Kumarine
- Indometazin
- Thyreostatika
- Ergotamine
- Valproinsäure

durch Muttermilch übertragbare Infektion

- **HIV:** absolute Kontraindikation
- **TBC:** Stillen möglich, wenn Brustwarzen nicht befallen sind

Kindliche Ursachen

Gaumenspalten · Choanalatresie · Ösophagusatresie · Frühgeburtlichkeit · Infektion

Gaumenspalten

Missbildung des kindlichen Gaumens macht Trinkvorgang unmöglich

Choanalatresie

behinderte Nasenatmung verursacht beim Trinken Atemnot → Trinkschwäche

Ösophagusatresie

Ösophagusfehlbildung macht Schluckvorgang des Kindes unmöglich

Frühgeburtlichkeit

Frühgeborene zeigen oft eine Trinkschwäche (z. B. durch **körperliche Schwächung**)

Infektion

körperliche Schwächung des Kindes führt zu Trinkschwäche. Die unzureichende Nahrungsaufnahme bedingt eine weitere Verschlechterung des körperlichen Zustandes und **eine zunehmende Abwehrschwäche** → Circulus vitiosus

6.3.6 Mastitis puerperalis

Definition: Brustdrüsenentzündung im Wochenbett · Epidemiologie
Ätiologie / Pathogenese: Keimspektrum · Übertragungsmodus
Klinik: meist lokal · oberer äußerer Quadrant · Entzündungszeichen · Lk-Schwellung · Brustverhärtung · Komplikationen
Diagnose: Palpation · Sonographie · Thermographie · Differentialdiagnose
Therapie: Kühlung · Ruhigstellung · Abstillen · Antibiose · Wärmetherapie zur Einschmelzung von Abszessen · Prognose

Definition

Brustdrüsenentzündung im Wochenbett, die akut auftritt und sich meist nach der 2. Woche p. p. manifestiert

Epidemiologie
- häufigste Wochenbettentzündung
- insgesamt ca. 50 % d. Fälle

Ätiologie / Pathogenese

Keimspektrum
- meist Staphylococcus aureus
- seltener Staphylokokken, Proteus, E. coli, Pneumokokken, Klebsiellen

Übertragungsmodus
- aus dem **Nasen-Rachen-Raum** umgebender Personen durch mangende Hygiene auf den Säugling
- vom Säugling auf die Mutter beim **Stillen**

Klinik

- meist **lokaler Befall**
- Lokalisation meist im **oberen äußeren Quadranten**
- **Entzündungszeichen** (Rötung, Schwellung, Schmerz, eingeschränkte Funktion)
- **Schwellung** der axillären Lymphknoten
- **Verhärtung** der Brust

Komplikationen
- Ausbildung eines Abszesses nach mehreren Tagen ohne Therapie
- Milchstau

Diagnose

- Palpation
- Sonographie
- Thermographie

Differentialdiagnose
inflammatorisches Mammakarzinom

Therapie

- Kühlung
- Ruhigstellung
- Abpumpen der Milch
- Reduktion der Laktation
- Antibiotikatherapie
- Wärmetherapie zur Einschmelzung des Abszesses
- Abszessspaltung
- Drainage der Abszesshöhle

Prognose
gut

7 Entzündungen der Fortpflanzungsorgane und der Brustdrüse

M. Gerstorfer

7.1 Entzündliche Erkrankungen der Vulva

7.1.1 Vulvitis

Definition: Entzündung des äußeren weiblichen Genitales · Epidemiologie
Ätiologie/Pathogenese: primäre Vulvitis · nicht infektiös/infektiös · sekundäre Vulvitis · Ursachen
Klinik: Schmerzen · Rötung · Juckreiz · Dyspareunie
Diagnose: Anamnese · Untersuchung · Abstrich · Biopsie · Differentialdiagnose
Therapie: supportiv · in Abhängigkeit von Ursache · medikamentös · operativ · Prognose

Definition – bei der Vulvitis handelt es sich um eine Entzündung des äußeren weiblichen Genitales

Epidemiologie – nahezu alle Frauen erleiden im Laufe ihres Lebens eine Vulvitis

Ätiologie / Pathogenese

primäre Vulvitis
- **Entzündung auf die Vulva beschränkt**
- nicht infektiös oder infektiös bedingt

– nicht infektiös
- **allergisch** (Einbringen von unverträglichem Fremdmaterial, z. B. Seife)
- **toxisch** (Einbringen von schädigenden Stoffen)

– infektiös
- **bakteriell** (meist Bakterien der Darmflora)
- **viral** (Herpes genitalis, humanes Papillomvirus)
- **Parasiten**
- **Pilze**

Ursachen einer primären Vulvitis	Noxen / Erreger
allergisch-toxisch	Kleidung Waschmittel Seifen Intimsprays Arzneimittel synthetische Fasern etc.
Bakterien	**breites Keimspektrum:** reicht von Staphylokokken, Strptokokken bis zu Erregern von Geschlechtskrankheiten wie Treponema pallidum und Neisseria gonorrhoeae
Viren	Humanes Papilloma-Virus (HPV), Herpes-simplex-Virus (HSV)

Ursachen einer primären Vulvitis	Noxen/Erreger
Parasiten	z.B. Scabies und Filzläuse
Pilze	z.B. Candida albicans

Tab. 7.1: Ursachen einer primären Vulvitis

> Aufgrund der **Nachbarschaft von Vulva und Ausscheidungsorganen** (Anus und Urethra) kommt es relativ leicht zu einer **Besiedlung mit Keimen der Darmflora.** Dies ist der häufigste Auslöser einer **primären Vulvitis.**

sekundäre Vulvitis — **infolge einer Infektion des Anal- und/oder des Urogenitaltraktes** kommt es **sekundär** (z.B. über Erreger in Sekret und Körperflüssigkeiten) zur Infektion der Vulva

– vaginale/urethrale Ursachen
- **Harnwegsinfektionen** (häufig bei Gravida)
- **Harninkontinenz** (Infektion erfolgt meist durch das gute Keimwachstum in einer durch den Urin stets feuchten und warmen Umgebung)
- **Fisteln** (z.B. bei chronisch entzündlichen Darmerkrankungen oder Tumoren → Entzündungen durch in den Genitaltrakt gelangende Darmkeime)
- **Kolpitis**

– mechanische Irritation — über **Mikroverletzungen** (z.B. durch Geschlechtsverkehr, enge Kleidung, Rasur im Intimbereich, Adipositas, Vulvakarzinom) können pathogene Keime in Vulva und Vagina eindringen

– chemische Irritation — über **Läsionen in der Hautschicht** (durch schädliche oder reizende Stoffe) können pathogene Keime eindringen
- **Harninkontinenz** (Hautreizung durch Urinaustritt)
- **übermäßige Intimhygiene** (z.B. Scheidenspülungen und Einbringen von Seife)
- **intravaginale Kontrazeptiva**

– systemische Ursachen
- **Diabetes mellitus** (mit Pilzbefall, z.B. Candida)
- **Östrogenmangel** (häufige Vulvitis im Senium)
- **Immunsuppression** (HIV, Tumorpatienten, Transplantationspatienten) → wegen der Immunsuppression kommt es zu erhöhter Infektanfälligkeit

– sonstige Ursachen
- Z.n. **Radiatio** → Infektion durch strahlungsbedingte Schäden des Epithels mit Eindringen von pathogenen Keimen
- **psychogener Pruritus**
- **dermatologische Erkrankungen** (z.B. Psoriasis und Lichen sclerosus)

> ! Eine **Vulvitis** kann infektiös oder nichtinfektiös bedingt sein, für beide Formen gibt es **verschiedenste Ursachen**.

Klinik

Allgemeinsymptome
- brennende **Schmerzen** (v.a. bei Bewegung), Berührungsschmerz, Wundheitsgefühl
- **Rötung,** Schwellung, Erosionen
- **Juckreiz** (Pruritus)
- **Dyspareunie,** Schmerzen beim Wasserlassen

Herpes genitalis
- zusätzlich kleine Bläschen (Ø 2–3 mm)
- krustige Ulzerationen

HPV-Infektion — blumenkohlartige Gewächse (z. B. **Condylomata acuminata**) besonders an den Labiae minores

> Durch Kratzen kommt es bei einer Vulvitis häufig zu **Superinfektionen.**

Diagnose

Anamnese — Beginn, Dauer und Rhythmus der Beschwerden, Menstruationsabhängigkeit, Begleitumstände

Untersuchung
- Ausschluss von systemischen bzw. lokalen Ursachen
- **Inspektion:** Suche nach Zeichen einer viralen Infektion, Kratzspuren, Rötungen usw.
- **Spekulumuntersuchung:** Ausschluss einer vaginalen Mitbeteiligung
- **Abstrichentnahme**
- ggf. **Biopsienentnahme** → immer Ausschluss eines Vulva-CA

Labor
- mikroskopische Untersuchung des Abstrichpräparates
- mikrobiologischer Erregernachweis

Differentialdiagnose
- Vulva-CA

> ! Bei wiederkehrenden oder therapieresistenten Vulvitiden sollte man immer das **Vulvakarzinom** in die differentialdiagnostischen Überlegungen einbeziehen.

Therapie

richtet sich nach der Ursache

supportiv
- Umschläge mit Kamille (z. B. Kamillosan®) und/oder Sitzbäder gegen den Juckreiz
- Empfehlung, enge Wäsche zu meiden

medikamentös
- **Bakterien:** Antiseptikum (antiseptische Salben oder Lösungen) oder lokale bzw. systemische Antibiose (Doxycyclin, Erythromycin)
- **Viren:** Virostatika (Aciclovir-Salbe)
- **Pilze:** Antimykotika (Cotrimoxazol, ggf. Partnermitbehandlung)
- **Allergien:** kortisonhaltige Salben (z. B. Volon A®)

operativ — bei Abszessen → **Inzision und Spaltung**

> Technik der **Abszess-Spaltung:**
> - Inzision über dem Abszessareal
> - sorgfältige Eröffnung des Abszesses und ggf. digitale Durchtrennung von vorhandenen Septen
> - Spülung der Wunde und Drainage der Höhle

Prognose
- in der Regel sehr gute Prognose
- bei richtiger Therapie meist komplikationslose Abheilung nach kurzer Zeit

7.1.2 Pruritus vulvae

Definition: Juckreiz an Vulva
Ätiologie/Pathogenese: meist systemisch
Klinik: Juckreiz
Diagnose: Suche nach Grunderkrankung
Therapie: Therapie der Grunderkrankung · lokale Therapie · Prognose

Definition

Juckreiz am äußeren weiblichen Genitale

Ätiologie/Pathogenese

Pruritus vulvae ist keine eigenständige Erkrankung, sondern **Symptom zahlreicher, meist systemischer Erkrankungen.** Die häufigsten Ursachen sind:

- **Entzündungsprozess** → primäre Vulvitis
- **Erkrankungen von Leber und Nieren** → zu hohes Bilirubin oder Urämie
- **Diabetes mellitus** → erhöhter Blutzucker
- **Anämien** → schlechte Sauerstoffversorgung
- **Allergien** → Quaddel-/Pustelbildung
- **hormonelle Umstellung** (v.a. Östrogenmangel) → atrophe Vulvitis
- **Malignome** → lokales infiltratives Wachstum oder Superinfektion
- **Parasiten** → lokale Entzündung

Klinik

starker Juckreiz im Bereich der Vulva

Diagnose

Suche nach Grunderkrankung

Therapie

- Therapie der Grunderkrankung
- lokal symptomatische Behandlung des Juckreizes (z.B. Salben, Sitzbäder, Umschläge)

Prognose

je nach Erkrankung kann ein Pruritus vulvae schnell behoben werden (z.B. entzündliche Ursache → Antibiotikum) oder muss als Symptom einer chronischen Erkrankung behandelt werden (z.B. Vulva-CA)

7.1.3 Bartholinitis

Definition: Entzündung der Glandulae vestibulares majores · Epidemiologie
Ätiologie/Pathogenese: infektionsbedingte Sekretretention · primäre/sekundäre Bartholinitis
Klinik: Schmerz · Schwellung · Rötung
Diagnose: Blickdiagnose · Differentialdiagnose
Therapie: symptomatisch · Marsupilation · Prognose

Definition

Bei der Bartholinitis handelt es sich um eine **Entzündung der Glandulae vestibulares majores** (Bartholin-Drüsen an den kleinen Schamlippen), die meist einseitig und oft unter Mitbeteiligung ihrer Ausführungsgänge auftritt. Die dabei auftretende Schwellung der Glandulae vestibulares majores wird auch als **Bartholin-(Pseudo-)Abszess** oder **-(Pseudo-)Zyste** bezeichnet.

Epidemiologie

häufigster Tumor im Bereich der Vulva

Ätiologie/Pathogenese

durch Retention von Sekret und Sekretstau kommt es zu einer Infektion mit Anschwellen der Drüse.

primäre Bartholinitis — Verklebung der Ausführungsgänge durch Verlegung der Ausführungsgänge (z. B. infolge eines Ödems der Vulvaschleimhaut)

sekundäre Bartholinitis — infolge einer Infektion der verlegten Drüse (oft durch Staphylokokken und Gonokokken)

Klinik

Symptome

- **Schmerzen** im Bereich der Vulva
- gerötete **Schwellung** und Rötung im Bereich der Labia minora (kann bis zu tischtennisballgroß werden)
- **Druckschmerzhaftigkeit** der Zyste

Komplikationen — bei länger unbehandelten Patienten kann sich aus dem Abszess ein septisches Geschehen mit systemischen Entzündungszeichen entwickeln

Diagnose

> Die **Blickdiagnose** ist bei der Bartholinitis bereits eindeutig. Trotzdem sollte eine Abklärung weiterer Erkrankungen des Genitaltraktes erfolgen.

Differentialdiagnose

- Vulva-CA
- Infektionen anderer Genese (z. B. Mollusca contagiosa)

Therapie

frühes Stadium — symptomatische Behandlung der Schwellung mittels **physikalischer Maßnahmen** (kalte Umschläge, Sitzbäder) und **Analgetika-/Antiphlogistikagabe**

fortgeschrittene Bartholinitis — Therapie der Wahl ist die **Marsupilation** (s. Abb. 7.1b)

> **Technik der Marsupilation:**
> Die Zyste wird in Vollnarkose inzidiert, entleert und gespült, anschließend die Zystenwand zum Offenhalten der Zyste mit der äußeren Haut vernäht.

Prognose — nach Operation i. d. R. gute Abheilung

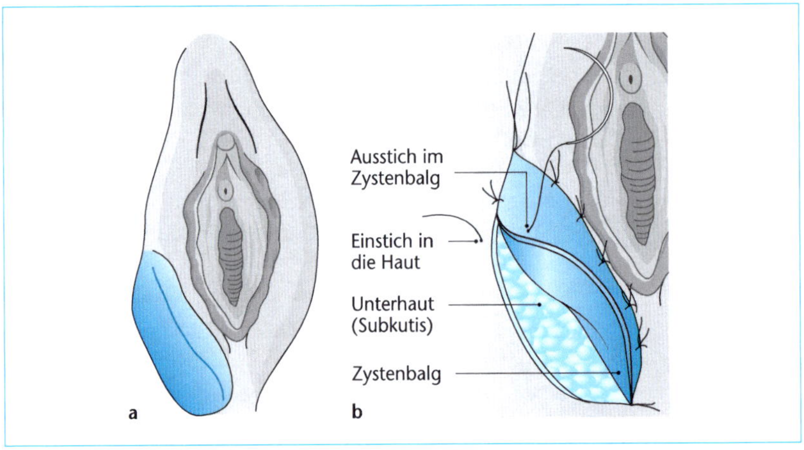

Abb. 7.1: Bartholin-Zyste in situ (a) und Schema der Marsupilation (b) [4]

7.1.4 Follikulitis, Furunkel und Karbunkel

Definitionen: Follikulitis · Furunkulose · Karbunkel · Epidemiologie
Ätiologie/Pathogenese: meist Staphylokokken · Risikogruppe
Klinik: Entzündungszeichen · Komplikationen
Diagnose: Blickdiagnose · Differentialdiagnose
Therapie: lokale Desinfektion · chirurgische Sanierung

Definitionen

- **Follikulitis** (Folliculitis vulvae): Entzündung der Haarfollikel im Bereich der Vulva
- **Furunkulose** (Furunculosis vulvae): Ausbreitung einer Follikulitis bis zum Abszess
- **Karbunkel** (Carbunculus): mehrere konfluierende Furunkel

Epidemiologie

- insgesamt in den westlichen Industrieländern eher selten
- Follikulitis ist häufiger als Furunkulose und Karbunkel

Ätiologie/Pathogenese

Erreger

Die o.g. Entzündungen werden meist durch **Staphylokokken** hervorgerufen.

Risikogruppe

Besonders gefährdet sind Patientien mit **geschwächter Immunabwehr** (z.B. alte Patienten, Patienten mit Diabetes mellitus oder Malignomen).

Klinik

- **Entzündungszeichen:** Schwellung, Rötung, Erwärmung und Schmerzen
- bei Furunkel und Karbunkel evtl. Austritt von **eitrigem Wundsekret**

Komplikationen

- ggf. **Fieber**
- erhöhte **Entzündungszeichen**

Diagnose

Blickdiagnose

Differentialdiagnose

- Bartholinitis
- Warzen
- Papillome

Therapie

- **Follikulitis:** lokale Behandlung mit Desinfektion
- **Furunkel/Karbunkel:** chirurgische Sanierung durch Eröffnung des Furunkels oder Karbunkels mit anschließender Entfernung von entzündlichem Material mit dem scharfen Löffel und Lascheneinlage

Prognose

- bei adäquater Therapie komplikationslose Heilung innerhalb von Tagen
- ggf. Rezidivgefahr

7.2 Entzündliche Erkrankungen der Vagina

Entzündungen der Vagina **(Vaginitis)** gehen fast immer mit einer Entzündung der Vulva **(Vulvitis)** einher. Die **Vulvovaginitis** wird auch als **Kolpitis** bezeichnet. Entzündungen der Vagina entstehen in der Regel durch Verdrängung der normalen Vaginalflora.

7.2.1 Fluor genitalis

Vaginalflora · Veränderung des physiologischen Scheidenmilieus · Fluorbeschaffenheit

Vaginalflora

Die gesunde Vaginalflora wird von einer Vielzahl verschiedener Milchsäure produzierender grampositiver Stäbchen gebildet:

- **Laktobazillen** (sog. Döderlein-Stäbchen):
  - Konzentration in der Vagina 10^5–10^8/ml
  - sorgen durch Milchsäureproduktion für ein konstant leicht saures Milieu in der Scheide → pH-Wert ca. 4,0
- **potentiell pathogene Keime,** die allerdings durch den niedrigen pH-Wert im Wachstum gehemmt werden (v.a. Streptokokken der Gruppe A, Staphylococcus aureus)

Veränderung des physiologischen Scheidenmilieus

Ätiologie

Eine Störung des Scheidenmilieus kann verschiedene Ursachen haben (z.B. Östrogenmangel in Kindheit, Schwangerschaft, schwere Erkrankungen, Antibiotikagabe, Auswaschen der Vaginalflora durch zu häufiges Waschen im Intimbereich)

> Eine der häufigsten Ursachen eines gestörten Scheidenmilieus ist die **Gabe von Antibiotika.**

Pathogenese

- Destruktion der Vaginalflora durch **Verdrängung der normalen Vaginalflora** mit **Vernichtung oder Reduktion der Laktobazillen** (Döderlein-Stäbchen sind gegen die meisten Antibiotika sensibel)
- Anstieg des **intravaginalen pH > 4,5**
- erleichterte Aszension von pathogenen Keimen und Wachstum von bereits vorhandenen potentiell pathogenen Keimen (s.o.)

Fluorbeschaffenheit

Normalflora	Fluorbeschaffenheit
Zyklusmitte	klar, geruchlos
Zyklusbeginn / -ende	weißlich, cremig, geruchlos
Erkrankung	
Pilzinfektion (Candida albicans)	weißlich-gelblich, krümelig
Trichomoniasis / Trichomona vaginalis	gelb-grünlich, schaumig
maligner Prozess im Bereich des Genitaltraktes	blutig, bräunlich, wässrig
Parasiten	gelblich, serös
Tuberkulose im Urogenitaltrakt / Mykobakterien	gelblich
Kolpitis infolge von Infektionen mit Gardnerella vaginalis, Haemophilus oder Kokken	grau, wässrig
Gonorrhoe / Neisseriae gonorrhoe	eitrig
Fremdkörper (z.B. vergessener Tampon)	übel riechend, bräunlich

Tab. 7.2: Differentialdiagnose des vaginalen Fluors

7.2.2 Kolpitis (Vulvovaginitis)

Definition: Entzündung der Vagina / Vulva · Epidemiologie
Ätiologie / Pathogenese: primäre / sekundäre Kolpitis · infektiöse Ursachen · nicht infektiöse Ursachen · begünstigende Begleiterkrankungen · atrophe Kolpitis
Klinik: übel riechender Fluor · Schmerzen · Dyspareunie · Komplikationen
Diagnose: Anamnese · Untersuchung · Messung des Scheiden-pH · Nativpräparat · Erregernachweis · Differentialdiagnose
Therapie: je nach Erreger lokal oder oral · bei atropher Kolpitis Östrogencremes · Prognose

Definition

bei einer Kolpitis handelt es sich um eine **Entzündung der Vagina** und **begleitend meist auch der Vulva**

Epidemiologie

nahezu jede Frau erleidet in Ihrem Leben eine Entzündung im Bereich der Vagina

Ätiologie / Pathogenese

primäre Kolpitis

durch **eindringende pathogene Keime** wird das physiologische Scheidenmilieu gestört → pH-Wert steigt auf > 4,5 → es kommt zur Infektion

sekundäre Kolpitis

bei gestörter Scheidenflora können sich auch **wenig pathogene Keime,** die sich als **Bestandteil der physiologischen Scheidenflora** ebenfalls in der Scheide aufhalten, entwickeln

infektiöse Ursachen

breites Erregerspektrum:
- Pilze (z. B. Candida albicans)
- Bakterien (z. B. E. coli, Streptokokken, Staphylokokken, Gardnerella vaginalis)
- Viren (z. B. Herpes genitalis, HPV), Parasiten (z. B. Trichomonaden)

nicht infektiöse Ursachen

- Fremdkörper
- Östrogenmangel

begünstigende Begleiterkrankungen

Begleiterkrankungen können sich mehr oder weniger auf die Scheidenflora auswirken:
- Diabetes mellitus (geschwächte Immunabwehr)
- Antibiotikatherapie (Reduktion der Döderlein-Stäbchen und damit indirekt Anheben des intravaginalen pH)
- Östrogenmangel (z. B. bei atrophen Genitalerkrankungen, Schwangerschaft)

atrophe Kolpitis

Die **atrophe Kolpitis** entsteht bei Frauen nach der Menopause aufgrund eines **Mangels an Östrogenen.** Sie stellt ein **nichtinfektiöses** Geschehen dar.

Klinik

- meist keine Schmerzen, aber dafür **übel riechender Ausfluss** (Fluor vaginalis)
- gelegentlich Pruritus mit z. T. brennenden **Schmerzen** im Bereich der Vagina/ Vulva
- **Dyspareunie**

! Flour ist das Leitsymptom einer Vaginitis!

Komplikationen

Aszension der Keime in den Uterus und die Parametrien oder sogar die Bauchhöhle mit Abszessbildung und schwerem Krankheitsbild

Diagnose

Anamnese — Frage z. B. nach Schmerzen, Fluor, Sexualpraktiken, Schwangerschaft

Untersuchung

- Inspektion von Vulva und Vagina
- **Messung des Scheiden-pH** (Normwert 4,0–4,5)
- Scheidenabstrich

Labor

- **Nativpräparat:** Suche nach Keimbesiedelung:
  - **bakterielle Vaginitis** (Clue-Cells = rasenförmiger Besatz der Epithelien z. B. mit Kokken oder Stäbchen, Leukozytenansammlung)
  - **Pilzinfektion** (Pilzmyceln = kettenförmige Konglomerate)
  - **Trichomoniasis** (Trichomonaden mit Geißeln)

> Anfertigung eines Nativpräparates:
> - Abstrichentnahme aus dem hinteren Scheidengewölbe
> - Auftragen auf einen Objektträger, Zugabe eines Tropfens physiologischer Kochsalzlösung und Abdecken mit einem Deckglas
> - Begutachtung im Mikroskop (400fache Vergrößerung)

- **kultureller Erregernachweis mit Resistenzbestimmung,** wenn die Diagnose nicht durch ein Nativpräparat möglich ist

> **!** Bei zusätzlichen Beschwerden beim Wasserlassen (z. B. Brennen) muss immer auch ein Abstrich der Urethra gemacht werden.

Differentialdiagnose — aufgrund der **zahlreichen möglichen Ursachen** gestaltet sich die Differentialdiagnose schwierig

Therapie

je nach Ursache unterschiedlich, dabei sollte man eine Normalisierung des Scheidenmileus im Auge haben

Ursache	Therapie
Kokken-Infektion (Mischflora)	lokale (Vaginaltabletten) bzw. orale Verabreichung von Tetrazyklin (z. B. Doxycyclin)
Kandida-Infektion	lokale bzw. orale Verabreichung eines Antimykotikums (z. B. Clotrimoxazol-Vaginalzäpfchen, Fluconazol-Tabletten)
Haemophilus-vaginalis-Infektion	lokale bzw. orale Verabreichung von Metronidazol
Chlamydien-Infektion	Tetracyclintabletten, bei Gravidität ist Erythromycin (Makrolidantibiotikum) das Mittel der Wahl'
Mycoplasmen-Infektion	lokale bzw. orale Verabreichung von Tetrazyklinen. Bei Gravidität ggf. Erythromycin
Trichomoniasis (Trichmona vaginalis)	Metronidazol, Einmalgabe (2 g)
atrophe Kolpitis	lokal Östrogenpräparate

Tab. 7.3: Therapie der wichtigsten Ursachen einer Vaginitis

Prognose — hohe Rezidivrate

! Um eine sofortige Wiederansteckung zu verhindern, sollte man immer an die **Partnermitbehandlung** denken!

7.2.3 Toxisches Schocksyndrom (TSS)

Definition: Infektion mit Staphylococcus aureus · Synonym · Epidemiologie
Ätiologie/Pathogenese: TSST 1-Bildung · Tampons
Klinik: Erythem · Desquamation · Fieber · Schock
Diagnose: klinisch · Differentialdiagnose
Therapie: symptomatische Schocktherapie · Antibiose · Prognose

Definition

Infektion mit Staphylococcus aureus, die häufig bei jungen Frauen in zeitlicher Nähe zur Menstruation auftritt, dabei kann es bis über Schocksymptome und Fieber bis zum **Multiorganversagen (MOV)** kommen

Synonym

Tampon Disease

Epidemiologie

mittlerweile eher selten, da die Hygiene bei Lagerung und Verkauf von Hygieneartikeln in den letzten 25 Jahren zugenommen hat

Ätiologie / Pathogenese

- **Infektion mit Staphylokokken der Enterotoxin-F-bildenden Gruppe** (z. B. Staphylococcus aureus) oder anderer Staphylokokkenstämme, die in der Lage sind, **TSST-1** zu produzieren
- Erreger setzen sich im Tampon fest und finden dort, sobald dieser in den Körper eingebracht wird, ideale Vermehrungsmöglichkeiten
- Erreger vermehren sich sehr stark und bilden das TSST-1

TSST-1 (Toxic-Shock-Syndrom-Toxin-1) ist ein Superantigen, das eine oligoklonale T-Zell-Aktivierung und damit eine unkontrollierte Zytokinfreisetzung auslöst. Durch die Zytokinfreisetzung wird das schwere Krankheitsbild verursacht.

Klinik

- **kleinfleckiges Erythem** oder sonnenbrandähnliche Erythrodermie
- anschließende **Desquamation der Haut,** besonders an Handflächen und Fußsohlen mit nachfolgender Hautschuppung
- hohes **Fieber**
- **Schocksymptomatik** mit Tachykardie und Hypotension

Komplikationen

- **Multiorganversagen**: mindestens **3 Befunde in anderen Organsystemen** (z. B. Erbrechen, Diarrhoe, Anstieg von Kreatinin und Harnstoff, Thrombozytopenie)

Diagnose

Diagnose wird anhand der Symptomatik gestellt

Differentialdiagnose

- Infektionskrankheiten, die mit Exanthemen einhergehen (z. B. Scharlach, Masern, Mumps und Röteln)
- Sepsis
- allergische Reaktionen auf Arzneimittel oder Nahrungsmittel

Therapie

medikamentös

- sofortige **symptomatische Schocktherapie** mit Volumenersatz und ggf. blutdrucksteigernden Mitteln (z. B. Dopamin)
- **Antibiose** (z. B. Flucloxacillin oder Dicloxacillin)

Prognose

- bei rechtzeitigem Erkennen und schnellem Therapiebeginn gute Prognose
- bei beginnendem Multiorganversagen hohe Letalität

7.3 Entzündliche Erkrankungen von Uterus und Parametrien

7.3.1 Zervizitis

Definition: bakterielle Entzündung der Cervix uteri · Epidemiologie
Ätiologie/Pathogenese: Keimaszension · Kolpitis/Vulvitis · Portioektopie
Klinik/Diagnose: siehe Kolpitis
Therapie: siehe Kolpitis · Prognose

Definition

bei der Zervizitis handelt es sich um eine meist bakteriell bedingte Entzündung der Schleimhaut des Zervikalkanals

Epidemiologie

- v.a. bei jungen Frauen im Alter zwischen 16 und 30 Jahren
- ca. 5–10 % aller Frauen
- ca. 10–25 % der jungen sexuell aktiven Frauen

Ätiologie / Pathogenese

- **bakterielle Zervizitis:** Aszension von Bakterien (v.a. Chlamydien und Gonokokken)
- **virale Zervizitis:** wird durch HPV oder Herpes simplex verursacht

Häufig erleichtert eine **Ektopie der Portio** die Infektion.
Häufig begleitet eine bakterielle Zervizitis eine **Kolpitis / Vulvitis.**

Klinik / Diagnose

wie bei Kolpitis

Therapie

- Therapie nach Ursache wie bei Kolpitis
- Sexualpartner immer mitbehandeln

Prognose

- gute Heilung
- hohe Rezidivrate

7.3.2 Endometritis und Myometritis

Definition: Infektion von Endometrium und/oder Myometrium · Epidemiologie
Ätiologie/Pathogenese: Erreger · iatrogen
Klinik: uncharakteristische Beschwerden · Komplikationen
Diagnose: Anamnese · Untersuchung · Erregernachweis · Kolposkopie · Differentialdiagnose
Therapie: Antibiotika wie bei Adnexitis

Definition

Bei der Endometritis handelt es sich um eine **Infektion des Endometriums (Gebärmutterschleimhaut),** bei der Myometritis um eine **Infektion des Myometriums.** Die Kombination beider Erkrankungen heißt **Endomyometritis.**

Epidemiologie

außerhalb des Wochenbettes oder der Schwangerschaft äußerst selten

Ätiologie / Pathogenese

Erreger

meist **bakterielle Infektion** (E. coli, Staphylokokken, Streptokokken, Chlamydien und in Entwicklungsländern auch Tuberkel-Bakterien), auch **virale Entzündung** oder **Pilzerkrankung**

iatrogen

> Die Endometritis und die Myometritis treten häufig **iatrogen** infolge von diagnostischen und therapeutischen gynäkologischen Eingriffen (z. B. Sondierung, Kürettage) oder infolge von Schwangerschft und Menstruation auf.

Klinik

uncharakteristische Beschwerden:

- Blutungsstörungen (Zwischenblutung, verlängerte Menstruation)
- uncharakteristischer Unterbauchschmerz
- eitriger Flour
- allgemeines Krankheitsgefühl

Komplikationen

durch **Keimaszension** kann es zu Adnexitis und sogar zur Peritonitis kommen

Diagnose

Anamnese

Frage z. B. nach Schmerzen, Fluor, Sexualpraktiken, Schwangerschaft, gynäkologischen Eingriffen

Untersuchung

- Inspektion von Vulva und Vagina
- bimanuelle Untersuchung (s. Abb. 7.2)
- Kolposkopie

Labor

Abstrich mit Erregernachweis

Differentialdiagnose

Endometrium-CA

Therapie

Antibiotikagabe wie bei Adnexitis (siehe Kap. 7.4.1)

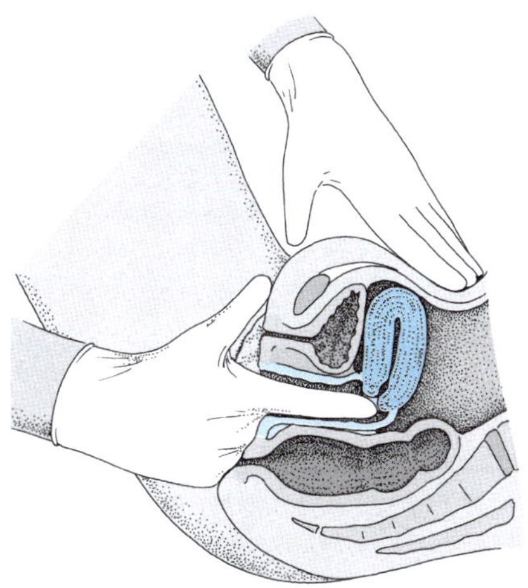

Abb. 7.2: Bimanuelle Untersuchung: Eine Hand wird über die Scheide an die Portio herangeführt, mit der anderen Hand tastet man über den Bauch die Geschlechtsorgane [3]

7.3.3 Parametritis

Definition: phlegmonöse Entzündung der Parametrien
Ätiologie / Pathogenese: Verletzung der Cervix uteri
Klinik: Schmerzen · Fieber ·Miktions- / Defäkationsbeschwerden · Komplikationen
Diagnostik: Anamnese · Untersuchung · Abstrich · Differentialdiagnose
Therapie: Antibiotika · Schmerzmittel · Fiebersenkung · Prognose

Definition

bei der Parametritis handelt es sich um eine **phlegmonöse Entzündung der Parametrien**

Ätiologie / Pathogenese

tritt häufig nach Verletzungen der Cervix uteri auf: häufig **iatrogen** (z.B. im Rahmen einer Abrasio) oder durch die **Geburt** verursacht

Klinik

- starke einseitige **Schmerzen** im Bereich des Unterbauchs
- Fieber
- Beschwerden bei der Miktion und der Defäkation

Komplikationen

- Tuboovarialabszess
- Douglas-Abszess
- Pelveoperitonitis

Diagnose

Anamnese

Frage z.B. nach Schmerzen, Fluor, Sexualpraktiken, Schwangerschaft, gynäkologischen Eingriffen

Untersuchung

- Inspektion von Vulva und Vagina, Suche nach Verletzungen der Cervix uteri
- bimanuelle Untersuchung (s. Abb. 7.2)
- Abstrich mit Erregernachweis

Differentialdiagnose

- Appendizitis
- Sigmadivertikulitis
- extrauterine Gravidität (EUG)
- Obstipationsbeschwerden
- Kolontumoren
- LWS-Syndrome

Therapie

je nach Erreger **Antibiotikagabe,** ansonsten symptomatische Therapie mit **Schmerzmittel** (z. B. Novalgin-Tropfen) und **Fiebersenkung**

Prognose

bei rechtzeitiger Therapie gute Heilung

7.4 Entzündliche Erkrankungen der Adnexe

7.4.1 Adnexitis

Definition: Entzündung von Eierstock/Eileiter · Salpingitis · Oophoritis · Epidemiologie
Ätiologie / Pathogenese: Erreger · Übertragung · akute/chronische Adnexitis
Klinik: Ausfluss · Schmerzen · Entzündungszeichen · Komplikationen
Diagnostik: Anamnese · Untersuchung · Abstrich · Sonographie · Laparoskopie
Therapie: Antiphlogistika · Analgetika · Antibiose · operativ

Definition

Bei der Adnexitis handelt es sich um eine **Entzündung von Eierstock und Eileiter.** Eine Entzündung nur des Eileiters bezeichnet man als **Salpingitis,** eine Entzündung des Ovars als **Oophoritis.**

Epidemiologie

- Altersgipfel: 15.–19. Lebensjahr
- Inzidenz: 0–15/1000 Frauen

Ätiologie / Pathogenese

Erreger

die häufigsten Erreger sind **Bakterien** (Gonokokken, Chlamydien, Mykoplasmen, aerobe und anaerobe Mischinfektionen sowie Mycobacterium tuberculosis)

Übertragung

meist **aszendierende Infektion der unteren Abschnitte des Genitaltraktes:**
- während bzw. kurz nach der **Menstruation**
- in den ersten Tagen post partum **(Öffnung des Zervixkanals)**
- **iatrogene** Einbringung von Keimmaterial bei intrauterinen Eingriffen (z. B. Abrasio, Abruptio oder Pertubation)

> ! Bei Geschlechtsverkehr während der Menstruation ist die Wahrscheinlichkeit, an einer Adnexitis zu erkranken, signifikant höher als außerhalb der Menstruation.

akute / chronische Adnexitis

- **akute Adenxitis:** bakterielle Entzündung beider Eileiter
- **chronische Adnexitis:** Folgezustand einer akuten Adnexitis mit Verwachsungen und dauerhaft verschlossenen Tuben

Klinik

- akut beginnende **Schmerzen im Unterbauch** mit Zeichen einer peritonealen Reizung (v. a. harter Bauch, Abwehrspannung)
- **Ausfluss** aus der Vagina
- **allgemeine Symptome:** Dysurie, Darmkoliken, Übelkeit und Erbrechen, Stuhlverhalt / Durchfälle
- **Entzündungszeichen:** Fieber, Leukozytose, CRP-Anstieg

> ! Auch in anderen Fächern, v. a. der Chirurgie, sollte man **beim akuten Abdomen mit Abwehrspannung** immer auch an die Adnexitis denken!

Komplikationen

- **Abszessbildung** im Bereich des Beckens (z. B. Douglas-Abszess)
- **Peritonitis**
- **chronische Adnexitis** mit Sterilität
- erhöhte Wahrscheinlichkeit einer **Tubargravidität** durch Verwachsungen im Bereich der Tube
- **septischer Schock** bei systemischer Streuung von Erregern

> **Douglas-Abszess:** Eiteransammlung im Douglasraum (= tiefster Punkt des Beckens zwischen Vagina und Rectum, wird von oben meist durch Darmschlingen bedeckt) kann zu massiven Schmerzen führen.

Diagnose

Anamnese

- Schmerzen, Fluor, Sexualpraktiken, Schwangerschaft, gynäkologische Eingriffe etc.

Untersuchung

- Inspektion von Vulva und Vagina
- Abstrich mit Erregernachweis

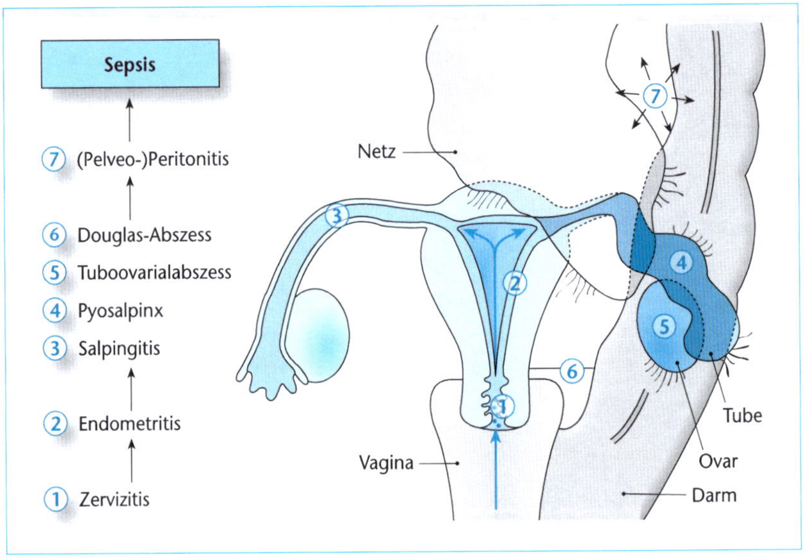

Abb. 7.3: Douglas-Abszess

apparativ

- **Sonographie:** Begutachtung des Douglas-Raumes mit Suche nach Flüssigkeit (Abszess), Tubenverdickung oft nachweisbar
- ggf. **bei unklarem Befund Laparoskopie** → Tubenwände verdickt, Abszesse sichbar

Therapie

medikamentös

- Antiphlogistika, Analgetika und Antibiose
- **unkomplizierter Verlauf:** z.B. Doxycyclin 1 × 200 mg/d oder Erythromycin 1 × 2 g/d über 14 Tage
- **komplizierter Verlauf:** Doppel-Antibiose z.B. mit Doxycyclin 1 × 200 mg/d + Metronidazol 2 × 0,5 g oder Cephalosporin (z.B. Cefuroxim 3 × 1,0 g/d) und Metronidazol 2 × 0,5 g i.v. für 14 Tage

operativ

bei **Abszessen** oder **progredientem Verlauf** sollte eine operative Sanierung erwogen werden

> Bei einer schweren Adnexitis sollte schnell eine **stationäre Aufnahme mit i.v. Antibiose** erfolgen. Nur so können der Krankheitsverlauf sicher überwacht und etwaige Komplikationen sofort erkannt werden.

7.4.2 Genitaltuberkulose

Definition: Infektion des Genitaltraktes mit Mycobacterium tuberculosis · Epidemiologie
Ätiologie/Pathogenese: Erreger · Übertragung · sekundäre Infektion
Klinik: unspezifische Symptome · subfebrile Temperaturen · Nachtschweiß · Blutungsstörungen · Komplikationen
Diagnose: Anamnese · Untersuchung · Tuberkulintest · Erregernachweis · apparativ · Differentialdiagnose
Therapie: stationär · Antibiotikatherapie · Prognose

Definition bei der Genitaltuberkulose handelt es sich um eine **Infektion des Genitaltraktes mit Mykobakterien**

Epidemiologie
- in Mitteleuropa äußerst selten
- Altersgpipfel: 30.–40. Lebensjahr

Ätiologie / Pathogenese

Erreger: Erreger einer Genitaltuberkulose ist in über 90 % d. F. **Mycobacterium tuberculosis**, in weniger als 10 % d. F. **Mycobacterium bovis**

Übertragung
- **Infektion verläuft meist sekundär** (sog. Sekundärtuberkulose), der **Primärherd** liegt dabei zu über 90 % in der Lunge
- durch **hämatogene Streuung** kommt es zum Befall der **Schleimhaut der Tube,** von dort aus wird der weitere Genitaltrakt (v. a. Endometriumschleimhaut) befallen
- bei Befall der Endometriumschleimhaut werden die Erreger mit dem **Menstruationsblut** ausgeschieden → offene Tuberkulose

> ! Bei der Genitaltuberkulose handelt es sich um **keine** Geschlechtskrankheit, da die Infektion in den meisten Fällen von einem Primärherd in Lunge und Darm ausgeht.
> Bei Befall der Endometriumschleimhaut ist die Erkrankung als **offene Tbc** anzusehen. Es besteht **akute Ansteckungsgefahr**!

Klinik

Die Genitaltuberkulose verläuft schleichend, **oftmals besteht keine wesentliche Klinik:**
- Abgeschlagenheit
- subfebrile Temperaturen
- Nachtschweiß
- Blutungsstörungen

> Die Genitaltuberkulose ist oft ein **Zufallsbefund** und fällt bei Routineuntersuchungen durch beidseits **tumorartig verdickte Tuben** auf.

Komplikationen: eine unbehandelte Genitaltuberkulose führt in den meisten Fällen zur **Sterilität** der erkrankten Frau

Diagnostik

Anamnese
- Frage v. a. nach Risikogruppen (Gefängnisinsassen, Drogenabhängige, HIV-Infektion, Aussiedler)
- Frage nach abgelaufenen Pleuraergüssen

Untersuchung
- Auskultation der Lunge
- Palpation: u. a. entzündlich veränderte Tuben als derbe Tumoren tastbar

Labor
- Tuberkulintest
- Erregernachweis
  - **Untersuchungsmaterial:** Menstruationsblut, Abstriche, Morgenurin (an 3 aufeinander folgenden Tagen entnommen), intraoperativ entnommene Punktate
  - **Anzüchtung auf Spezialmedium** (Dauer ca. 3 Wochen)
  - **Ziehl-Neelsen-Präparat** (u. U. nicht sehr genau)
  - PCR

apparativ
- **Röntgen Thorax:** Nachweis des Primärherdes
- **Sonographie:** Nachweis von entzündlich veränderten, verdickten Tuben

Differentialdiagnose
andere bakterielle Infekte

Therapie
- stationäre Aufnahme
- **Antibiotikatherapie mit Tuberkulostatika** (z. B. Rifampicin, Ethambutol und Isoniazid (INH) über mind. 6 Monate nach Erstellung eines Antibiogramms), ggf. zwischendurch Anpassung der Antibiose

Prognose
nach Therapie gut

7.5 Entzündliche Erkrankungen der Brust

Mastitis nonpuerperalis

Definition: entzündete Mamma außerhalb der Stillzeit · Epidemiologie
Ätiologie/Pathogenese: bakteriell · abakteriell · idiopathisch
Klinik: Schmerzen · lokale Entzündungszeichen · vergrößerte LK · Abszess
Diagnose: Anamnese · Untersuchung · Mammasonographie · Mammographie
Therapie: medikamentös · operativ

Definition
die Mastitis nonpuerperalis ist eine außerhalb der Stillzeit vorkommende, oft einseitige Entzündung des Brustgewebes

Epidemiologie
selten, nur etwa 5 % aller Mastitiden

Ätiologie / Pathogenese nonpuerperalis
- **bakteriell:** häufig Staphylokokken, Streptokokken, Proteus mirabilis
- **abakteriell:** granulomatöse Entzündung des Brustgewebes durch **Hyperprolaktinämie** → Sekretion der Brustdrüse → Milchstau → Aufweitung der Milchgänge und Milchaustritt ins umliegende Gewebe → Entzündung
- **idiopathisch:** in ca. 1/6 d. F. kann keine Ursache für die Mastitis gefunden werden

Klinik
- **umschriebene Schmerzen** in der Brust
- **Zeichen einer Entzündung**: Rötung, Überwärmung, Schwellung
- **Fieber**, ggf. auf axilläre Temperaturdifferenz zwischen gesunder und kranker Brust achten
- vergrößerte **axilläre Lymphknoten**

Komplikationen
Abszessbildung

Diagnose
Anamnese
insbesondere Frage nach Schwangerschaften und Stillen, genaue Medikamentenanamnese

Untersuchung
- Inspektion und Palpation der Brust
- Tasten der axillären Lymphknoten

apparativ
- **Mammasonographie:** Suche nach Abszessen und inhomogenen Strukturen
- **Mammographie:** sollte bei einer therapieresistenten Mastitis nonpuerperalis sowie nach Abheilen einer Mastitis nonpuerperalis zum Ausschluss eines Mammakarzinoms durchgeführt werden

> ! Unklare Entzündungen des Brustgewebes sollten **immer** auf Karzinome untersucht werden.

Therapie

- **symptomatisch** (z.B. Kühlen der Brust mit Quarkumschlägen, Tragen von straffen BHs zur Ruhigstellung)
- **bei Hyperprolaktinämie:** Prolaktinhemmer (z.B. Bromocriptin 2 × 1,25 mg/d) über 3–6 Wochen
- **bei bakterieller Mastitis:** Antibiose (z.B. Cephalosporine 3 × 1,5 g/d i. v. oder Oxacillin 3 × 1g/d p. o.)
- **bei Abszessbildung:**
  - Abszessspaltung (s. Abb. 7.4)
  - im Spätstadium kann man präoperativ die Einschmelzung der Entzündung durch Rotlichbehandlung beschleunigen

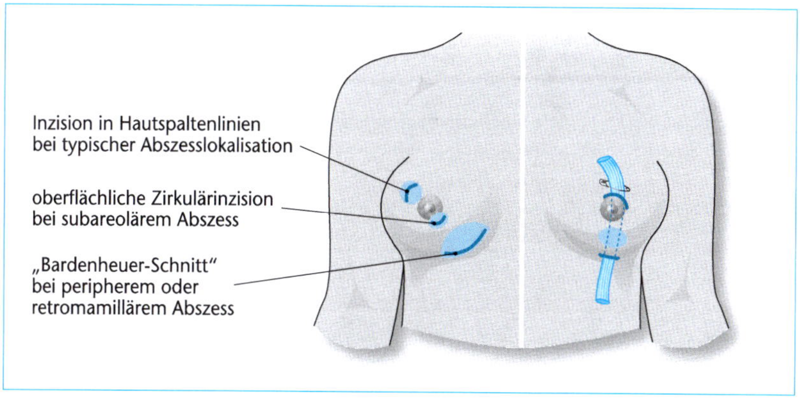

Abb. 7.4: Inzisionsstellen bei Mamma-Abszess (links) und Abszessdrainage (rechts)

8 Sexuell übertragbare Erkrankungen

M. Gerstorfer

Definition: fast ausschließlich durch Sexualkontakte übertragbare Erkrankung · Synonym · Epidemiologie
Einteilung: klassische Geschlechtskrankheiten · andere genitale Kontaktinfektionen
Infektionsschutzgesetz (IfSG)

Definition

Laut WHO handelt es sich um eine sog. sexuell übertragbare Erkrankung, wenn diese fast ausschließlich durch Sexualkontakte übertragen wird

Synonym

Geschlechtskrankheiten, venerische Krankheiten (venereal diseases), STD (sexual transmitted diseases)

Epidemiologie

Die seit Jahrhunderten bekannten klassischen Geschlechtskrankheiten sind mittlerweile in Deutschland sehr selten geworden. Häufiger sind inzwischen virale Geschlechtskrankheiten wie HIV oder Hepatitis C.

Einteilung

klassische Geschlechtskrankheiten	
bakteriell	• Gonorrhö • Lues • Lymphogranuloma venerum oder inguinale • Ulcus molle
andere genitale Kontaktinfektionen	
bakteriell	• Chlamydien (urogenitale Chlamydieninfektionen) • Mykoplasmen
viral	• Herpes genitalis • HPV • HIV • Hepatitis B und C
Pilze	• Candida albicans und Candida glabrata
Parasiten	• Trichomonaden • Scabies • Pediculosis pubis

Tab. 8.1: Die wichtigsten Erreger sexuell übertragbarer Erkrankungen

> **!** Bei Infektionen mit HIV und Hepatitis handelt es sich um sexuell übertragbare Erkrankungen mit **vorwiegend extragenitaler** Manifestation

Infektionsschutzgesetz (IfSG)

Seit dem 1.1.2001 sehen die gesetzlichen Bestimmungen eine **nicht namentliche Meldepflicht** an das Gesundheitsamt nur noch bei Lues und HIV vor. Die anderen Krankheiten bedürfen keinerlei Meldung mehr, außer bei Verdacht auf einen epidemischen Zusammenhang.

8.1 Bakterien als Erreger

8.1.1 Gonorrhö

Definition: Infektion mit Neisseria gonorrhoeae · Synonym · Epidemiologie
Ätiologie/Pathogenese: Übertragungsmodus · Prädilektionsstellen · Inkubationszeit
Klinik: Leitsymptome · Fluor · Unterbauchschmerzen · Bartholinitis · Proktitis · Dissemination · Komplikationen
Diagnose: Anamnese · Erregernachweis · immunologischer Nachweis · Serologie · Differentialdiagnose
Therapie: Antibiose · Prognose

Definition

Die Gonorrhö ist eine durch Geschlechtsverkehr erworbene **Infektion mit Neisseria gonorrhoeae** (gramnegative Diplokokken).

Synonym: Tripper, M. Neisser, GO

Epidemiologie
- häufigste bakterielle Geschlechtskrankheit
- hohe Dunkelziffer
- man geht von 40–60 Neuerkrankungen/100.000 Einwohner aus

Ätiologie/Pathogenese

Übertragungsmodus
- **Übertragung der Erreger** in fast allen Fällen über den Geschlechtsverkehr (GV)
- Erreger befallen **Zellen des Zylinderepithels** des Urogenitaltraktes
- **lokale Vermehrung** des Erregers in der Schleimhaut, nach einigen Tagen Entzündung der Schleimhaut mit Eiterbildung
- **massive Entzündungsreaktion** führt zur Eindämmung der Erregervermehrung
- Entzündung, Erregervermehrung und Eiterbildung lassen nach, verschwinden jedoch nie ganz
- **Narbenbildung,** die evtl. zu Komplikationen führen kann (z.B. Einengung von Schleimhautlumina im Bereich der Urethra oder des inneren Genitales)

Prädilektionsstellen

– untere Gonorrhö
- distaler Teil der Vagina
- äußeres Genitale
- Urethra
- Bartholin-Drüsen
- Rectum

– obere Gonorrhö
- **inneres Genitale** (Uterus, Tuben), beginnend mit dem proximalen Teil der Vagina und der Portio
- Peritoneum

– extragenitale Prädilektionsstellen: Schleimhäute **extragenitaler Körperöffnungen** infolge alternativer Sexualpraktiken (z.B. Rectum bei Analverkehr; Nasopharynx bei Oralverkehr) oder Schmierinfektion (z.B. Konjunktiven)

Inkubationszeit: ca. **2–8 Tage**

Klinik

! Bei Frauen ist die Erkrankung in über 50 % der Fälle **asymptomatisch!**

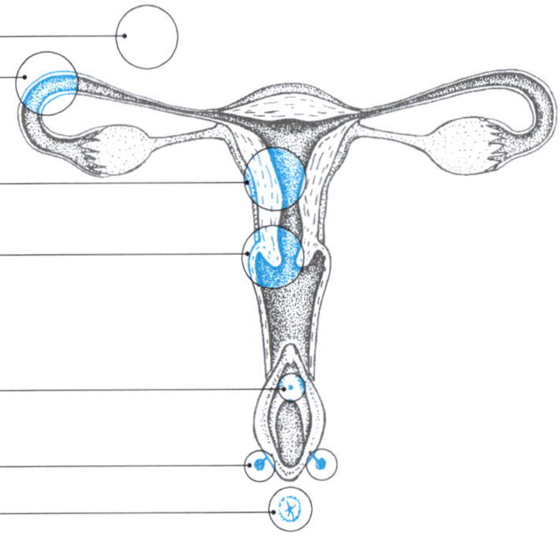

Abb. 8.1: Prädilektionsstellen der Gonorrhö [2]

- **Leitsymptome:** Dysurie und Austritt von Eiter aus Zervix und/oder Urethra
- eitriger **Fluor**
- **Unterbauchschmerzen** bei Befall der Adnexen mit Fieber und Leukozytose
- **Bartholinitis**
- **Proktitis** (bei Analverkehr)

In seltenen Fällen kann es infolge Dissemination zur Bakteriämie (Streuung vom Primärherd) kommen. Man findet dann meist die **Trias Hautausschlag, Fieber und Arthritis** (häufig Monoarthritis eines großen Gelenks mit Rötung, Schwellung und Schmerzen). Bei **unklarer Monoarthritis** mit deutlicher Entzündung sollte man deshalb immer auch an Gonorrhö denken.

Komplikationen

Es kann zu einer Vielzahl von Komplikationen kommen:
- **unmittelbare Komplikationen:** Peritonitis, Sepsis
- **bei Dissemination:** Arthritis, Iritis bei Befall der Augen, Pleuritis, Endokarditis, Meningitis
- **Spätfolgen:** Sterilität, Adhäsionen, rez. Unterbauchschmerzen

Diagnose

Anamnese

- Frage nach Sexualpraktiken (v. a. bei Entzündungen des Rektums oder des Nasopharynx) und ungeschützem GV in den letzten Tagen
- andere Geschlechtskrankheiten berücksichtigen

Labor

- **direkter mikroskopischer Erregernachweis** aus Urethra- und Zervixabstrichen:
  - **Nativpräparat:** zahlreiche Kokken
  - **Methylenblau- oder Gram-Färbung:** dunkelblau oder rot gefärbte, typische semmelförmige Diplokokken (vgl. Abb. 8.2)
- **Blutkulturen:** zum Beweis
- **immunologischer Nachweis: ELISA** (**E**nzyme-**l**inked **i**mmuno**s**orbent **A**ssay)
- **Serologie:** Antigennachweis im Serum

Differentialdiagnose — durch **Chlamydien** verursachte nicht gonorrhoische Urethritis (häufige Ko-Infektion mit **Chlamydia trachomatis** und **Ureaplasma urealyticum**)

Therapie

Antibiotika

- **einfacher Verlauf:** einmalige Gabe von Penicillin i. m. oder einmalige Gabe von Cephalosporinen p. o.
- **schwerer Verlauf:** Erythromycin 4 × 500 mg p. o. über 10–12 Tage

> ! Bei Geschlechtskrankheiten muss man immer den oder die **Geschlechtspartner mitbehandeln!**

> **Credé-Prophylaxe:** Bis vor einigen Jahren wurde Neugeborenen unmittelbar nach der Geburt Silbernitratlösung in die Augen getropft. So wurde die gefürchtete **Gonoblennorrhoe** verhindert. Dabei wurden die Gonokokken, die während des Geburtsvorgangs in die Augen geraten, abgetötet. Wegen der 10 %igen Wahrscheinlichkeit einer chemischen Konjunktivitis wird – Einzelfälle ausgenommen – heute auf die Credé-Prophylaxe verzichtet.

Prognose

- nach Erkennen und Therapie der Erkrankung gute Prognose
- keine Spontanheilung
- nach Infektion keine **Immunität** → **Reinfektionsgefahr!**

8.1.2 Lues

> **Definition:** Infektion mit Treponema pallidum · Synonyme · Epidemiologie
> **Ätiologie/Pathogenese:** · Übertragungsmodus · Inkubationszeit
> **Klinik:** erworbene Lues · Krankheitsstadien · Lues connata praecox/tarda · Komplikationen
> **Diagnose:** Anamnese · Untersuchung · mikroskopischer Erregernachweis · Serologie · Differentialdiagnose
> **Therapie:** Penicillin · bei Penicillin-Allergie · in der Schwangerschaft · Prognose

Definition

Die Lues ist Folge einer **Infektion mit Treponema pallidum**, die zu einer schleichenden, **in mehreren Stadien** verlaufenden Erkrankung an nahezu allen Strukturen des Körpers führt.

Synonym — Syphilis, harter Schanker

Epidemiologie — In Mitteleuropa liegt die die Inzidenz bei etwa 5/100.000, in Ländern wie Russland sogar bei 300/100.000 Einwohnern

Ätiologie/Pathogenese

Übertragungsmodus

- **erworbene Lues:** Übertragung der Erreger beim Geschlechtsverkehr
- **Lues connata:** Infektion im Mutterleib (in utero)

> ! Bei einer Lues-Infektion vor dem 5. Schwangerschaftsmonat kommt es zum **Abort** oder **Absterben des Foetus im Mutterleib** (intrauteriner Fruchttod)

Inkubationszeit — ca. **3–4 Wochen**

Klinik

erworbene Lues

Stadium der Lues und Zeitraum ab Infektion	Symptome
Inkubationszeit: 3–5 (max. 14) Wochen	–
Primärstadium (Lues I): ca. 3 Wochen	• **Primäraffekt:** derbes, schmerzloses sog. **Ulcus durum** (= harter Schanker), das klares Sekret produziert, mit spontaner Abheilung. Lokalisation v. a. an der Eintrittspforte der Infektion (z. B. Anus, Vagina, Mundschleimhaut) • **Bubonen:** schmerzlose, meist einseitige Lymphknotenvergrößerung, die innerhalb von 4–8 Wochen verschwindet • Die Kombination aus Ulcus und Lymphknotenvergrößerung nennt man **Primärkomplex.**
Sekundärstadium (Lues II): ca. 6 Wochen	**Generalisation der Erkrankung:** • typische Hauterscheinungen: – **Roseola syphilitica:** blasses makulöses Exanthem (v. a. am Stamm) – **Palmoplantarsyphilid:** psoriasiformes Exanthem an Fußsohlen und Handinnenflächen – **Condylomata lata:** weiche, oberflächliche Papeln, die hochinfektiös sind – schmerzlose, generalisierte **Lymphadenopathie** – **Alopezie** • Befall von ZNS (z. B. Meningitis), Gelenkstrukturen (Arthritis), Knochen und inneren Organen (Hepatitis)
Latenzstadium: 6 Monate–5 Jahre	**keine akuten Krankheitszeichen** (Dauer der beschwerdefreien Latenzphase ist individuell sehr verschieden)
Tertiärstadium (Lues III): 2–5 Jahre	2 Verlaufsformen: • **chronisch granulomatöse Reaktion:** Die Herde finden sich an nahezu allen Stellen des Körpers, meist als subkutane Knötchen (sog. **Gummen**) • **kardiovaskuläre Lues:** Veränderungen der Herzmuskulatur und der Gefäße (v. a. **syphilitische Arteriosklerose,** häufig **Aortenaneurysmen)**
Quartärstadium (Neurolues): 15–20 Jahre	• progressive Paralyse • Tabes dorsalis • massive Wesensveränderung

Tab. 8.2: Stadien und Symptome der erworbenen Lues

Lues connata

je nach Ausbildung der Symptome klinische Unterteilung in 2 Krankheitsformen:
- **Lues congenita praecox** (Frühsyphilis): alle Krankheitsformen bis Vollendung des 2. Lebensjahres
- **Lues congenita tarda** (Spätsyphilis): ab 3. Lebensjahr

	Lues congenita praecox	Lues congenita tarda
Alter	bis Vollendung 2. Lebensjahr	ab 3. Lebensjahr
Symptome	• Sattelnase • Knochenveränderungen (Osteochondritis, Osteomyelitis, Periostitis) mit Schonhaltung • Exantheme (meist makulopapulös) • Condylomata lata • syphilitischer Schnupfen	• Hutchinson-Trias: – Tonnenzähne (halbmondförmiger Defekt der Schneidezähne) – Taubheit – Keratitis parenchymatosa • Gummen • Sattelnase

Tab. 8.3: Symptome der Lues connata praecox bzw. tarda

Komplikationen: ergeben sich im Verlauf der einzelnen Stadien aus der Klinik

Diagnose

Anamnese: v.a. Frage nach ungeschütztem Geschlechtsverkehr

Untersuchung: Primäraffekt (Ulcus durum)

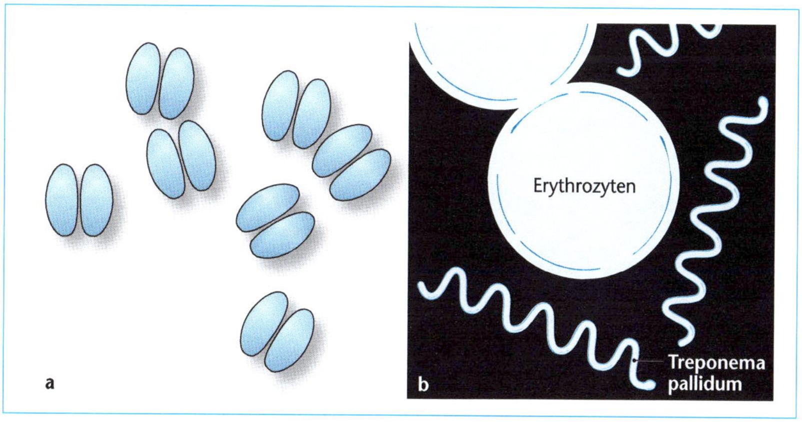

Abb. 8.2: Neisseria gonorrhoeae im Lichtmikroskop (a) und Treponema pallidum im Dunkelfeldmikroskop (b)

Labor:

- **direkter mikroskopischer Erregernachweis im Phasenkontrast- oder Dunkelfeldmikroskop:** eigenbewegliche Fäden mit korkenzieherartiger Windung
- **serologische Verfahren** zum Nachweis einer Lues:
  - **TPHA** (**T**reponema-**p**allidum-**H**äm**a**gglutinationshemmtest): dient als Screening-Test
  - **FTA-ABS**-Test (**F**luoreszenz-**T**reponemen-**A**k-**Abs**orptions-Test): Bestätigungstest, wenn der TPHA positiv ist
  - **IgM-Nachweis:** ebenfalls sehr spezifisch, v.a. bei frischen Infektionen (z.B. bei Neugeborenen)
  - **VDRL-Kardiolipinmikroflockungstest** (**V**eneral-**D**isease-**R**esearch-**L**aboratory-Test): quantitativer Test, gibt Aussage über die Aktivität einer Lues
  - **KBR** (**K**omplement**b**indungs**r**eaktion): Nachweis eines Titers, dient v.a. der Verlaufskontrolle unter Therapie

Differentialdiagnose: häufig liegen **Mehrfachinfektionen** vor, auch andere **Geschlechtskrankheiten** (wichtigste DD ist Ulcus molle, s.u.)

> ! Bei unklaren Hauterscheinungen **immer** an Lues denken und diese ausschließen. Wichtige Regel in der Dermatologie, sich selbst fragen: **„Lues, bist du es?"**

> Bei Verdacht auf eine bakterielle Geschlechtskrankheit sollte immer auch ein **HIV-Test** gemacht werden. Die Wahrscheinlichkeit, auch an HIV erkrankt zu sein, ist überproportional hoch. Bei gleichzeitger HIV-Erkrankung kann die Lues beschleunigt ablaufen, dabei kommt es u. U. zu vermehrten Komplikationen.

Therapie

bei V. a. auf Lues sollte unverzüglich mit einer **Antibiotikatherapie** begonnen werden. Dabei ist **Penicillin** nach wie vor das Mittel der Wahl, z. B. 600.000 I. E. Benzylpenicillin / d i. m. für 14 Tage

- bei **Penicillinallergie:**
  - Doxycyclin (200 mg / d p. o.) oder
  - Erythromycin (2 g / d p. o.) oder
  - Ceftriaxon (2 g / d i. v.)
- in der **Schwangerschaft:** Therapie mit Penicillin, Erythromycin oder Cephalosporinen

Prognose

- kaum Antibiotikaresistenzen
- nach Antibiotikatherapie i. d. R. gute Heilung der Stadien I und II
- ab Stadium III können Symptome dauerhaft persistieren

8.1.3 Urogenitale Chlamydieninfektion

> **Definition:** Infektion mit Chlamydia trachomatis · Synonym · Epidemiologie
> **Ätiologie / Pathogenese:** Chlamydien-Subtypen · Übertragung · Erregerformen
> **Klinik:** leichte Allgemeinsymptome · Urethritis · Adnexitis · Bartholinitis · Peritonitis · Zervizitis · Komplikationen
> **Diagnose:** Anamnese ·Untersuchung · Abstrich · Urinproben · DNA-Nachweis · Differentialdiagnose
> **Therapie:** Antibiotika · Prognose

Definition

Bei der urogenitalen Chlamydieninfektion handelt es sich um eine Infektion des Urogenitaltraktes mit **Chlamydia trachomatis** vom Serotyp D–K.

Synonym

genitale Chlamydiosen

Epidemiologie

Chlamydia trachomatis ist der **häufigste bakterielle Erreger einer Geschlechtskrankheit**. Ca. 30 % aller **Salpingitiden** werden durch Chlamydia trachomatis verursacht.

Ätiologie / Pathogenese

Chlamydien-Subtypen

Es werden verschiedene Chlamydien-Subtypen unterschieden, die jeweils andere Erkrankungen hervorrufen:

- **Chlamydia trachomatis A–C:** verursacht das Trachom
- **Chlamydia trachomatis D–K:** verursacht urogenitale Infektionen, Neugeborenenpneumonie und die sog. Schwimmbad-Konjunktivitis
- **Chlamydia trachomatis L1–L3:** verursacht das Lymphogranuloma venereum (oder auch inguinale) sowie eine reaktive Arthritis

Übertragung

- venerische Chlamydieninfektion: Übertragung erfolgt meist durch **Geschlechtsverkehr,** dabei kann es durch **Schmierinfektionen** zur Konjunktivitis (z. B. Schwimmbad-Konjunktivitis) kommen.
- perinatale Chlamydieninfektion: Eine **perinatale Infektion** ist möglich, dabei kommt es bei etwa der Hälfte der Kinder zu einer z. T. **schweren Einschlusskonjunktivitis,** bei etwa 1/5 der Kinder zu **Pneumonien.**

Erregerformen: Chlamydia trachomatis **erscheint in 2 Formen:**

- Epithelkörperchen
  - **infektiöse Form** der Chlamydia trachomatis, nur sehr kurzlebig
  - stoffwechselinaktive **Ruheform, extrazellulär** liegend
  - **Infektionsmodus:** Infektion der Epithelien durch Endozytose der Epithelkörperchen, dann Umwandlung in Retikulärkörperchen
- Retikulärkörperchen
  - **reproduktive Form** der Chlamydia trachomatis, langlebig
  - stoffwechselaktive **Vermehrungsform**, immer **intrazellulär** liegend
  - **Infektionsmodus:** nach Aufnahme in die Zellen intrazelluläre Vermehrung, Umwandlung in Elementarkörperchen und Ausschleusung aus der Zelle zur erneuten Infektion anderer Zellen

Inkubationszeit: ca. 2–4 Wochen

Klinik

Symptome

> ! Bei etwa 80 % der Frauen ist ein asymptomatischer Verlauf mit allenfalls leichten **Allgemeinsymptomen** wie Fieber, Gelenk- und Muskelschmerzen zu beobachten.

- **Urethritis** mit Dysurie
- **Bartholinitis**
- **Adnexitis**
- **Zervizitis** mit eitrig-schleimigem Fluor, Zervixerythem, Gefäßinjektion der Portio
- **Endometritis** mit Blutungsstörungen
- **Peritonitis** mit starken Bauchschmerzen und Abwehrspannung
- Arthritis, Konjunktivitis, Meningitis, Erythema nodosum

Komplikationen

- Sterilität
- Aufsteigen der Keime mit Entzündung der Adnexen und sogar des Peritoneums

Diagnostik

Anamnese: v. a. Frage nach ungeschütztem Geschlechtsverkehr

Untersuchung

- **genaue Inspektion der Portio:** Nachweis von eitrigem Fluor, Gefäßinjektion, leichte Verletzbarkeit, Blutungsstörungen
- **Zervixabstrich:** anschließend Giemsa-Färbung und Betrachtung im Mikroskop

Labor

- **Urinproben**
- **Zellkulturen**
- **immunologischer Nachweis** mittels **EIA** (**E**nzym-**I**mmuno**a**ssay) oder **DNA-Nachweis** mittels PCR (**P**olymerase-**C**hain-**R**eaction)

Differentialdiagnose

- Gonorrhoe
- Ulcus molle
- andere nicht gonorrhoische urogenitale Infektionen

Therapie

- Einleiten einer sofortigen **Antibiotikatherapie** unter gleichzeitger Mitbehandlung des oder der Geschlechtspartner. Als Antibiotika der Wahl stehen zur Verfügung:
  - Ciprofloxacin 2 × 500 mg/d
  - Doxycyclin 200 mg/d
  - Tetracyclin 4 × 500 mg/d
  - Ofloxacin 2 × 200 mg/d
  - Erythromycin 4 × 500 mg/d
  - Roxythromycin 2 × 150 mg/d
- Behandlungsdauer **mind. 14 Tage,** bei Arthritis oder Meningitis **bis zu 21 Tage**
- In der **Schwangerschaft** sollte nur Erythromycin oder Roxythromycin verwendet werden

Prognose: nach Antibiotikatherapie meist keine Residuen

8.1.4 Ulcus molle

Definition: Infektion mit Haemophilus ducreyi · Synonym
Ätiologie/Pathogenese: Übertragung · Inkubationszeit
Klinik: Ulcera · Schwellung der Leistenlymphknoten · Allgemeinsymptome · Komplikationen
Diagnose: Anamnese · Untersuchung · Abstrich · Mikroskop · Kultur
Komplikationen: Abszesse in den Leistenlymphknoten
Therapie: Antibiotika · Prognose

Definition

Beim Ulcus molle handelt es sich um eine Infektion mit **Haemophilus ducreyi.**

Synonym: weicher Schanker

Ätiologie / Pathogenese

Übertragung: nahezu ausschließlich Infektion durch Geschlechtsverkehr

Inkubationszeit: 2–5 Tage

Klinik

- **Ulcus molle:** weiche, stark druckschmerzhafte Ulcera an der Infektionsstelle, die bis zu einem Durchmesser von etwa 2 cm groß werden können. Stark gezackter Rand mit gerötetem Saum
- **Schwellung der Leistenlymphknoten** (ein- oder beidseitig)
- **Allgemeinsymptome:** Fieber, Unwohlsein, Müdigkeit sind möglich.

Komplikationen: In den Leistenlymphknoten kann es zur **Abszedierung** mit starken Schmerzen und Allgemeinsymptomen kommen.

Diagnose

Anamnese: v.a. Frage nach ungeschütztem Geschlechtsverkehr, kurzer Inkubationszeit

Untersuchung: v.a. Suche nach Ulcera, Lymphknotenschwellung

Labor:
- **Abstrichentnahme:** nach Gram- oder Giemsa-Färbung: Betrachtung im Mikroskop: **Nachweis von Stäbchen mit fischzugartig angeordneten Ketten**
- **Kultur:** zur Diagnosesicherung Anzucht auf Blut-Agar

Differentialdiagnose: wichtigste DD ist Lues

Ulcus molle	Lues
• weiches, druckdolentes Ulcus • kurze Inkubationszeit von bis zu 5 Tagen • LK-Schwellungen inguinal schmerzhaft	• hartes, druckindolentes Ulcus • längere Inkubationszeit bis zu 3 Wochen • LK-Schwellungen inguinal schmerzfrei

Tab. 8.4: Differentialdiagnostische Kriterien zur Unterscheidung von Ulcus molle und Lues

Therapie

Antibiotikatherapie: Erythromycin 4 × 500 mg/d oder Tetracyclin 4 × 500 mg/d über 2–4 Wochen. Alternativ Cotrimoxazol 2 × 1 g/d uber 2 Wochen

Prognose

Nach Antibiotikatherapie i. d. R. keine Residuen

8.1.5 Mykoplasmen

Definition: nichtgonorrhoischer Infektion des Urogenitaltraktes · Epidemiologie
Ätiologie/Pathogenese: zellwandlose Bakterien · liegen auf Zellen oder in Interzellulärräumen
Klinik: Fluor · Pruritus · Dyspareunie · Schmerzen und Brennen beim Wasserlassen · Komplikationen
Diagnose: Anamnese · Anzucht auf Spezialmedium · Antikörpernachweis · Differentialdiagnose
Therapie: Antibiotikatherapie · Prognose

Definition

Der Erreger **Mycoplasma genitalium** verursacht ebenfalls eine **nichtgonorrhoische Infektion** der Genitalorgane bzw. des Harntraktes.

Epidemiologie

- bis 20 % aller Frauen erkranken in Ihrem Leben an einer nichtgonorrhoischen Urethritis, die sich zu einer Infektion der Genitalorgane verschlimmern kann
- bei ca. 5 % dieser nichtgonorrhoischen Urethritiden handelt es sich um eine Mykoplasmenurethritis.

Ätiologie / Pathogenese

Mykoplasmen sind **zellwandlose Bakterien,** die auf einer Zelle liegen bleiben oder in den Interzellulärraum zwischen Zellen eindringen. Dort produzieren sie Enzyme, die in die Wirtzelle eindringen und dadurch die Zellen teilweise zerstören.

Klinik

- Harnröhrenausfluss, v. a. morgens (sog. **Bonjour-Tröpfchen**)
- Pruritus im Genitalbereich
- Brennen und Schmerzen beim Wasserlasssen
- Dyspareunie

Komplikationen

nach Infektion:
- erhöhte Tubargraviditätsrate
- Sterilität
- reaktive Arthritis

Diagnostik

Anamnese

v. a. Frage nach ungeschütztem Geschlechtsverkehr, kurzer Inkubationszeit

Labor

- **Abstrich und Anzucht auf Spezialmedium** (Pferdeserum enthaltende Spezialkulturen): Es bilden sich **spiegeleiförmige Kulturen**
- **Serologie:** Nachweis von spezifischen Antikörpern

Differentialdiagnose — andere Erreger einer nicht gonorrhoischen Infektion (z. B. Chlamydia trachomatis, Ureaplasma urealyticum, E. coli. Gonorrhoe)

Therapie — **Antibiotikatherapie** (Mittel der Wahl: Tetracycline, Makrolide)

> ! Penicilline und Cephalosporine sind bei der Therapie einer Mykoplasmeninfektion **unwirksam!**

Prognose — nach Antibiotikatherapie meist vollständige Ausheilung bei früher Diagnosestellung

8.2 Viren als Erreger

8.2.1 Humanes Immundefizienzvirus (HIV)

Definition: human Immunodeficiency Virus · acquired Immune Deficiency Syndrome · Epidemiologie
Ätiologie / Pathogenese: Risikogruppe · Erreger · Übertragung · Abwehrstörung
Klinik: Stadieneinteilung · Symptome · Komplikationen
Diagnose: Anamnese · Suchtest · Bestätigungstest · weitere Tests · Verlaufsbeobachtung · Biopsien · Differentialdiagnose
Therapie: Verzögerung des Krankheitsverlaufs · supportiv · antiviral · opportunistische Infekte · bei Schwangerschaft · Prognose

Definition — Das **h**umane **I**mmundefizienz**v**irus (**HIV**) verursacht die HIV-Infektion. Sobald typische opportunistische Infektionen und Tumoren auftreten, liegt das **A**cquired **I**mmune **D**eficiency **S**yndrome (**AIDS**) vor.

Epidemiologie
- Deutschland: ca. 2000 neue HIV-Infektionen / Jahr gemeldet. Damit gilt Deutschland als ein Low-Risk-Land.
- weltweit: ca. 45 Millionen HIV-Infizierte

Ätiologie / Pathogenese

Risikogruppe
- **männliche Homosexuelle** (größte Risikogruppe in den frühen 80er Jahren)
- **i. v.-Drogenabhängige**
- Prostituierte
- seit den 90er Jahren zunehmend Heterosexuelle
- medizinisches Personal (Infektion während der Arbeit)
- Empfänger von Blutprodukten (mittlerweile selten, ca. 1 / 800.000)
- in den letzten Jahren zunehmend Einwohner aus 3. Welt und Osteuropa

Erreger — sog. **Retrovirus** (= RNS-Virus mit reverser Transkriptase). Es gibt **zwei Stämme** (**HIV 1** und **2**) mit verschiedenen **Subtypen.**

Übertragung — Die Ansteckung mit HIV kann auf verschiedene Art erfolgen:
- ungeschützter Geschlechtsverkehr (erhöhte Infektionsgefahr bei Analverkehr)
- intravenöser Drogenkonsum
- Blut- oder Blutprodukte
- im Mutterleib oder perinatal

> **!** Die **HIV-Infektion** kann über Blut, Speichel, Ejakulat bzw. Scheidensekret, Speichel und Muttermilch erfolgen.

Abwehrstörung

HIV befällt v.a. die Träger der zellulären Abwehr, die den **CD4-Rezeptor** tragen (v.a. **T-Helferzellen = CD4-positive Lymphozyten,** Makrophagen und Langerhans-Zellen). Diese Zellen werden durch den HIV-Befall selektiv getötet. Das Resultat ist eine gestörte Abwehr gegen Keime, der Körper kann sich gegen Bagatellinfekte nicht mehr ausreichend schützen und erkrankt.

Klinik

Zahl der CD4-positiven T-Lymphozyten	A: akute HIV-Infektion	B: symptomatisch	C: AIDS-definierende Erkrankung
1: ≥ 500/µl	A1	B1	C1
2: 200–499/µl	A2	B2	C2
3: < 200/µl	A3	B3	C3
Symptome	• akutes retrovirales Syndrom – HIV im Blut nachweisbar – grippeähnliches Beschwerdebild mit Fieber, Kopf- und Gliederschmerzen – mononukleoseähnliches makulöses Exanthem • asymptomatisches Stadium – Reduktion der CD4-Lymphozyten nachweisbar – keine subjektiven Beschwerden – ggf. Lymphadenopathie-Syndrom (LAS)	• symptomatisches Stadium • Auftreten von opportunistischen Infektionen (weder A noch C) • subfebrile Temperaturen • rez. bakt. Infekte • Herpes zoster • Candida albians-Infektion	• Allgemeinsymptome: – starker Gewichtsverlust (Wasting-Syndrom) – Fieber – Erbrechen – Durchfälle • neurologische Symptome: – massive Einschränkung der Hirnfunktion (HIV-Enzephalitis) – Lähmungserscheinungen – Myelopathien • opportunistische Infekte: – Viren (z.B. Zytomegalieinfektion verschiedener Organe, Herpes siplex/-zoster-Befall von Lunge und Speiseröhre) – Bakterien (z.B. Tuberkulose, Salmonellensepsis) – Pilze (z.B. Aspergillose, Candiasis in Speiseröhre und Atemwegen) – Parasiten (Pneumocystis-carinii-Pneumonie, Toxoplasmose des Gehirns, intestinale Kryptosporidiose) • Neoplasien: – Kaposi-Sarkom – Non-Hodgkin-Lymphome – Zervixkarzinom

Tab. 8.4: Stadieneinteilung in Abhängigkeit von den bereits aufgetretenen Erkrankungen und der Anzahl der CD4-Lymphozyten (CDC / USA von 1993) und Symptome der HIV-Infektion

Komplikationen

Die im Stadium C auftretenden **Neoplasien** oder **opportunistischen Infektionen**) können z.T. nur noch sehr unzureichend behandelt werden und führen häufig zum Tod.

Diagnose

Anamnese

Frage nach ungeschütztem Geschlechtsverkehr, Risikogruppen (z.B. Prostituierte, Drogenabhängige)

Labor

- **Suchtest:** Nachweis von HIV-Antikörpern (ELISA). Bestätigung mittels Western Blot.
- **weitere Tests:** PCR (Bestimmung der Viruslast möglich), HIV-p24-Antigentest
- **Biopsien:** aus Lymphknoten oder in der Zytologie
- **Beobachtung des Krankheitsverlaufs:** mittels CD4/CD8-Verhältnis

! Der Nachweis darf nur nach **Aufklärung** und mit dem **Einverständnis** des Patienten erfolgen. Bei einem positiven Suchtest ist immer ein **Bestätigungstest** aus nochmals neu entnommenem Blut durchzuführen.

Differentialdiagnose

- **Immundefekt** anderer Genese (z. B. hämatologische Erkrankung)
- **ICL** (= idiopathische CD4-Lymphozytopenie), sehr seltenes Syndrom, das mit einem Defekt der T-Helferzellen einhergeht.

Therapie

Derzeit ist **keine vollständige Heilung möglich,** die medikamentöse antivirale Therapie dient lediglich der **Verzögerung des Krankheitsverlaufes** durch Verringerung der Viruslast.

supportiv

Ernährungsumstellung, allgemein gesunde Lebensführung

medikamentös

- **antivirale Therapie:**
  - **Nukleosidanaloga** (z. B. AZT): bewirken den Einbau falscher Nukleosidbausteine
  - **Proteaseinhibitoren** (z. B. Indiavir, Ritonavir): Durch Hemmung der Spaltung von Proteinen wird der Neubau von Viren verlangsamt.
  - **nicht nukleosidale reverse Transkriptase Inhibitoren (NNRTI**, z. B. Efavirnez): Hemmung der reversen Transkriptase
- **Therapie begleitendender opportunistischer Infektionen** je nach Erreger (siehe Handbücher Innere Medizin)
- **Therapie in der Schwangerschaft:** Am besten Vorstellung in einer HIV-Schwerpunkt-Praxis. Es sollte so weit wie möglich auf den Einsatz von Proteaseinhibitoren verzichtet werden. Mittel der Wahl sind Nukleosidanaloga (z. B. AZT).

Prognose

Dank neuer Medikamente ist die Lebenszeit von HIV-Infizierten in den letzten Jahren deutlich gestiegen. Genaue Zahlen sind aber noch nicht verfügbar.

8.2.2 Herpes genitalis (Herpes-simplex-Virus-Typ 2)

Definition: Infektion mit Herpes simplex Typ 2 · Epidemiologie
Ätiologie/Pathogenese: Erreger · Übertragung · Viruspersistenz · Inkubationszeit
Klinik: Bläschenbildung · Komplikationen
Diagnose: Anamnese · Untersuchung · Abstrich · Serologie · PCR · Differentialdiagnose
Therapie: Virostatika · Prognose

Definition

Herpes genitalis wird i. d. R. durch eine **Infektion mit dem DNA-Virus Herpes-simplex-Virus-Typ 2 (HSV 2)** verursacht.

Epidemiologie

Durchseuchungsgrad in der bundesdeutschen Bevölkerung ca. 25 %

Ätiologie / Pathogenese

Erreger

> **!** Herpes-genitalis-Erreger
> **HSV 1:** verursacht Herpes labialis im Bereich der Lippen und des Gesichtes mit ähnlichen Symptomen wie HSV 2, führt je nach Sexualpraktik ggf. auch zu Herpes genitalis
> **HSV 2:** verursacht **klassischen Herpes genitalis,** führt je nach Sexualpraktik ggf. auch zu Herpes labialis
> **Varicella-Zoster-Virus (HZV):** verursacht beim ersten Kontakt Windpocken und erst in der Folge Symptome des **Herpes zoster.** Dabei handelt sich jedoch **nicht** um einen Erreger einer Geschlechtskrankheit!

Übertragung

Die **Übertragung** des HSV erfolgt über **Sexualkontakte,** eine **Ansteckung während der Geburt** im Geburtskanal (perinatal) ist möglich. In der Schwangerschaft ist eine Infektion mit dem HSV nicht sicher auszuschließen, aber sehr selten.

Viruspersistenz

Eine Herpes-Infektion führt zu einer **lebenslangen Anwesenheit des Erregers** im Körper des Infizierten. Die Viren überleben in den **Neuronen der autonomen und sensorischen Ganglien.** Bei Störungen der Immunabwehr (z. B. durch Stress, Schlafentzug, Krankheit) kommt es zum **Rezidiv** mit Auftreten von Krankheitszeichen.

Inkubationszeit

ca. 3–21 Tage

> **Bei geschwächter Immunabwehr** bzw. während der Schwangerschaft kommt es vermehrt zur Erstinfektion.

Klinik

Die Erstmanifestation der Erkrankung zeichnet sich durch einen schwereren Verlauf mit längerer Krankheitsdauer aus, ein Rezidiv dagegen ist i. d. R. von kürzerer Dauer.

Symptome

- Spannungsgefühl
- Juckreiz
- **kleine schmerzhafte, multiple Bläschen** mit wasserklarem Inhalt, **gruppierte (= herpetiforme) Anordnung** v. a. im Bereich der Vulva (Vulvitis) und Vagina (Kolpitis). Die Bläschen platzen auf und verkrusten.
- Fluor genitalis
- Schwellung der inguinalen Lymphknoten
- Fieber
- Dyspareunie
- je nach Sexualpraktik auch zusätzlich Pharyngitis, Proktitis möglich

Komplikationen

- rezivierende Erkrankung
- **Herpes-Enzephalitis** mit oft letalen Verläufen
- bei Infektion während der Geburt kommt es manchmal zu generalisierten Verläufen (Dissemination) mit nicht selten tödlichem Ausgang für das Neugeborene

Diagnose

Anamnese

Frage nach Sexualgewohnheiten und -partnern, Schwangerschaft, Zyklusstörungen

Untersuchung

- Bläschen im Genitalbereich

- Schwellung inguinaler Lymphknoten

Labor
- **Abstrich** mit anschließendem Erregernachweis
- **Serologie:** Nachweis von IgM und IgG
- **PCR:** DNA-Nachweis

Differentialdiagnose
- andere Viruserkrankungen (z. B. EPV)
- Lues (Primäraffekt)
- **Behçet-Syndrom** (chronische Erkrankung mit Aphthen im Bereich der Mund- und Genitalschleimhaut)

Therapie
- **lokale Therapie** mit Virostatika-Salbe (z. B. Aciclovir-Salbe)
- **schwerer Verlauf:** Aciclovir 1–4 g/d p. o. oder Valciclovir 2 × 500 mg/d p. o.
- **generalisierter Verlauf:** Aciclovir 5–10 mg/kg KG. i. v.
- **Therapie in der Schwangerschaft**: in schweren Fällen Einsatz von Aciclovir, ansonsten möglichst auf lokale Therapie beschränken.

> Beim bloßen V.a. eine Herpes-Encephalitis ist eine **sofortige Infusionstherapie** mit Virostatika einzuleiten.

Prognose

Lebenslange Rezidive möglich. Bei der intrauterinen oder intrapartalen Infektion kann es in einigen Fällen zu schweren neurologischen Schäden kommen. Es sind sogar Fälle beschrieben, in denen eine peripartale Infektion zu Multiorganversagen und Tod des Säuglings geführt hat.

8.2.3 Humanes Papillomvirus (HPV)

Definition: Infektion mit dem humanen Papillomvirus (HPV) · Epidemiologie
Ätiologie/Pathogenese: Erreger-Subtypen · Übertragung · Inkubationszeit
Klinik: breites Spektrum · Condylomata acuminata · Condylomata plana · weitere Effloreszenzen · Neoplasien · Komplikationen
Diagnose: Anamnese · Untersuchung · Abstrichentnahme · PCR · Differentialdiagnose
Therapie: rein symptomatisch · lokal medikamentös/operativ · Prognose

Definition

Diese Erkrankung wir durch eine **Infektion mit dem humanen Papillomvirus (HPV)** verursacht, einem **DNA-Virus** aus der Familie der **Papovaviridae.**

Epidemiologie

vermutlich ist ca. jede 5. Frau mit HPV infiziert

Ätiologie / Pathogenese

Erreger

Es existieren ca. **80 Subtypen** des humanen Papillomvirus, aus denen verschiedene Erkrankungen resultieren, z. B.
- **Condylomata acuminata** (Subtypen 6 und 11)
- **Condylomata plana** (Subtypen 1 und 4)

Übertragung
- Übertragung durch **sexuelle Kontakte** oder **perinatal**
- Befall der **Basalzellen im Bereich der Vaginalschleimhaut,** dort Persistenz bis zu mehreren Jahren
- nach verschiedensten Auslösefaktoren, wie Stress, Schwächung der Immunabwehr, Veränderungen des Scheidenmilieus etc., Beginn der Expression von viralen Genomen, dadurch Proliferation der Basalzelle mit Virusreplikation

Inkubationszeit	Wochen bis Monate
Klinik	großes Spektrum möglicher Symptome
Condylomata acuminata	• meist im Bereich der Vulva oder des Anus lokalisiert • beet- oder blumenkohlförmig angeordnete Warzen • Hauptverursacher: Subtyp 6 oder 11
Condylomata plana	• meist an der Cervix uteri im Schleimhautniveau gelegen • Effloreszenzen, die zu intraepithelialen Neoplasien neigen • Hauptverursacher: Subtypen 1 oder 4
weitere Effloreszenzen	• meist im Bereich der Vagina zu finden • v.a. papulös oder flach-kondylomatös
Komplikationen	langfristig Ausbildung von **intraepithelialen Neoplasien:** • **Subtypen mit hohem Risiko für Neoplasien:** v.a. HPV 16, 18, 31, 33 und 45 • **Subtypen mit geringem Risiko für Neoplasien:** v.a. HPV 6, 11, 42, 44 und 51
Diagnostik	
Anamnese	Frage nach Sexualgewohnheiten und -partnern, Schwangerschaften, Zyklusstörungen
Untersuchung	Suche nach Effloreszenzen

> Bei Betupfen mit Essigsäure (3 %) zeigen sich HPV-assoziierte Effloreszenzen als **weißes Mosaik.**

Labor	• **Abstrichentnahme:** Dabei sind im Mikroskop große ballonierte Zellen zu finden (sog. **Koilozyten**) • **PCR:** Nachweis der Virus-DNA
Differentialdiagnose	• **Condylomata lata bei Lues** • andere Viruserkrankungen des Genitaltraktes (z.B. Herpes simplex)
Therapie	kausale Therapie ist zurzeit noch nicht verfügbar, lokale Verfahren zur Beseitigung der Effloreszenzen:
medikamentös	• Verätzung (z.B. Ätzstift oder lokale Säurebehandlung) • Salbenbehandlung (z.B. mit Interferon-Salben)
operativ	Kryotherapie, Laserung, Diathermieschlinge
Prognose	keine kausale Therapie möglich, lediglich Therapie der Symptome

8.2.4 Virushepatitis

Als Geschlechtskrankheiten sind nur die **Virushepatitis B und C** von größerer Bedeutung. Die anderen Virushepatitiden werden in der Regel nicht via Geschlechtsverkehr übertragen.

Virushepatitistyp	A	B	C	D	E
Impfung möglich	ja	ja	nein	Hepatitis-B-Impfung schützt vor Hepatitis-D-Infektion	nein
Epidemiologie	5/100.000	6/100.000	8/100.000	?	?
Übertragung	fäkal-oral: • Stuhl • Blut, Blutprodukte • Nahrungsmittel (v.a. roh) • Wasser	parenteral: • Blut (z.B. Tätowierungen), Blutprodukte • Speichel, Sperma, Muttermilch, Exsudate	parenteral: • wie bei Hepatitis B, allerdings niedrigeres Übertragungsrisiko (Muttermilch fraglich)	fäkal-oral, fraglich parenteral: • Blut, Blutprodukte • Speichel, Sperma, Exsudate	fäkal-oral, parenteral: • Stuhl • Wasser
Inkubationszeit	2–6 Wochen	4–20 Wochen	2–25 Wochen	2–6 Monate	2–10 Wochen
Chronifizierung	nein	5–10 % d. F.	› 60 % d. F. (bei 20 % Entwicklung einer Zirrhose)	wahrscheinlich in › 60 % d. F.	nein
Kontraindikation für Stillen	nein	Transmissionsrisiko 5 %	nein	nein	nein

Tab. 8.5: Übersicht über die häufigsten Virushepatitiden A–E

Hepatitis B (HBV)

Definition: Infektion mit Hepatitis-B-Virus · nichteitrige Entzündung der Hepatozyten · Epidemiologie
Ätiologie/Pathogenese: Erreger · Übertragung · Inkubationszeit
Klinik: symptomlose Verläufe · Allgemeinsymptome · Ikterus · Komplikationen
Diagnose: Anamnese · Untersuchung · laborchemische Untersuchungen · Serologie · Differentialdiagnose
Therapie: symptomatisch · allgemein · bei Chronifizierung · Prognose

Definition

Bei einer Virushepatitis B handelt es sich um eine **Infektion mit dem Hepatitis-B-Virus (HBV).** Dabei kommt es zu einer diffusen, nichteitrigen Entzündung der Hepatozyten.

Epidemiologie: 6/100.000 Einwohner

Ätiologie/Pathogenese

Erreger: HBV ist ein **Hepadnavirus** und besteht aus einer **Hülle (Surface)** und dem **Kern (Core).**

Übertragung: erfolgt grundsätzlich **parenteral:** über Geschlechtsverkehr, Blutprodukte, infizierte Nadeln oder perinatal

Inkubationszeit: ca. 4–20 Wochen

Klinik

- oft **symptomloser Verlauf**
- **Allgemeinsymptome:** Übelkeit, Brechreiz, Unwohlsein, Gelenkschmerzen, Gewichtsverlust, Fieber
- **Ikterus**
- **gestörte Blutgerinnung**

> **!** Die meisten HBV-Infektionen heilen ab, es kann aber zur **Chronifizierung** mit Krankheitsdauer länger als 6 Monate kommen.

Komplikationen
- **fulminanter Verlauf** mit Leberversagen
- Leberzirrhose
- hepatozelluläres Karzinom

Diagnose

Anamnese/ Untersuchung: v.a. **Ikteruszeichen** erfragen bzw. suchen: gelbe Skleren, dunkler Urin, heller Stuhl

Labor
- **chemische Untersuchungen:** Anstieg von Bilirubin, GOT, GPT, GGT und Abfall des Quick-Wertes
- **Serologie:** Bestimmung verschiedener Antigene und Antikörper

Antigene bzw. Antikörper	Definition und Bedeutung
HBsAg	Hepatitis-B-Oberflächenantigen (s = surface) → Virus anwesend (bei akuter und chronischer Infektion nachweisbar)
Anti-HBc	Hepatitis-B-Kernantigen (c = core) → frühe Infektionsphase bzw. Rekonvaleszenz
HBeAg	Hepatitis-B-e-Antigen (e = envelope) → mit beginnender Symptomatik nachweisbar, Marker zur Beurteilung der Infektiosität
Anti-HBs	Antikörper gegen HbsAg → tritt meist erst nach Heilung auf, bei ausreichendem Titer Schutz vor Neuinfektionen bzw. Impfschutz nach durchgeführter Schutzimpfung
Anti-HBc-IgM, Anti-HBc-IgG	IgG- und IgM-Antikörper gegen HbcAg → Nachweis einer chronischen Hepatitis, Marker der Durchseuchung mit HBV
Anti-HBe	Antikörper gegen HbeAg → Ende einer akuten Infektion, aber jahrelang nachweisbar, Beweis einer abgelaufenen Hepatitis B

Tab. 8.6: Serologische Marker bei Hepatitis B

Differentialdiagnose: andere Virushepatitiden

Therapie

supportiv: leichte Kost, Absetzen potenziell hepatotoxischer Medikamente, Bettruhe

> **!** Die Therapie der Virushepatitis erfolgt unter **wiederholter Kontrolle der Transaminasen.**

medikamentös
- **symptomatisch:** Behandlung der Übelkeit und Schmerzen
- **bei Chronifizierung:** Therapie mit Interferon α

operativ: ggf. Lebertransplantation

Prognose: Chronifizierung der Hepatitis in 5–10 % der Fälle möglich, i. d. R. aber inapparenter Verlauf

Hepatitis C (HCV)

Definition: Infektion mit dem Hepatitis-C-Virus · nichteitrige Entzündung der Hepatozyten · Epidemiologie
Ätiologie/Pathogenese: Erreger · Übertragung · Risikogruppe · Inkubationszeit
Klinik: symptomlose Verläufe · Allgemeinsymptome · Ikterus · Komplikationen
Diagnose: Anamnese · Untersuchung · laborchemische Untersuchungen · Serologie · Differentialdiagnose
Therapie: Interferon/Ribavirin · Laborverlaufskontrollen · Prognose

Definition

Bei einer Virushepatitis C handelt es sich um eine **Infektion mit dem Hepatitis-C-Virus (HCV).** Dabei kommt es zu einer diffusen nichteitrigen Entzündung der Hepatozyten.

Epidemiologie: 8/100.000 Einwohner

Ätiologie / Pathogenese

Erreger: HCV ist ein **Flavivirus,** es ist weniger infektiös als das HBV

Übertragung: erfolgt grundsätzlich **parenteral:** über Geschlechtsverkehr, Blutprodukte, infizierte Nadeln oder perinatal

Risikogruppe: besonders gefährdet sind
- Drogenabhängige
- Prostituierte
- medizinisches Personal
- Empfänger von Blutprodukten

Inkubationszeit: ca. 2–25 Wochen

Klinik

Symptome:
- oft **symptomloser Verlauf**
- **Allgemeinsymptome**: Übelkeit, Brechreiz, Unwohlsein
- **Ikterus** nur bei etwa 25 % der Patienten

> ! Bei über 80 % der Infektionen kommt es zur **Chronifizierung** mit einer Krankheitsdauer länger als 6 Monate!

Komplikationen:
- **fulminanter Verlauf** mit Leberversagen (selten)
- Leberzirrhose
- hepatozelluläres Karzinom

Diagnostik

Anamnese/Untersuchung: v.a. **Ikteruszeichen** erfragen bzw. suchen: gelbe Skleren, dunkler Urin, heller Stuhl

Labor:
- **chemische Untersuchungen:** Anstieg von GOT, GPT und GGT. Bei 25 % der Pat. Anstieg von Bilirubin
- **Serologie:** Bestimmung von Antikörpern:

Antigene bzw. Antikörper	Definition und Bedeutung
HCV-RNA	Virus-RNA → Nachweis mittels PCR gilt als Nachweis einer Infektion mit HCV, Suchtest
Anti-HCV-IgM	IgM-Antikörper gegen Hepatitis-C-Virus → dient der Aktivitätsbestimmung
Anti-HCV-IgG	IgG-Antikörper gegen Hepatitis-C-Virus → erst 1–5 Monate post infectionem nachweisbar, deshalb kein sicherer Parameter zum Ausschluss einer HCV

Tab. 8.7: Serologische Marker bei Hepatitis C

Differentialdiagnose: andere Virushepatitiden

Therapie

supportiv: wie bei Hepatitis B

medikamentös:
- **symptomatisch:** wie bei Hepatitis B
- **medikamentös:** frühzeitige **Gabe von Interferon α und Ribavirin** kann zu einer Ausheilung bei akuter Hepatits C führen

> ! Die Therapie der Hepatits C erfolgt unter ständigen Laborverlaufskontrollen, v.a. der Transaminasen und der Viruslast.

operativ: wie bei Hepatitis B

Prognose:
- Chronifizierung in über 60 % d. F
- bis zu 20 % entwickeln eine Leberzirrhose mit erhöhtem Risiko für ein hepatozelluläres Karzinom

8.3 Parasiten als Erreger

8.3.1 Trichomoniasis

Definition: Infektion mit Trichomonas vaginalis · Epidemiologie
Ätiologie/Pathogenese: Erreger · Übertragung · Inkubationszeit
Klinik: Kolpitis · Fluor · Schmerzen · Dyspareunie · Brennen · Juckreiz · Komplikationen
Diagnose: Nativpräparat · KOH-Test · Kultur · Spezialfärbungen · Differentialdiagnose
Therapie: Metronidazol · Prognose

Definition

Bei der Trichomoniasis führt eine Infektion mit **Trichomonas vaginalis** zur Kolpitis. Bei Trichomonaden handelt sich sich um Parasiten der Gruppe der **Protozoen.**

Epidemiologie: Durchseuchungsrate bei Frauen in Mitteleuropa ca. 0,1–15 %

Ätiologie / Pathogenese

Erreger — Trichomonaden sind **Protozoen** (Geißeltierchen = amöboide Einzeller)

Übertragung — Trichomonaden werden fast ausschließlich durch **Geschlechtsverkehr** übertragen, eine Übertragung von der Mutter auf das Kind ist **während der Geburt** möglich

Inkubationszeit — 1–2 Wochen

Klinik

Symptome
- **Kolpitis** mit Stippchenbildung im Bereich der Portio und der Vagina
- grün-gelblicher, z. T. schaumiger **Fluor**
- **Schmerzen,** v. a. **Dyspareunie**
- Brennen, **Juckreiz**

Komplikationen
- v. a. **in der Schwangerschaft:** frühzeitiger Blasensprung, erhöhte Frühgeburtenrate
- **postpartal:** erhöhte Gefahr einer Endometritis

Diagnostik

Anamnese/körperliche Untersuchung — Frage nach Geschlechtspartnern und Verhütung, Inspektion des Genitales und Palpation

Labor
- **Nativpräparat:** ovaler bis tropfenförmiger Zellleib mit spindelförmigem Kern und 4 Geißeln an einem Pol, ca. doppelte Größe eines Leukozyten
- **KOH-**(= Kaliumlaugen-)**Test:** Scheiden-pH > 5
- **Kultur** in Speziallabors
- **Spezialfärbungen:** Am besten geeignet ist hier die Giemsa-Färbung.

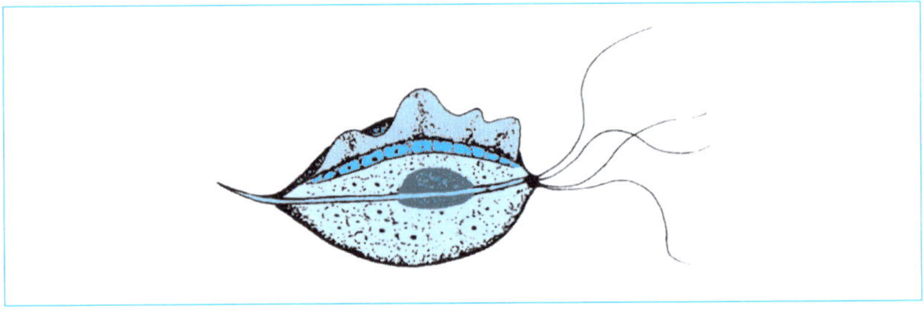

Abb. 8.3: Trichomonas vaginalis [7]

Therapie

Antibiotikatherapie mit Metronidazol 2 g/d p. o., je nach Schwere des Krankheitsbildes Einmalgabe oder Therapie über 7–10 Tage

> ! Bei Trichomonadeninfektion immer an **Partnermitbehandlung** denken.

Prognose — keine Spontanheilung, keine Immunisierung

8.3.2 Scabies

Definition: Infektion mit Krätzmilbe Sarcoptes scabiei · Synonym
Ätiologie/Pathogenese: Erreger · Übertragung · Inkubationszeit
Klinik: typische Lokalisationen · Juckreiz · Komplikationen
Diagnose: klinische Diagnose · Milbengänge · Erregeridentifikation · Milben · Differentialdiagnose
Therapie: Lindan-Gel · häufige Kleidungs- und Bettwäschewechsel · Prognose

Definition

Scabies wird durch die **Krätzmilbe** (Sarcoptes scabiei, s. Abb. 8.4a) verursacht.

Synonym: Krätze

Ätiologie / Pathogenese

Erreger: Verantwortlich für die Symptome ist v.a. die **weibliche Milbe,** sie bohrt Gänge in die oberste Hautschicht und legt dort ihre Eier ab.

Übertragung: **enger Körperkontakt** (z.B. Geschlechtsverkehr, Mutter/Kind) oder durch **gemeinsame Benutzung von Bettwäsche**

Inkubationszeit: wenige Tage

Klinik

Symptome:

- **typische Lokalisationen:** Genitalgegend, Nabelregion, Achselfalten
- **Juckreiz,** v.a. abends im Bett (zu dieser Zeit ist das Milbenweibchen besonders aktiv)

Komplikationen: Superinfektionen durch Zerstörung der Haut aufgrund exzessiven Kratzens

Diagnose

Untersuchung: **Inspektion:** 1–2 cm lange Milbengänge (tunnelartig, zickzackförmig) mit Knötchen als Anfangspunkt
Erregeridentifikation: Ankleben der Milbe durch Anbringen eines Klebestreifens über dem Tunnel

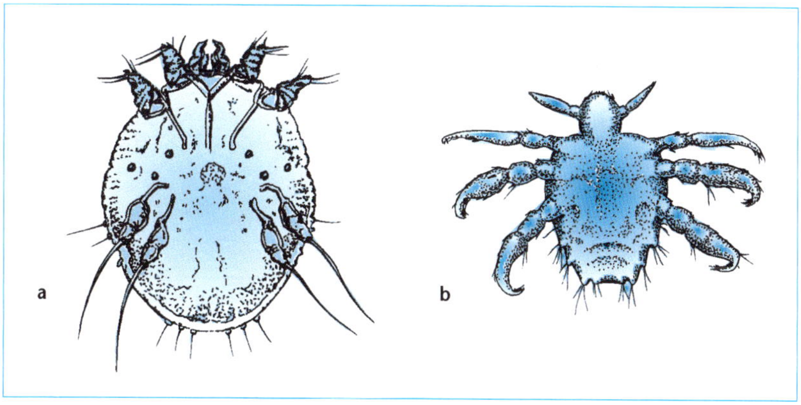

Abb. 8.4: Krätzmilbe (a) und Filzlaus (b) [2]

Differentialdiagnose: andere Parasiten (z.B. Flöhe, Filzläuse oder Wanzen)

Therapie

supportiv — häufige Kleidungs- und Bettwäschewechsel zur Vermeidung einer Reinfektion

medikamentös — lokale Anwendung von **Lindan-Gel** (Antiparasitposum) zur Abtötung

! Zur Therapie der Scabies gehört auch die **Mitbehandlung von Familienmitgliedern** bzw. Personen, die **in räumlichem Kontakt zum Erkrankten** stehen.

Prognose — nach Therapie und sicherer Entfernung aller Parasiten und deren Eier i.d.R. keine Beschwerden mehr

8.3.3 Pediculosis pubis

Definition: Befall der behaarten Körperregionen mit Filzläusen · Synonym · Epidemiologie
Ätiologie/Pathogenese: Erreger · Übertragung · Inkubationszeit
Klinik: Juckreiz · Maculae caeruleae · Komplikationen
Diagnose: Blickdiagnose · Differentialdiagnose
Therapie: Lindan-Gel · häufige Kleidungs- und Bettwäschewechsel · Prognose

Definition

Bei der Pediculosis pubis kommt es zum **Befall der behaarten Körperregionen** (insbesondere der Haarregionen mit apokrinen Drüsen) **mit Filzläusen** (Phthirus inguinalis, s. Abb. 8.4b).

Synonym — Filzlausbefall, Phthirus pubis

Epidemiologie
- mittlerweise sehr selten
- tritt v.a. bei Personen mit häufigen Sexualkontakten zu vielen Personen auf (z.B. Prostituierte, Homosexuelle)

Ätiologie / Pathogenese

Erreger — Diese Art von **Läusen** lebt im Haar des Erkrankten und legt dort seine Eier (**Nissen**) ab. Meist sind die Schamhaare befallen, es kann aber auch die Achsel- oder Körperbehaarung betroffen sein.

Übertragung — erfolgt nahezu ausschließlich über Sexualkontakte

Inkubationszeit — 3–6 Wochen

Klinik

Symptome
- starker **Juckreiz**
- **Maculae caeruleae** (ca. 0,5 cm große, leicht bläulich erscheinende Flecken)

Komplikationen — Superinfektionen durch Zerstörung der Haut aufgrund exzessiven Kratzens

Diagnose

Untersuchung — **Blickdiagnose:** Die Läuse und ihre Eier sind in der befallenen Region sehr gut zu erkennen.

Differentialdiagnose — andere Parasiten (z.B. Flöhe, Wanzen)

Therapie — wie bei Scabies

Prognose — nach Therapie und sicherer Entfernung aller Parasiten und deren Eier i.d.R. keine Beschwerden mehr

8.4 Pilze als Erreger

Definition: Infektion mit Pilzen · Epidemiologie
Ätiologie/Pathogenese: Erreger · Übertragung
Klinik: Fluor · Pruritus · Brennen · übler Geruch
Diagnose: Inspektion · Nativpräparat · Kultur · Differentialdiagnose
Therapie: Antimykotika

Definition

genitale Infektionen mit Pilzen führen zu sog. **Genitalmykosen**.

Epidemiologie: bei gestörter Vaginalflora relativ häufig

Ätiologie / Pathogenese

Erreger: Genitalmykosen werden v.a. von **Candida albicans** oder **Candida glabrata** verursacht.

Übertragung: Genitalmykosen können **durch Geschlechtsverkehr übertragen** werden. Meist sind diese Erreger harmlos und lösen keine Erkrankung aus. Bei einer Schwächung des Immunsystems oder einer lokalen Störung der Vaginalflora können sie jedoch zu Symptomen führen.

Klinik

Symptome:

- **Fluor** (meist bröckelig, weißlich oder gelblich)
- Pruritus
- Brennen
- z.T. **übler Geruch**

Diagnose

- meist durch **Inspektion** als Pilzerkrankung zu erkennen
- **Nativpräparat:** Erkennen von Pilzstrukturen im Mikroskop
- Kultur

Differentialdiagnose: Parasiten und bakterielle Erkrankungen

Therapie

lokale Applikation von **Antimykotika,** z.B. Clotrimazol-Salbe oder -Vaginetten

9 Tumoren und tumorartige Läsionen

M. Gerstorfer

9.1 Tumoren der Vulva und Vagina

9.1.1 Benigne Tumoren der Vulva und Vagina

Kondylom · Zyste · Vulvadystrophie

Die wichtigsten gutartigen Tumoren und tumorartigen Läsionen im Bereich der Vulva und Vagina sind Kondylome und Zysten (speziell die Bartholin-Zysten).

Kondylome

- **Condylomata acuminata** (s. Kap. 8.2.3)
- **Condylomata lata** (s. Kap. 8.1.2)

Zysten

- **Bartholin-Zyste** (s. Kap. 7.1.3)
- **Atherom:** talggefüllte Zyste, die zu einer Verstopfung oder Verklebung eines Follikelausführungsganges im Bereich der behaarten Vulva führt
- **muzinöse Zyste:** gutartige, schleimgefüllte und -produzierende Zyste im Vulva-/Vaginabereich
- **Gartner-Gang-Zyste:** gutartige Wucherung von Resten des Gartner-Gangs.
- sonstige Tumoren

Vulvadystrophie

besonders bei der Inspektion auffallende Leukoplakie der Vulva, man unterscheidet mehrere Typen:

Lichen sclerosus

- **Synonym:** atrophische Dystrophie
- **Beginn:** meist in der Postmenopause
- **Ätiologie: Östrogenmangel**
- **Klinik: Haut weißlich verfärbt und pergamentartig verändert,** deutliche Zeichen einer Schrumpfung
- **Differentialdiagnose:** Carcinoma in situ
- **Therapie:** hochdosierte systemische und lokale **Östrogengabe**

Lichen simplex

- **Beginn:** früher als Lichen sclerosus (Altersgipfel 30.–60. Lebensjahr)
- **Ätiologie:** chronische **Reizung der Schleimhaut,** meist durch chemische Substanzen (z. B. Waschmittel oder Intimsprays)
- **Klinik:** starker Juckreiz, rötliche, ödematöse **hyperkeratotische Plaques**
- **Differentialdiagnose:** Carcinoma in situ
- **Therapie: Entfernung der Noxe,** intermittierende **Kortikoidgabe** zur Unterdrückung des Juckreizes

gemischte Dystrophien

Mischung aus Lichen sclerosus und simplex

> ! Die wichtigsten benignen Tumoren sind **infektiöser Genese.**

9.1.2 Maligne Tumoren der Vulva und Vagina

vulväre intraepitheliale Neoplasie · Vulvakarzinom · vaginale intraepitheliale Neoplasie · Vaginalkarzinom

Vulväre intraepitheliale Neoplasie (VIN)

Definition: Präkanzerose der Vulva · M. Bowen · Erythroplasie Queyrat · M. Paget
Ätiologie/Pathogenese: Risikofaktoren · WHO-Einteilung VIN I–III
Klinik: Allgemeinsymptome · M. Bowen · M. Paget · Erythroplasie Queyrat · Sekundärinfektionen · Plattenepithelkarzinom
Diagnose: Anamnese · Inspektion ·Vulvoskopie · Abstrich · Biopsie · Differentialdiagnose
Therapie: lokale Entfernung · Prognose

Definition

Vulväre **intraepitheliale Neoplasie (VIN)** ist der Oberbegriff für sämtliche prämalignen Veränderungen (Präkanzerosen) der Vulva. Man unterscheidet im Prinzip 3 Gewebsveränderungen:

M. Bowen: Neoplasie der Epithelzellen, meist solitärer Herd

Erythroplasie Queyrat: ebenfalls vom Epithel ausgehende Herde mit ovaler Form und dunkelroter Oberfläche

M. Paget: von den Hautanhangsdrüsen ausgehende Neoplasie der basalen Epithelzellschichten

– Epidemiologie
- tritt gehäuft ab dem 60. Lebensjahr auf
- M. Paget geht selten in ein invasives Karzinom über, **begleitet jedoch häufig Karzinome** der Mamma, Zervix oder des Verdauungstrakts

Ätiologie / Pathogenese

Risikofaktoren für die Entwicklung von VIN
- Nikotinabusus
- virale Erkrankungen (z. B. Infektion mit Papillomaviren, HIV)
- unzureichende Genitalhygiene und/oder Promiskuität
- Immunsuppression (z. B. durch HIV oder Immunsuppressiva)

! Studien zeigen, dass Frauen mit vielen Sexualpartnern **signifikant häufiger** an Karzinomen der Vulva und Vagina erkranken. Dies hängt wohl unter anderem mit der Aufnahme verschiedener Bakterien und Schmutzpartikel zusammen, die ebenso wie Smegma **kanzerogen** wirken.

WHO-Einteilung
- **VIN I:** geringe Dysplasie
- **VIN II:** mittlere Dysplasie
- **VIN III:** schwere Dysplasie und Carcinoma in situ
- **M. Paget der Vulva:** fortgeschrittenste Form der vaginalen Neoplasie

- **Dysplasie:** Fehlbildung eines Gewebes oder eines Organs mit unzureichender Differenzierung
- **Neoplasie:** unkontrollierte Gewebeneubildung infolge einer Störung der Wachstumsregulation
- **Präkanzerose:** Gewebsanomalie, die ein potentielles Vorstadium zum Karzinom darstellt

Klinik

- **Allgemeinsymptome:** Pruritus vulvae, Blutungen, Schmerzen, verfärbte Hautareale, Nekrosen, Ulzerationen
- **M. Bowen:** multiple papulöse Dysplasien im Vulva-Bereich
- **M. Paget:** ekzemähnliche Hautveränderungen, die auch perianal auftreten können
- **Erythroplasie Queyrat:** typische, meist rund-ovale, scharf begrenzte, weiche und dunkelrote Herde
- **Sekundärinfektionen:** durch die Läsionen kann es zu einer Besiedelung mit pathogenen Keimen kommen

Komplikationen: Übergang in ein **Plattenepithelkarzinom**

Diagnose

Anamnese: Frage nach Hygiene, Vorerkrankungen, dauerhaftem Juckreiz, häufigen Infektionen, Sexualgewohnheiten, Schwangerschaften

Untersuchung:

- **Inspektion:** Suche nach Unregelmäßigkeiten in der Hautoberfläche der Vulva
- **Vulvoskopie**
- **Abstrich:** Suche nach Erregern einer Sekundärinfektion, Dysplasie der Zellen
- **Biopsieentnahme:** bei unklarer Diagnose

Differentialdiagnose:

- Vulvakarzinom
- bakterielle Infektion
- Vulvadystrophie

Therapie

lokale Entfernung der Anomalie durch Exzision. Bei VIN III großzügigen Sicherheitsabstand von 0,5–1 cm einhalten.

Prognose: nach Entfernung häufige Nachkontrollen nötig (ca. alle 6 Monate)

Vulvakarzinom

Definition: Plattenepithelkarzinom · Epidemiologie
Ätiologie/Pathogenese: Risikofaktoren · lymphogene Metastasierung · FIGO-/TNM-Stadien
Klinik: Allgemeinsymptome · Hämaturie · peranaler Blutabgang · LK-Schwellung
Diagnose: Anamnese · Inspektion ·Vulvoskopie · Abstrich · Biopsie · Sonographie · Rektoskopie · Differentialdiagnose
Therapie: Resektionsausmaß abhängig von FIGO-Stadium · ggf. präoperative Radiatio/palliative Chemotherapie · Prognose

Definition

Beim **Vulvakarzinom** (Vulva-CA) handelt es sich meist um ein **Plattenepithelkarzinom** (ca. 90–95 % d. F.).

Epidemiologie: Altersgipfel: 65. Lebensjahr

Ätiologie / Pathogenese

Risikofaktoren

wie bei VIN

Metastasierung

- frühzeitige **lymphogene Metastasierung** in die pelvinen, iliakalen und v. a. inguinalen Lymphknoten
- selten **hämatogene Metastasierung**

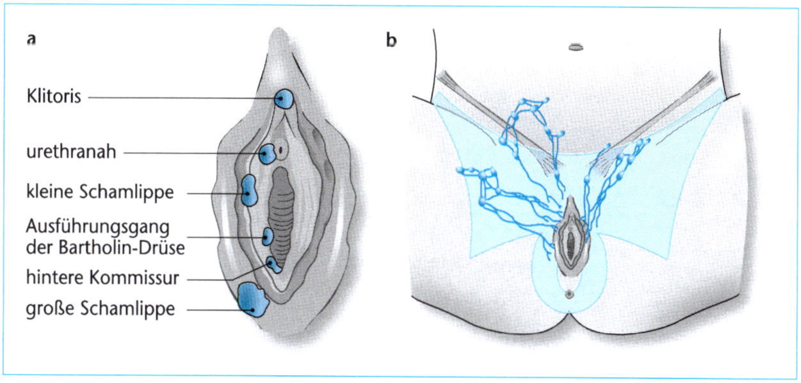

Abb. 9.1: Lokalisation (a) und Lymphabflusswege (b) beim Vulvakarzinom [4]

FIGO- und TNM-Stadien

FIGO	TNM	Kriterien	LK-Befall inguinal
0	Tis	Carcinoma in situ	0 %
Ia	T1	Tumor auf Vulva begrenzt: Durchmesser ≤ 2 cm, Invasionstiefe ≤ 1 mm	20 %
Ib	T1	Tumor begrenzt auf Vulva: Durchmesser ≤ 2 cm, Invasionstiefe > 1 mm	
II	T2	Tumor der Vulva > 2 cm	40–45 %
III	T3	Übergriff auf Vagina, Urethra, Peritoneum und Anus	
IVa	T4	Infiltration Beckenknochen, Schleimhaut von Rektum und Blase	> 50 %
IVb	M1	Fernmetastase	
	N1	einseitig befallener LK, beweglich	
	N2	beidseitg befallene LK, beweglich	
	N3	ein- oder beidseitig befallene LK, fixiert.	

Tab. 9.1: Stadieneinteilung des Vulvakarzinoms nach FIGO (**F**édération **I**nternationale de **G**ynécologie et d' **O**bstétrique) und TNM (Primär**t**umor, **N**odi lymphatici, Fern**m**etastase)

Klinik

- meist **Beschwerdefreiheit**
- **Allgemeinsymptome:** Pruritus vulvae, Blutungen, Schmerzen, verfärbte Hautareale, Nekrosen und Ulzerationen
- **Hämaturie, Dysurie** bei Befall der ableitenden Harnwege
- **Blut im Stuhl** bei Befall des unteren Darmes (Rektum)
- Lymphknotenschwellung

> **!** Wegen der uncharakteristischen Symptome erfolgt die Diagnosestellung eines Vulvakarzinoms häufig **erst in sehr fortgeschrittenen Stadien.**

Diagnose

wie bei VIN, zusätzlich:

apparativ
- **Sonographie:** Suche nach Zweitmalignom, Metastasen und Infiltrationen im Bereich des Abdomens
- ggf. **Zystoskopie** und **Rektoskopie**

Differentialdiagnose: entzündliche Erkrankungen der Vulva

Therapie

die Art der Behandlung hängt vom Tumorstadium ab:

FIGO-Stadium 0: **lokale Exzision** des Tumors mit einem Sicherheitsabstand von mind. 10 mm

FIGO-Stadium I
- **Vulvektomie** oder lokale Exzision mit einem Sicherheitsabstand von mind.10 mm
- **Lymphadenektomie**, bei Lymphknotenmetastasen evtl. beidseits

FIGO-Stadium II und III
- **radikale Vulvektomie** und bilaterale Lymphadenektomie der inguinalen und femoralen Lymphknoten
- ggf. Mitentfernung von Teilen der Vagina und des Rektums
- Chemotherapie
- Radiatio

FIGO-Stadium III und IV
- evtl. **präoperative Radiatio**
- **Vulvektomie,** Mitentfernung von Urethra, Rektum und Vagina
- Lymphknotendissektion
- ggf. **palliative Chemotherapie** mit Cisplatin und 5 Fluorouracil (5-FU)

> Die **Radiatio eines Vulvakarzinoms** ist häufig mit erheblichen Nebenwirkungen (z.B. **Vulvitiden, Ulcera im Bereich des Bestrahlungsfeldes**) verbunden, die einer sorgfältigen Nachsorge bedürfen.
> In neueren Studien wird die Kombination aus Radio-/Chemotherapie untersucht, die chirurgische Therapie steht dabei eher im Hintergrund.

> **!** Man unterscheidet bei der **Therapie von Malignomen** verschiedene Therapieansätze:
> - **kurativ:** Heilung des Patienten
> - **palliativ:** wegen Tumorgröße, bestehenden Metastasen oder einem anderen Grund keine Aussicht auf Heilung des Patienten. Die Therapie dient nur der Verbesserung der Lebensqualität (z.B. durch Linderung von Symptomen und Schmerzen)
> - **adjuvant:** zusätzlich zum kurativen Verfahren angewandte Therapie (meist Chemotherapie oder Radiochemotherapie)
> - **neoadjuvant:** vor einem kurativen Verfahren angewandte Therapie, dient der Tumorreduktion im Operationsgebiet und soll Metastasierung verhindern helfen

Prognose: Die Prognose ist abhängig vom Befall der benachbarten Lymphknoten und vom Auftreten von Fernmetastasen. Wenn keine inguinalen LK befallen sind, liegt die 5-Jahres-Überlebensrate bei 85–90 %, bei Fernmetastasen bei etwa 10–15 %.

> **!** Mit Hilfe der **5-Jahres-Überlebensrate (5-JÜR)** kann man in etwa das durchschnittliche Überleben in den jeweiligen Tumorstadien abschätzen. Die 5-JÜR werden aus den Tumorregistern erstellt und jedes Jahr neu ausgewertet und aktualisiert.

Vaginale intraepitheliale Neoplasie (VAIN)

> **Definition:** Präkanzerose im Vaginalbereich · Epidemiologie
> **Ätiologie / Pathogenese:** Risikofaktoren · WHO-Einteilung VAIN I–III
> **Klinik:** kaum Beschwerden · Juckreiz · Blutungen · Übergang in Plattenepithelkarzinom
> **Diagnose:** Anamnese · Inspektion · Abstrich mit Infektionsdiagnostik · Biopsie · Differentialdiagnose
> **Therapie:** lokale Exzision · Prognose

Definition

Bei vaginalen intraepithelialen Neoplasien (VAIN) handelt es sich um **Präkanzerosen im Vaginalbereich,** vergleichbar mit VIN (siehe dort).

Epidemiologie

- Altersgipfel: ca. 60. Lebensjahr
- Inzidenz: 2 / 1.000.000

Ätiologie / Pathogenese

Risikofaktoren

wie bei VIN und Vulvakarzinom

WHO-Einteilung

Die Einteilung erfolgt wie bei VIN nach dem Grad der Zelldysplasie:
- **VAIN I:** geringe Dysplasie
- **VAIN II:** mittlere Dysplasie
- **VAIN III:** schwere Dysplasie

Klinik

- kaum Beschwerden, nur uncharakteristisches Beschwerdebild mit Blutungen und Juckreiz
- Befunde finden sich überproportional häufig im Bereich des oberen Vaginadrittels

Komplikationen

Übergang in ein **Plattenepithelkarzinom**

Diagnose

Anamnese

wie bei VIN

Untersuchung

- **Inspektion der Vagina:** Suche nach Veränderungen des Schleimhautreliefs (Farbe, Oberfläche)

> **Essigsäuretest:** Nach Einspritzen von 3-%iger Essigsäure in die Vaginalhöhle und Einwirkzeit von ca. 60 sec kommt es zur Weißfärbung dysplastischer Areale. Bei weißlichen Verfärbungen besteht immer der Verdacht auf VAIN.
> **Collins-Test:** Verwendung von 1-%igem Toluidinblau nach gleichem Prinzip wie bei Essigsäuretest, Dysplasien färben sich blau.

- Abstrich mit Zytologie und Infektionssuche
- Biopsie

Differentialdiagnose

- Karzinome im Bereich der Vagina
- entzündliche Erkrankungen der Vagina (z. B. Mykosen, bakterielle Vaginosen)

Therapie lokale Exzision mit Sicherheitsabstand

Prognose nach vollständiger Entfernung häufige Nachkontrollen empfohlen

Vaginalkarzinom

Definition: Plattenepithelkarzinom · Adenokarzinom · Epidemiologie
Ätiologie/Pathogenese: Risikofaktoren · Einteilung · Metastasierung · FIGO-/TNM-Stadien
Klinik: uncharakteristisch · Fluor · Blutungen · Schmerzen
Diagnose: wie bei VAIN · fraktionierte Kürettage · Tumorsuche · Differentialdiagnose
Therapie: je nach Stadium Chemotherapie · Strahlentherapie · Prognose

Definitionen

Vaginalkarzinome sind zu etwa 85–90 % **Plattenepithelkarzinome** und zu etwa 10 % **Adenokarzinome**. Man findet sie häufiger im oberen Scheidendrittel.

Epidemiologie

- Plattenepithelkarzinome: Altersgipfel 50–70 Jahre
- Adenokarzinome: Altersgipfel 18–32 Jahre

Ätiologie / Pathogenese

Risikofaktoren

- Wie bei VIN und VAIN
- **Nikotinabusus**
- **Behandlung der Mutter in der Schwangerschaft mit Diethylstilbestrol:** Medikament zur Vorbeugung einer Frühgeburt (nicht mehr im Handel), erhöht bei Frauen, die als Fetus exponiert wurden, die Wahrscheinlichkeit, an einem Adenokarzinom der Vagina zu erkranken.

Einteilung

Unterscheidung in primäres und sekundäres Vaginalkarzinom:

- **primäres Vaginalkarzinom:** vom Scheidengewebe selbst ausgehend
- **sekundäres Vaginalkarzinom:** Befall der Vagina durch Ausbreitung von anderen Karzinomen (z. B. Vulva-, Rektum-, Blasen-, Ovarial-CA)

Metastasierung

- Wachstum **per continuitatem** in benachbarte Strukturen
- **lymphogene** Metastasierung (vgl. Abb. 9.1)
- **hämatogene** Metastasierung selten

FIGO- und TNM-Stadien

FIGO	TNM	Kriterien
0	Tis	Carcinoma in situ
I	T1	Tumor auf Vaginalwand beschränkt
II	T2	Tumorausbreitung in paravaginales Gewebe
III	T3	Tumor erreicht Beckenwand
IVa	T4	Übergriff auf die Schleimhaut von Harnblase und / oder Rektum. Ausbreitung des Tumors über das kleine Becken hinaus
IVb	M1	Fernmetastasen
	N1 (obere $^{2}/_{3}$ der Vagina	Metastasen der Beckenlymphknoten
	N1 (untere $^{2}/_{3}$ der Vagina	Metastasen der inguinalen LK, unilateral
	N3	Metastasen der inguinalen LK, bilateral

Tab. 9.2: Stadieneinteilung des Vaginalkarzinoms nach FIGO und TNM

Klinik

ca. 20 % der Patientinnen haben keine klinischen Beschwerden, uncharakteristische Symptome:
- **Fluor:** fleischwasserfarben, blutig tingiert
- **Blutungen**
- **Schmerzen**

> ! Häufig ist die Diagnosestellung des Vaginalkarzinoms **erst in sehr fortgeschrittenen Stadien** möglich.

Diagnose

Anamnese: wie bei VIN und VAIN

Untersuchung: wie bei VAIN, zusätzlich:
- **fraktionierte Kürettage (Abrasio)** zur genauen Diagnosestellung und Abklärung der Ausbreitung
- **Metastasensuche:** Sonographie (v.a. Leber), Röntgen Thorax, CT (Abdomen, Thorax, ggf. Schädel)

Differentialdiagnose:
- andere Tumoren im Bereich der Vagina (z.B. Melanome, Sarkome)
- entzündliche Erkrankungen der Vagina (z.B. Mykosen, bakterielle Vaginosen)

> **Fraktionierte Kürettage (Abrasio):** Entnahme von Gewebematerial mithilfe einer scharfen Kürette, meist zuerst aus dem Zervixkanal und dem Corpus uteri. Das entnommene Material wird histologisch aufgearbeitet.

Therapie

je nach Lokalisation und Größe des Tumors

FIGO-Stadium I und II: **radikale Operation** mit Hysterektomie, pelviner Lymphadenektomie und Kolpektomie

FIGO-Stadium III und IV: **intrakavitäre und perkutane Strahlentherapie.** Bei Vorliegen von Fernmetastasen ggf. palliative Chemotherapie mit Cisplatin und 5-FU

Prognose: abhängig vom Stadium

9.2 Uterustumoren

9.2.1 Benigne Tumoren der Cervix uteri

Polypen · Zysten

Polypen der Cervix uteri

Definition: lokalisierte Hyperplasie des Zylinderepithels der Endozervix · Epidemiologie
Ätiologie/Pathogenese: postmenopausal gehäuft
Klinik: symptomlos · Blutungen · Ausfluss · Übergang in Endometriumkarzinom
Diagnose: Zufallsbefund · Abtragung · histologische Untersuchung · Differentialdiagnose
Therapie: Abtragung · Prognose

Definition

Bei Polypen handelt es sich um **eine lokalisierte Hyperplasie des Zylinderepithels der Endozervix.**

Epidemiologie

- die meisten Polypen treten postmenopausal auf
- häufigste Polypenform im Uterusbereich: **endozervikaler Polyp**

Ätiologie / Pathogenese

man unterscheidet 3 Polypenarten:

- **endozervikaler Polyp:** Hyperplasie der Zervixschleimhaut
- **epitheliale Einschlusszyste:** enspricht dem Ovulum Nabothi
- **mikroglanduläre Hyperplasie der Zervixschleimhaut:** vermutlich führen die Gestagene in Kontrazeptiva zu einer vermehrten Hyperplasie des Zervixepithels

! Bei V.a. mikroglanduläre Hyperplasie der Zervixschleimhaut ist differentialdiagnostisch ein **Adeno-CA** auszuschließen.

Klinik

- meist **keine Symptome**
- selten **postmenopausale Blutungen**
- vermehrter **Ausfluss**

Komplikationen

selten Entartung (Übergang in Endometrium-CA)

Diagnose

Die meisten Polypen werden als **Zufallsbefund** (Blickdiagnose) bei der gynäkologischen Untersuchung entdeckt.

Differentialdiagnose

! Die Gefahr der **Fehlinterpretation** ist bei Polypen groß: Hinter jedem Polypen kann auch ein **Endometrium-CA** stecken. Deshalb muss nach Polypenabtragung eine genaue Abklärung mit histologischer Untersuchung erfolgen.

Therapie

Abtragung bei Beschwerden, wegen der Gefahr der malignen Entartung oder zur Diagnosestellung (histologische Aufarbeitung)

Prognose

selten Entartung

Zysten der Cervix uteri

Definition: Schleimretentionszysten
Ätiologie/Pathogenese: Reepithelialisierung von Ektopien · Zysteninhalt gelblich-weißlicher Schleim
Klinik: keine Beschwerden · Ausfluss · Sekundärinfektion · Komplikationen
Diagnose: Inspektion · Differentialdiagnose
Therapie: Inzision

Definition

Bei Zervixzysten handelt es sich meist um sog. **Schleimretentionszysten** (Ovula Nabothi).

Ätiologie / Pathogenese

Zervixzysten treten als Folge einer **Reepithelialisierung von Ektopien** auf. Ihr Inhalt besteht im Wesentlichen aus **gelblich-weißlichem Schleim.**

Klinik

- meist **keine Beschwerden**
- gelegentlich übel riechender **Ausfluss**

Komplikationen

sehr selten Sekundärinfektion

Diagnose — **Inspektion:** weißliche, blasenartige Vorwölbungen der Portiooberfläche (Ovula Nabothi)

Differentialdiagnose — Polypen

Therapie — bei Beschwerden Inzision

9.2.2 Benigne Tumoren des Corpus uteri

Polypen · Zysten · Endometriose · Myom

Die wichtigsten benignen tumorartigen Läsionen des Corpus uteri sind die Endometriose und die Myome.

Polypen / Zysten

Im Corpus uteri finden sich ebenso wie auch im Zervixbereich Polypen und Zysten. Die Uteruspolypen gehen von der Basis der Endometriumschleimhaut aus und sind wesentlich seltener als die Zervixpolypen. Auch sie entarten sehr selten, sollten aber trotzdem entfernt werden.

Endometriose

Definition: Ansiedlung von ektoper Endometriumschleimhaut außerhalb des Cavum uteri · Epidemiologie
Ätiologie/Pathogenese: Entstehung · Risikofaktoren · Lokalisation · WHO-Stadien I–IV
Klinik: sekundäre Dysmenorrhoe · Bauchschmerzen · Zyklusunregelmäßigkeiten · Dyspareunie · Sterilität · Fehlgeburten
Diagnose: Anamnese · Untersuchung · Sonographie · diagnostische Laparoskopie · Biopsie · Differentialdiagnose
Therapie: medikamentös · operativ · Kombinationstherapie · Prognose

Definition — Bei der Endometriose kommt es zur **Ansiedlung von funktionsfähiger Endometriumschleimhaut außerhalb des Cavum uteri** (= ektope Endometriumschleimhaut). Diese Zellen unterliegen genau wie das Endometrium der hormonellen Regulation des Körpers.

Epidemiologie — **2–4 % aller geschlechtsreifen Frauen** sind an einer Endometriose erkrankt

Ätiologie / Pathogenese

Entstehung — Es gibt verschiedene Erklärungsmodelle für die Entstehung einer Endometriose, aber letztlich ist die Ätiologie immer noch ungeklärt:

- **lymphogene** oder **hämotogene Verschleppung** von Endometriumzellen
- **fehlerhafte Anlage** von Endometriumzellen während der **Embryonalanlage**
- **Verschleppung** von vitalem Endometrium **durch Menstruation:**
  - **retrograd:** in Tuben und Bauchraum
  - **anterograd:** in Vagina und Vulva
- **iatrogene Endometriose:** Verschleppung von vitalem Endometrium bei intrauterinen Eingriffen

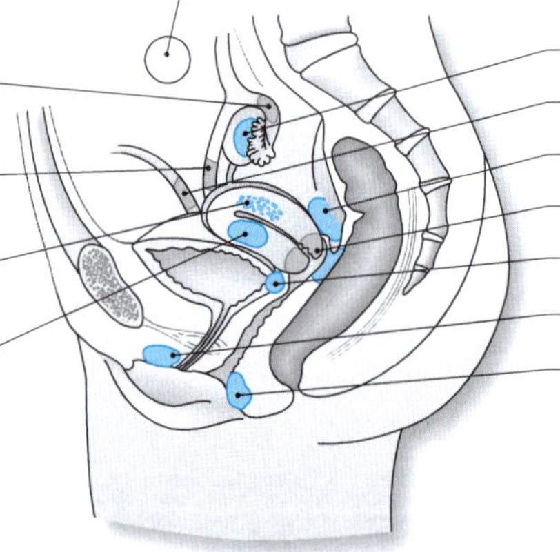

Abb. 9.2: Endometrioseherde

Risikofaktoren

- Nullipara
- Adipositas
- Sterilität
- frühe Menarche

Lokalisation

je nach Herdlokalisation unterscheidet man 4 Formen:

- **Endometriosis genitalis interna** (Adenomyosis uteri): Endometrioseherde im Bereich des Myometriums
- **Endometriosis genitalis externa:** Endometrioseherde außerhalb der Gebärmutter im Bereich der Strukturen des kleinen Beckens (z. B. Vagina, Vulva, Ovarien, Douglas-Raum)
- **Endometriosis tubae interna:** Endometrioseherde im Bereich der Tuben
- **Endometriosis extragenitalis:** Endometrioseherde außerhalb des kleinen Beckens (z. B. Gehirn, Leber, Lunge, Darm)

! Am häufigsten finden sich Endometrioseherde **im Bereich des Lig. sacrouterinum** (ca. 2 / 3 d. F.) und **am Ovar** (ca. 50 % d. F.).

WHO-Stadien

Stadium	Befunde
I	• Herde im kleinen Becken (< 5 mm) • Herde an der Portio (< 5 mm) • Tuben beidseits frei durchgängig
II	• Herde im kleinen Becken (> 5 mm) • Herde an der Portio (> 5 mm) • Herde auf dem Blasendach • periovarielle / peritubare Verwachsungen mit hochgradiger Stenose der Ampulla tubae • Blutsee im Douglas-Raum

Stadium	Befunde
III	• Adenomyosis uteri (Endometrioseherde intramural) • Endometriose im Tubenwinkel • ovarielle Schokoladenzysten • Endometrioseknoten an den Ligg. sacrouterinae
IV	• extragenitale Endometriose

Tab. 9.3: Stadieneinteilung der Endometriose laut WHO

Klinik

- **sekundäre Dysmenorrhoe:** tritt bei ca. 60 % der Patientinnen auf. Es handelt sich dabei um starke, krampfartige Schmerzen im Bereich des Unterbauchs, v. a. knapp vor und während der Monatsblutungen.
- **Sterilität:** die Endometriose gilt als eine der häufigsten Ursachen für Sterilität und erhöhte Wahrscheinlichkeit, eine Fehlgeburt zu erleiden.
- **Unregelmäßigkeiten des Zyklus:** bei ca. 10 % der Patientinnen
- **Bauchschmerzen:** Zyklusunabhängige Bauchschmerzen treten bei ca. 35 % der Patientinnen auf.
- **Dyspareunie**
- **Dysurie**
- **zyklische Hämaturie/Blut im Stuhl**
- **Hypermenorrhoe**

Komplikationen

Komplikationen ergeben sich im Hinblick auf den Kinderwunsch der einzelnen Patientinnen: Es besteht bei etwa der Hälfte der Patientinnen **Sterilität.** Bei schwangeren Endometriosepatientinnen ist die **Fehlgeburtenrate signifikant erhöht.**

Diagnose

Anamnese

Abfrage der Risikofaktoren (s. o.), Zyklusanamnese, Geburten, Menarchezeitpunkt etc.

Untersuchung

Palpation, Spekulumuntersuchung

> **Endometrioseherde** imponieren makroskopisch als dunkelbraune, etwa stecknadelkopfgroße, meist gruppierte Herde.
> Im Bereich des Ovars fallen insbesondere bei viszeralchirurgischen Eingriffen nebenbefundlich oft sog. **Schokoladenzysten** (eingeblutete Endometriosezysten am Ovar) auf.

apparativ

- **Sonographie:** Suche nach echoarmen Zysten
- **diagnostische Laparoskopie:**
  - Durchführung am besten **prämenstruell,** da die oben beschriebenen Herde dann am deutlichsten erkennbar sind.
  - **Biopsieentnahme** zur genauen histologischen Klärung

Differentialdiagnose

andere Unterleibstumoren (z. B. Ovarial-, Darm-CA)

Therapie

Je nach Beschwerdebild, Alter und Ausprägung der Erkrankung muss bei der Endometriose die Therapie genau geplant werden. Man unterscheidet verschiedene Ansätze:

medikamentös

- **Indikation:** chronische Beschwerden, Stadium III–IV, inoperable Befunde

- **Durchführung:** Hormontherapie zur Unterdrückung der Funktion des Ovars und damit Unterdrückung der ektopen Gebärmutterschleimhaut
  - **Danazol:** Gestagen, das zu einer Hemmung der ovariellen Steroidsynthese beiträgt. Die anderen Gestagene unterdrücken hauptsächlich die Endometriumproliferation.
  - **GnRH-Agonisten:** Hemmung der Synthese von FSH und LH
  - **Gestagene:** Unterdrückung der Endometriumproliferation
  - **Gestrion:** Antiprogesteron, Hemmung der Gonadotropinsekretion
  - **Prostaglandinsynthesehemmer:** Schmerzbekämpfung

operativ

- **Indikation:** kleine Zufallsbefunde, ausgedehnte Befunde, Befunde, die auf eine medikamentöse Therapie nicht oder nur unzureichend ansprechen
- **Durchführung:** laparoskopische Entfernung der Endometrioseherde (abhängig vom Befund z.B. durch Koagulation mit Strom, Laserung, Ausschälung)

Kombinationstherapie

In vielen Fällen scheint die Kombination von chirurgischen und medikamentösen Maßnahmen am erfolgversprechendsten. Die medikamentöse Therapie wird dabei entweder vor oder unmittelbar nach der Operation angewandt.

Prognose

> Bei leichten Fällen von Endometriose **bessert sich die Symptomatik im Laufe einer Gravidität** erheblich. Auch nach der Schwangerschaft bleiben viele dieser Patientinnen weiterhin beschwerdefrei, allerdings sind auch Rezidive möglich. Nach operativer Therapie sind Rezidive häufig.

Myom

Definition: gutartiger Tumor glatter Uterus-Muskelzellen · Leiomyom · Fibromyom · Adenomyom · Epidemiologie
Ätiologie / Pathogenese: monoklonale Tumoren · wachstumsfördernde Faktoren · Menopause · Lokalisation
Klinik: Blutungsstörungen · Anämie · Bauchschmerzen · Sterilität · Pollakisurie · Defäkationsbeschwerden · Kompression · Infektion · Nekrose · Sterilität · Komplikationen
Diagnose: Anamnese · Untersuchung · Sonographie · CT · Laparoskopie · Differentialdiagnose
Therapie: medikamentös · operativ · Kombinationstherapie · Prognose

Definition

Bei Myomen handelt es sich um **gutartige Tumoren glatter Muskelzellen des Uterus.**

Man unterscheidet nach histologischen Kriterien 3 Arten von Myomen:

- **Leiomyom:** besteht überwiegend aus Muskelzellen
- **Fibromyom:** besteht überwiegend aus bindegewebigen Anteilen
- **Adenomyom:** besteht überwiegend aus Endometriosezellen

Epidemiologie

- bei Frauen **häufigster gutartiger Unterbauchtumor**
- **Altersgipfel** 35.–45. Lebensjahr

Ätiologie / Pathogenese

- Myome sind sog. **monoklonale Tumoren,** die durch wiederholte Zellteilung aus einer einzelnen Myometriumszelle entstehen
- vermutlich Wachstum bedingt durch den Einfluss von **wachstumsfördernden Faktoren** (Östrogene oder auch andere Hormone)

- nach Reduktion der Östrogenproduktion im Rahmen der **Menopause** treten Myome so gut wie nicht mehr auf

Lokalisation

Man unterscheidet je nach Lokalisation im Uterus **5 Formen** (siehe auch Abb. 9.3)

- **submuköses Myom:** liegt unterhalb des Endometriums und stülpt das Endometrium in die Gebärmutterhöhle (seltene Form des Myoms)
- **intramurales Myom:** liegt im Myometrium (häufigste Form des Myoms)
- **subseröses Myom:** liegt als derber Knoten unter der Serosa und ist oft nur über einen Stil mit dem Uterus verbunden
- **intraligamentäres Myom:** liegt innerhalb des Lig. latum, kann zu Druck auf Nerven, Harnleiter und Gefäße führen
- **Myom in statu nascendi:** gestieltes Myom liegt im Bereich der Gebärmutterhöhle, kann durch die Portio bis in die Vagina reichen

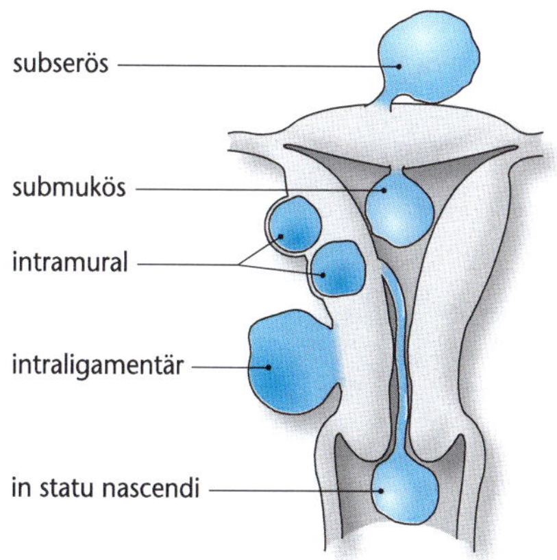

Abb. 9.3: Lokalisation von Myomen [2]

Klinik

je nach Lokalisation, Größe und Beziehungen zu Nachbarorganen reicht die Symptomatik von völliger Schmerzfreiheit bis zu massiven Komplikationen (z.B. Harnaufstau, schwere Anämien)

- **Blutungsstörungen** mit nachfolgenden **Anämien**
- Unterbauchschmerzen
- Sterilität
- Nierenaufstau, Pollakisurie
- Störungen bei Defäkation

Komplikationen

- **Kompression benachbarter anatomischer Strukturen,** z.B. Harnleiterkompression → Harnaufstau; Nervenkompression → motorische und sensible Ausfälle
- **Infektion und Nekrose von Myomen** mit lokalen und systemischen Entzündungszeichen
- **Stieldrehung** → Unterbrechung der Blutzufuhr und anschließende Ischämie mit Infarzierung
- Verkalkung
- Sterilität
- **Uterus myomatosus während der Gravidität** kann zu Frühgeburten führen

Diagnose

Anamnese

Frage nach Blutungsanomalien und Unterbauchschmerzen

Untersuchung

- größere Myome tastbar
- gestielte Myome bei Spekulumuntersuchung sichtbar
- evtl. abweichende Uteruslage möglich durch große Myome

apparativ

- **Sonographie:** wichtigstes diagnostisches Mittel zum Nachweis von Lage, Größe und Ausdehnung auf benachbarte Strukturen
- **CT**
- **Laparoskopie**

Differentialdiagnose

wegen der unterschiedlichen Lokalisationsmöglichkeiten am Uterus und der Lagevarianten ist die Zahl der potentiellen Differentialdiagnosen sehr groß:

- **subseröses Myom:** Endometriose, Sarkome, Tumoren im Bereich der Adnexen
- **intraligamentäres Myom:** Zervixtumoren, Tumoren der benachbarten Organe (z. B. der Blase, recto-sigmoidaler Übergang)
- **intramurales Myom:** Gravidität, fehlerhafte Anlage des Uterus (s. Kap. 1.5)
- **submuköses Myom:** Endometrium-CA
- **Myom in statu nascendi:** Polypen, Cervix- und Corpus-CA

Therapie

Bei Beschwerdefreiheit können Myome belassen werden. Therapieindikationen stellen schnelles Wachstum, Beschwerden und Sterilität dar.

medikamentös

Grundsätzlich ist eine **Therapie mit Antiöstrogenen, Gestagenen oder GnRH-Analoga** möglich. Allerdings ist die **Rezidivquote nach Absetzen der Medikamente mit über 60 %** sehr hoch.

operativ

Entfernung mittels **Hysteroskopie, Laparoskopie** oder in akuten Notfällen mittels **Laparotomie.**

Kombinationstherapie

Eine präoperative medikamtentöse Therapie kann die Operation erleichtern, da die Myome sich verkleinern.

Prognose

- bei Therapie mit Antiöstrogenen Rezidive möglich
- nach Hysterektomie 100 % Heilung

9.2.3 Maligne Tumoren der Cevix uteri

zervikale intraepitheliale Neoplasie · Zervixkarzinom

Zervikale intraepitheliale Neoplasien (CIN)

Definition: Präkanzerosen im Bereich der Cervix uteri · Epidemiologie
Ätiologie/Pathogenese: Risikofaktoren wie bei VIN und VAIN · WHO-Einteilung Grad I–III und Carcinoma in situ (Cis)
Klinik: Blutungsanomalien · Übergang in Zervix-CA
Diagnose: Anamnese · gynäkologische Untersuchung · Abstrich · Zytologie · Biopsie · Differentialdiagnose
Therapie: Konisation · Prognose

Definition analog zu den VIN und VAIN handelt es sich bei den zervikalen intraepithelialen Neoplasien (CIN) um **Präkanzerosen im Bereich der Cervix uteri**

Epidemiologie
- Inzidenz: 30/100.000 Neuerkrankungen/Jahr
- 2 Altersgipfel (wie beim Zervix-CA): 40.–50. und 65.–75. Lebensjahr

Ätiologie/Pathogenese

Risikofaktoren wie bei VIN und VAIN, zusätzlich früher Geschlechtsverkehr

WHO-Einteilung Die Einteilung erfolgt wie bei VIN und VAIN nach dem Grad der Zelldysplasie:
- **CIN I:** geringe Dysplasie
- **CIN II:** mittlere Dysplasie (Zellatypien in höheren Epithelschichten, viele Mitosen, Kernatypien)
- **CIN III:** schwere Dysplasie, aber Epithelschichtung noch erkennbar
- **Carcinoma in situ (Cis):** wie CIN III, aber Epithelschichtung nicht mehr erkennbar

Klinik

Symptome **Blutungsanomalien** (v. a. Kontaktblutungen, Zwischenblutungen, postmenopausale Blutungen)

Komplikationen Übergang in Zervix-CA

Diagnose

Anamnese wie bei VIN und VAIN

Untersuchung wie bei VAIN

Differentialdiagnose Abgrenzung zum Zervixkarzinom klinisch schwierig

Therapie Die Entfernung des verdächtigen Materials erfolgt meist durch eine Konisation.

Prognose nach Entfernung engmaschige gynäkologische Kontrolluntersuchungen (alle 3–6 Monate)

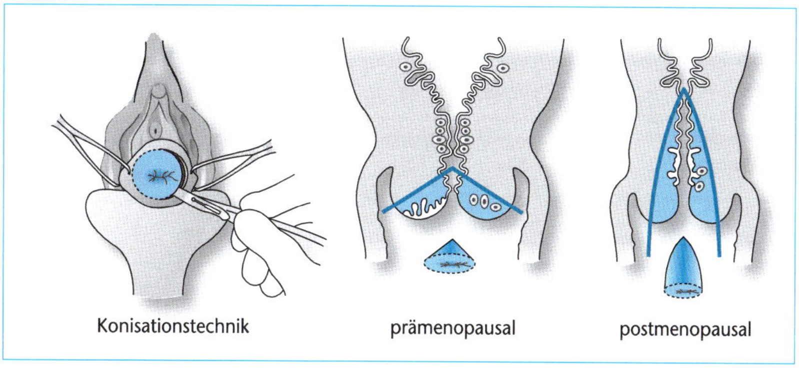

Abb. 9.4: Schnittführung bei Konisation: prämenopausal flach, postmenopausal spitz

Zervixkarzinom

Definition: meist Plattenepithelkarzinom · Epidemiologie · zweithäufigstes Karzinom der Frau
Ätiologie/Pathogenese: Risikofaktoren · Metastasierung · FIGO-/TNM-Stadien

Klinik: je nach Stadium · Blutungen · Fluor · Hämaturie · Blut im Stuhl · Komplikationen
Diagnose: Anamnese · Untersuchung · Abstrich · Zytologie · Biopsien · Sonographie · radiologische Verfahren
Therapie: je nach Stadium · Konisation · Hysterektomie · Wertheim-Meigs-Operation · Radiatio · Chemotherapie · Prognose

Definition

Bei einem Cervix-CA handelt es sich meistens um ein **Plattenepithelkarzinom.**

Epidemiologie

Der **Altersgipfel liegt bei 45–55 Jahren**

! Bei dem Zervixkarzinom handelt es sich um das **zweithäufigste Karzinom der Frau.**

Ätiologie / Pathogenese

Risikofaktoren

- Nikotinabusus
- **Immunsuppression** (z.B. HIV-Infektion, sonstige Immunschwäche, Z.n. Transplantation)
- mangelnde Genitalhygiene

Mangelnde Genitalhygiene bedeutet nicht nur die Hygiene der Frau. Studien haben bewiesen, dass das **männliche Smegma kanzerogen** wirkt und in hohem Maße zur Entstehung des Zervixkarzinoms beträgt. Bei Nonnen und Volksgruppen, bei denen eine Beschneidung des Mannes durchgeführt wird, gibt es signifikant weniger Zervixkarzinome.

- früher, häufiger Geschlechtsverkehr, Promiskuität
- Infektionen mit HPV und anderen Viren

Metastasierung

- **per continuitatem**: in benachbarte Organe
- **lymphogen**: entlang der LK der A. iliaca communis, paraaortale LK
- **hämatogen**: sehr selten: nur etwa 5 % in Skelett, Leber und Lunge

FIGO- und TNM-Stadien

FIGO	TNM	Befund
	Tx	Primärtumor nicht beurteilbar
	T0	kein Anhalt für Primärtumor
0	**Tis**	**Carcinoma in situ**
I	**T1**	**Karzinom begrenzt auf den Uterus**
Ia	T1a	mikroinvasives Karzinom, nur histologisch diagnostizierbar
Ia1	T1a1	Invasionstiefe ≤3 mm, Oberflächenausdehnung ≤7 mm
Ia2	T1a2	Invasionstiefe 3–5 mm, Oberflächenausdehnung ≤7mm
Ib	T1b	klinisch erkennbare Läsion oder mikroskopische Ausdehnung größer als bei Ia
Ib1	T1b1	klinisch erkennbare Läsion ≤4 cm
Ib2	T1b2	klinisch erkennbare Läsion › 4 cm
II	**T2**	**Uterus ist überschritten, Beckenwand und unteres Vaginadrittel nicht erreicht**
IIa	T2a	Befall der Vagina ohne Parametrien
IIb	T2b	Befall der Parametrien oder Befall von Parametrien und Vagina

FIGO	TNM	Befund
III	**T3**	**Befall der Parametrien bis zur Beckenwand und / oder Befall des unteren Vaginadrittels und / oder Hydronephrose bzw. stumme Niere**
IIIa	T3a	Befall des unteren Vaginadrittels
IIIb	T3b	Befall der Parametrien bis zur Beckenwand und / oder Hydronephrose bzw. stumme Niere
IVa	**T4**	**Infiltration von Blasen- und / oder Rektumschleimhaut**
IVb	**M1**	**Metastasen außerhalb des kleinen Beckens**
	Nx	Lymphknoten (LK) nicht beurteilbar
	N0	keine LK-Metastasen
	N1	regionäre LK-Metastasen (bis zum Leistenband oder der Aortenbifurkation
	N2, N3	keine Anwendung beim Cervix-CA
	N4	LK-Befall oberhalb der Aortenbifurkation / unterhalb des Leistenbandes

Tab. 9.4: Stadieneinteilung des Zervixkarzinoms nach FIGO und TNM

Klinik

je nach Tumorstadium sind folgende Symptome möglich:

FIGO-Stadium 0 und I

- allenfalls **leichte Blutungsanomalien**
- meist **keine spezifischen Symptome**

FIGO-Stadium II und III

- **blutiger Fluor**
- **irreguläre Blutungen:** postmenopausale Blutungen, prä- oder postmenstruelle Schmierblutungen, postkoitale Kontaktblutungen

FIGO-Stadium IV

- wie bei Stadium II–III
- **bei Einbruch in benachbarte Organe:** Hämaturie, Blut im Stuhl
- **massive Blutungen aus dem Tumor,** die einen operativen Noteingriff nötig machen, sind möglich

Komplikationen

je nach Stadium verschieden, bei Einbruch in Nachbarorgane häufige Fistelbildungen mit Superinfektionen

Diagnose

Anamnese

wie bei VIN, VAIN und CIN

Untersuchung

- **Inspektion der Vagina:** Suche nach Veränderungen des Schleimhautreliefs (Farbe, Oberfläche)
- **PAP-Einteilung:** s. Tab. 9.20

> Eine hämatogene Metastasierung ist zwar selten, sollte aber immer ausgeschlossen werden. Bei Vorliegen von Fernmetastasen liegt immer Stadium IVb mit schlechter Prognose und ggf. Inoperabilität vor.

- Abstrich mit Zytologie
- **Biopsien** oder **histologische Aufarbeitung nach Konisation**

apparativ

- **Sonographie:** Abgrenzung zu anderen Organen, ggf. Metastasensuche im Bereich der Leber
- **radiologische Verfahren:** Röntgen Thorax, CT-Untersuchung

Therapie

Wahl der Therapie nach Tumorstadium:

FIGO-Stadium 0

Konisation mit ausgiebiger Kürettage, bei älteren Patientinnen oder bei erfülltem Kinderwunsch **Entfernung des Uterus (Hysterektomie, HE)**

FIGO-Stadium Ia–Ia1

Konisation und **Hysterektomie**

> Beim Stadium **Ia–Ia1 darf** nur bei ausdrücklichem Kinderwunsch auf die Hysterektomie verzichtet werden!

FIGO-Stadium Ia2–IIb

Durchführung einer **Operation nach Wertheim-Meigs,** ab dem Stadium IIa zusätzlich **paraaortale Lymphadenektomie**

> Die **Wertheim-Meigs-Operation** stellt eine der größten Operationen in der Gynäkologie dar. Dabei kommt es zur Entfernung von:
> - Uterus
> - Scheidenmanschette
> - Parametrien
> - pelvinen Lymphknoten
> - parakolpischem Gewebe

> ! Bei der Wertheim-Meigs Operation wird **keine Adnektomie** durchgeführt!

FIGO-Stadium III

primäre Radiatio (Kombination aus perkutaner Hochvolt- und Kontaktbestrahlung), ggf. **zusätzliche Chemotherapie**

FIGO-Stadium IV

primäre Radiatio, ggf. **Exenteration** (d.h. erweiterte partielle bis totale Entfernung von befallenen Organen im Bereich des kleinen Beckens)

Prognose

Stadium (n. FIGO)	5-JÜR (in %)
0	~100 %
I	95–77 %
II	70–55 %
III	45–32 %
IV	15–5 %

Tab. 9.5: 5-Jahres-Überlebensrate (5-JÜR) beim Zervixkarzinom

9.2.4 Maligne Tumoren des Corpus uteri

Endometriumkarzinom · Uterussarkom

Endometriumkarzinom (Korpuskarzinom)

Definition: maligner Tumor der Epithelzellen des Endometriums · meist Adenokarzinom · Epidemiologie
Ätiologie/Pathogenese: atypische Endometriumhyperplasie · hohe Östrogenkonzentration · niedrige SHBG-Konzentration · Risikofaktoren · Metastasierung · FIGO-/TNM-Stadien

Klinik: Blutungsanomalien · Fluor · Unterbauchschmerzen · B-Symptomatik · Komplikationen
Diagnose: Anamnese · Untersuchung · Vaginalsonographie · Hysteroskopie · fraktionierte Kürettage · radiologische Zusatzverfahren
Therapie: operativ · Radiatio · Chemotherapie · Hormontherapie · Prognose

Definition

Beim Korpuskarzinom handelt es sich um einen **malignen Tumor, der von den Epithelzellen des Endometriums** ausgeht. In den meisten Fällen handelt es sich dabei um ein Adenokarzinom, seltener um ein klarzelliges, serös-papilläres oder Plattenepithelkarzinom.

Epidemiologie

Altersgipfel 50.-70. Lebensjahr

Ätiologie / Pathogenese

Das Endometriumkarzinom entsteht in den meisten Fällen aus einer **komplexen atypischen Hyperplasie des Endometriums.** Man geht davon aus, dass eine **erhöhte Konzentration von Östrogen** und **niedrige Konzentrationen von SHBG** (Sexualhormon bindendes Protein) zu einer verstärkten **Wirkung am Endometrium** führt. Dadurch kommt es zur **Hyperplasie** und letztendlich zum **Karzinom.**

Risikofaktoren

- Adipositas
- frühe Menarche, späte Menopause
- lang andauernde alleinige Östrogeneinnahme
- **Tamoxifengabe:** wird bei Mamma-CA (s. Kap. 9.5) eingesetzt und hat selbst kanzerogene Wirkung
- Myome
- Infertilität
- Diabetes mellitus
- arterielle Hypertonie
- Störungen des Metabolismus (z. B. Leberfunktionsstörungen)

Metastasierung

- **per continuitatem:** in benachbarte Organe, v. a. oberes Drittel der Vagina
- **lymphogen:** selten pelvine LK und paraaortale LK
- **hämatogen:** sehr selten in Skelett, Leber, Lunge
- **Ovarialmetastasen**

FIGO- und TNM-Stadien

FIGO	TNM	Befund
	Tx	Primärtumor nicht beurteilbar
	T0	kein Anhalt für Primärtumor
0	**Tis**	**Carcinoma in situ**
I	**T1**	**Tumor begrenzt auf Corpus uteri**
I A	T1a	Tumor begrenzt auf Endometrium
I B	T1b	Infiltration in die innere Häfte des Myometriums
I C	T1c	Infiltration in die äußere Häfte des Myometriums
II	**T2**	**Tumor infiltriert die Cervix uteri, überschreitet aber nicht den Uterus**
II A	T2a	Befall endozervikaler Drüsen
II B	T2b	Invasion des Zervixstromas
III	**T3**	**Tumor überschreitet die Grenzen des Uterus, begrenzt auf das kleine Becken**

FIGO	TNM	Befund
III A	T3a	Infiltration der Serosa des Uterus und / oder der Adnexe (durch direkte Ausbreitung oder Metastasierung) und / oder Tumorzellen in Aszites oder Peritoneallavage
III B	T3b	Infiltration der Vagina
III C	N1	Metastasen im Bereich der pelvinen LK und / oder der paraaortalen LK
IV A	**T4**	**Infiltration von Blase und / oder Darm**
IV B	**M1**	**Fernmetastasen**

Tab. 9.6: Stadieneinteilung des Korpuskarzinoms nach FIGO und TNM

Klinik

Symptome

- **Blutungsanomalien** (prä- oder postmenstruelle Blutungen, Zwischenblutungen, postmenopausale Blutungen)
- **Fluor** (eitrig, fötide, rötlich)
- **Schmerzen im Unterbauch**
- **B-Symptomatik**

> Unter **B-Symptomatik** versteht man die Symptome, die eine maligne Erkrankung begleiten und bei jedem Verdacht auf eine maligne Erkrankung abgefragt werden sollten:
> - Appetitlosigkeit
> - Nachtschweiß (durch Tumorzellzerfall)
> - Fieber (durch Tumorzellzerfall)
> - Leistungsminderung
> - Gewichtsverlust

Komplikationen

je nach Stadium, bereits frühe Metastasierung

Diagnose

Anamnese

> Bei der Diagnosestellung eines Korpuskarzinoms sollte man besonders auf **Blutungsanaomalien** achten.

Untersuchung

Inspektion und Palpation

apparativ

- **Vaginalsonographie**

> Bei der **Vaginalsonographie** wird ein Ultraschallkopf in die Vagina eingeführt und von dort aus die Beschaffenheit des Endometriums untersucht. Im Bereich des Endometriums verstrichene oder unruhige Echostrukturen weisen auf ein Korpuskarzinom hin und sollten weiter abgeklärt werden.
> Die Vaginalsonographie ist ein hoch sensitives, aber wenig spezifisches Verfahren, das sich besonders zum Ausschluss einer Verdachtsdiagnose eignet.

- **Hysteroskopie**
- **fraktionierte Kürettage (Abrasio):** gezielte Ausschabung mit anschließender histologischer Untersuchung des Materials
- **radiologische Verfahren:** bei bereits ausgeprägteren Befunden zur OP-Planung CT, MRT, Rö. Thorax

Therapie

Die Therapie richtet sich nach dem Stadium und Ausmaß der Erkrankung. Grundsätzlich aber unterscheidet man **4 Therapieoptionen** (operativ, Radiatio, Chemotherapie, Hormontherapie), die kombiniert werden können.

operativ

FIGO	Operatives Vorgehen
I II C	abdominelle Hysterektomie mit Adnektomie beidseits ggf. zusätzlich Lymphadenektomie der pelvinen und paraaortalen LK
II	OP nach Wertheim-Meigs mit Adnektomie beidseits und Lymphadenektomie der pelvinen und paraaortalen LK
III III A, III C III B	 abdominelle Hysterektomie mit Adnektomie beidseits und Lymphonodektomie der pelvinen und paraaortalen LK, zusätzlich Omentektomie OP nach Wertheim-Meigs mit Adnektomie beidseits und Lymphonodektomie der pelvinen und paraaortalen LK
IV (Metastasen operabel)	OP wie bei Stadium III und Metastasenentfernung **oder** isolierte Beseitigung der Metastasen, die zur Kompression wichtiger anatomischer Strukturen (z. B. Niere, Darm) führen

Tab. 9.7: Operatives Vorgehen beim Korpuskarzinom in Abhängigkeit vom Krankheitsstadium (n. FIGO)

Radiatio

Bei der **Radiatio des Korpuskarzinoms** kommen verschiedene Bestrahlungstechniken zum Einsatz, die je nach Krankheitsstadium primär oder postoperativ angewendet werden:

- **Kontaktbestrahlung (Afterloading):** Einbringen einer Sonde mit Strahlenquelle über Vagina oder Rektum in direkter Tumornähe und Bestrahlung eines selektiven Feldes.
- **primär:** Versuch, die Operabilität inoperabler Tumoren herzustellen
- **postoperativ:** Reduktion von Metastasen im OP-Gebiet und bei aggressiv wachsenden Tumoren
- **perkutane Bestrahlung:** Bestrahlung genau festgelegter Felder durch eine Strahlenquelle außerhalb des Körpers. Nachteil dieser Methode ist, dass im Strahlengang liegende Strukturen (z. B. Haut) mitbestrahlt werden.

primär: Stadium III B, Stadium IV A und inoperable Tumoren
postoperativ: niedrig differenzierte Tumoren, Stadium I C, unklarer Lymphknotenstatus, Metastasen im Bereich des kleinen Beckens

Chemotherapie

In Studien wird derzeit untersucht, ob die Chemotherapie bei der adjuvanten oder neoadjuvanten Therapie eine Hilfestellung sein kann. In manchen Zentren kommen mittlerweile bereits Therapieschemata mit Platin und anderen neueren Chemotherapeutika zum Einsatz.

Hormontherapie

bei einem Stadium IV kann zusätzlich ein Therapieversuch mit **Gestagenpräparaten** versucht werden

Prognose

FIGO	5-JÜR (in %)
I A	~90
I B	85–90
I C	80–85

FIGO	5-JÜR (in %)
II A	~75
II B	~65
III A	~60
III B	~40
III C	~30
IV A	~20
IV B	~5

Tab. 9.8: Mittlere 5-Jahres-Überlebensrate (5-JÜR) beim Corpuskarzinom in Abhängigkeit vom Krankheitsstadium (n. FIGO)

Uterussarkom

Definition: von den glatten Muskelzellen ausgehender maligner Tumor · Epidemiologie
Ätiologie/Pathogenese: Entstehung aus Myomen · Leiomyosarkom · Stromasarkom · mesodermaler Mischtumor
Klinik: Blutungsanomalien · Unterbauchschmerzen · tastbarer Tumor · schnell wachsender Tumor im Uterusbereich · Fremdkörpergefühl
Diagnose: Anamnese · Untersuchung · Kürettage · Schnellschnitt · Differentialdiagnose
Therapie: operativ · Hysterektomie mit Adnektomie · Prognose

Definition

Beim Uterussarkom handelt es sich um einen malignen Tumor, der von **den Zellen der glatten Uterusmuskulatur** ausgeht.

Epidemiologie

Es handelt sich insgesamt um einen sehr seltenen Tumor, Altersgipfel **50.–70. Lebensjahr**

Ätiologie / Pathogenese

Man unterscheidet mehrere Typen von Sarkomen, die von unterschiedlichen Geweben des Uterus ausgehen. Die wichtigsten Vertreter sind:

- **Leiomyosarkom:** entstehen aus den glatten Muskelzellen des Uterus, wahrscheinlich über die Vorstufe Leiomyom (mit > 50 % größte Gruppe der Sarkome)
- **Stromasarkom:** entstehen aus den endometrialen Stromazellen des Uterus
- **mesodermaler Mischtumor**

Klinik

- **Blutungsanomalien** wie beim Corpus-CA
- **Unterbauchschmerzen** mit **tastbarem Tumor** im Bereich des Unterbauches
- **schnell wachsender Tumor** im Uterusbereich
- **Fremdkörpergefühl**

Diagnose

Anamnese

Zyklusanamnese, Blutungsanomalien

Untersuchung

! Das Uterussarkom ist meist ein **Zufallsbefund.**

operativ

Kürettage mit intraoperativem Schnellschnitt

Differentialdiagnose

- Corpus-CA
- andere Karzinome (z. B. Colon-CA, Urothel-CA)

Therapie — **Hysterektomie mit Adnektomie,** je nach Befund zusätzlich Entfernung von infiltriertem Gewebe (z. B. LK, Blase, Darm)

Prognose — Die 5-JÜR beträgt je nach Ausdehnung und Absiedelung des Tumors 60–11 %

9.3 Tubentumoren

9.3.1 Benigne Tubentumoren

Definition: Lipom · Adenom · Fibrom · Myom · Endometrioseherde · Zysten · flüssigkeitsbedingte Auftreibung der Tube · Salpingitis isthmica nodosa · Epidemiologie
Ätiologie/Pathogenese: je nach Grunderkrankung unterschiedlich
Klinik: Entzündungssymptome · Schmerzen · Sterilität · maligne Entartung
Diagnose: Anamnese · Untersuchung · Labor · Abstrich · Vaginalsonographie · Sonographie · Laparoskopie
Therapie: Antibiotika · operative Entfernung · Prognose

Definition — Beim benignen Tubentumor handelt es sich oft um ein **Lipom, Adenom, Fibrom** oder **Myom**. Aber auch ein **Endometrioseherd** oder eine **Zyste** (z. B. **Hyatiden** = wassergefüllte gestielte Reste des Müller-Ganges) kann als benigner Tumor gedeutet werden. In manchen Fällen kommt es durch **Flüssigkeitsansammlung** zur Auftreibung der Tube (Hämatosalpinx, Pyosalpinx, Saktosalpinx). Als Sonderform eines gutartigen Tumors der Tube ist noch die **Salpingitis isthmica nodosa** zu nennen. Dabei handelt es sich um eine Endometriose des interstitiellen Tubenabschnittes.

Epidemiologie — Im Bereich der Tube sind Tumoren allgemein sehr selten.

Ätiologie/Pathogenese — Die Entstehung beniger Tubentumoren ist sehr vielfältig und je nach Ursache zu werten (s. o. sowie Kap. 7 und 8).

Klinik — abhängig von Genese des Tumors:
- **Entzündungssymptome:** Fieber, Anstieg von Leukozyten und CRP
- **Schmerzen** im Unterbauch
- **Zyklusunregelmäßigkeiten**
- **Sterilität**

Komplikationen — maligne Entartung

Diagnose

Anamnese — Frage z. B. nach Schmerzen, Zyklusunregelmäßigkeiten, Kindern

Untersuchung
- **Inspektion**
- **Palpation:** v. a. bei der bimanuellen Untersuchung lassen sich Tumoren im Bereich der Tuben tasten
- **Abstrich:** Erregersicherung bei V. a. Entzündungen

Labor — Blutbild, CRP, β-HCG (bei V. a. auf Extrauteringravidität)

apparativ
- **Vaginalsonographie:** Tumorbefall der Parametrien
- **Sonographie:** Nachweis größerer Raumforderungen im Tubenbereich möglich
- **Laparoskopie:** Sicherung der Verdachtsdiagnose bei unklarem Befund

Therapie
- abhängig von Tumorgenese
- **Entzündung:** Antibiotikatherapie
- **Myome, Fibrome, Adenome, Lipome, Zysten, flüssigkeitsgefüllte Abschnitte:** operative Entfernung

Prognose
selten maligne Entartung

9.3.2 Maligne Tubentumoren

Tubenkarzinom

Definition: Adenokarzinom · Hauptlokalisation · Epidemiologie
Ätiologie/Pathogenese: Entstehung/Risikofaktoren unbekannt · Zufallsbefund · Metastasierung · FIGO-/TNM-Stadien
Klinik: meist symptomlos · unklare einseitige Bauchschmerzen · Blutungsunregelmäßigkeiten · Fluor · Hydrops tubae profluens
Diagnose: Anamnese · gynäkologische Untersuchung · apparativ · Tumormarker
Therapie: operativ · Radiatio · Chemotherapie · Prognose

Definition
Beim Tubenkarzinom handelt es sich in über 90 % der Fälle um ein **Adenokarzinom,** das in 75 % d. F. einseitig auftritt. Hauptlokalisation ist der **ampulläre Teil der Tube.**

Epidemiologie
- **eher seltenes Malignom** der Frau
- Altersgipfel **50.–60. Lebensjahr**

Ätiologie / Pathogenese

Entstehung / Risikofaktoren
Pathogenese und Risikofaktoren sind noch **unbekannt.** Meist handelt es sich um einen **Zufallsbefund** im Rahmen einer Laparoskopie oder einer Früherkennungsuntersuchung.

Metastasierung
- **peritoneal:** wie beim Ovarial-CA
- **lymphogen:** v.a. pelvine und paraaortale regionale Lymphknoten
- **hämatogen:** v.a. in Lunge, Leber. ZNS und Knochen eher selten.

FIGO- und TNM-Stadien

FIGO	TNM	Kriterien
0	**Tis**	**Carcinoma in situ**
I	**T1**	**Tumor auf Tubenbereich beschränkt.**
Ia	T1a	Wachstum auf eine Tube beschränkt; keine Penetration der Serosa, keine Tumorzellen in der Peritonealspülung
Ib	T1b	Wachstum in beiden Tuben; keine Penetration der Serosa, keine Tumorzellen in der Peritonealspülung
Ic	T1c	Tumor auf Tuben begrenzt, Ausdehnung auf die Serosa; Tumorzellen in der Peritonealspülung
II	**T2**	**Tumorwachstum im Tubenbereich mit Ausdehnung im Becken**
IIa	T2a	Ausbreitung auf den Uterus oder Metastasen in Uterus und / oder Ovarien
IIb	T2b	Ausbreitung auf andere Beckenorgane
IIc	T2c	Ausbreitung im Becken und maligne Zellen in der Peritonealspülung

FIGO	TNM	Kriterien
III	**T3**	**Peritonealmetastasen außerhalb des Beckens oder regionäre LK-Metastasen**
IIIa	T3a	mikroskopische Peritonealmetastasen außerhalb des Beckens
IIIb	T3b	makroskopische Peritonealmetastasen außerhalb des Beckens
IIIc	T3c oder N1	makroskopische Peritonealmetastasen außerhalb des Beckens > 2 cm oder regionäre LK-Metastasen (paraaortal, inguinal oder paracaval)
IV	**M1**	**Fernmetastasen**

Tab. 9.9: Stadieneinteilung beim Tubenkarzinom nach FIGO und TNM

Klinik

Symptome

- in den meisten Fällen **symptomlos**
- selten **unklare Unterbauchschmerzen einseitig** möglich
- **Blutungsunregelmäßigkeiten**
- **Fluor:** bernsteinfarben, fleischwasserfarben

> **Hydrops tubae profluens:** Bei unvollständigem Tubenverschluss kommt es zur intermittierenden Entleerung großer Fluormengen.

Diagnose

Anamnese

Blutungsunregelmäßigkeiten, einseitige Schmerzen

Untersuchung

- **Inspektion**
- **Palpation:** meist einseitig länglicher Tumor tastbar

apparativ

- **Abdominal- und Vaginalsonographie:** meist längliche Raumforderung im Bereich der Tuben erkennbar
- **Röntgen-Verfahren:** bei Verdacht auf Metastasierung Röntgen Thorax, ggf. CT Abdomen

Labor

Tumormarker CA 125 unspezifisch erhöht

Therapie

Die Therapieempfehlungen des Tubenkarzinoms orientieren sich an denen des Ovarialkarzinoms (s. dort)

operativ

- **Radikaloperation** mit Hysterektomie, Adnektomie, Omentektomie, ggf. Entfernung von Peritoneum und Darmanteilen, ggf. Blasenwandresektion
- **Lymphadenektomie** zum Staging

Radiatio

im Anschluss an die OP meist Durchführung einer Radiatio

Chemotherapie

beim Nachweis maligner Zellen in der Peritonealflüssigkeit, im Douglas-Raum oder bei extrapelvinen Metastasen wird die Chemotherapie (meist mit platinhaltigen Chemotherapeutika) empfohlen

Prognose

FIGO	5-JÜR (in %)
I	60 %
II	30 %
III	15 %
IV	0 %

Tab. 9.10: 5-Jahres-Überlebensrate (5-JÜR) des Tubenkarzinoms in Abhängigkeit vom Krankheitsstadium (n. FIGO)

9.4 Ovarialtumoren

Tumoren am Ovar sind nicht selten. Da sich das Ovar aus verschiedenen Geweben (z. B. Epithel, Keimzellen, Bindegewebe) zusammensetzt, ist die Dignität eines Tumors nicht einfach zu erkennen. Ca. 20 % der Ovarialtumoren sind maligne, die restlichen 80 % benigne.

9.4.1 Benigne Ovarialtumoren

Ovarialzysten · Keimstrangtumor · epithelialer Ovarialtumor · Keimzelltumor · polyzystische Ovarien

Ovarialzysten

Definition: benigne Raumforderungen mit multipler Genese · Epidemiologie
Ätiologie/Pathogenese: physiologische Zysten · Retentionszysten
Klinik: symptomlos · Schmerzen · Stieldrehung des Ovars · akutes Abdomen · Ruptur · intraabdominale Blutung
Diagnose: Anamnese · Palpation · Sonographie · Laparoskopie bei unklarem Befund · Differentialdiagnose
Therapie: Kontrolle · Gestagen in der 2. Zyklushälfte · operative Entfernung · Prognose

Definition

Bei Ovarialzysten handelt es sich i. d. R. um Raumforderungen im Ovar mit multipler Genese.

Epidemiologie

Ovarialzysten findet man i. d. R. bei Frauen im geschlechtsreifen Alter.

Ätiologie / Pathogenese

Es werden verschiedene Zystenformen im Bereich des Ovars unterschieden:

- **physiologische Zyste:** nachweisbar im Verlauf des physiologischen Zyklus der Frau (z. B. Corpus luteum, Follikel)
- **Retentionszyste:** Entstehung durch Einstülpung des Epithels, meist jahrelang keine Größenzunahme
- **Corpus-luteum-Zyste:** Flüssigkeitsansammlung im Corpus luteum
- **Thekaluteinzyste (Theka-Zyste):** entsteht durch einen nicht gesprungenen und nachträglich luteinisierten Follikel. Entwickelt sich häufig durch HCG-Überstimulation (z. B. infolge Zwillingsschwangerschaft oder Blasenmole)
- **Follikelzyste:** nicht gesprungener Graaf-Follikel mit vermehrter Follikelflüssigkeit

Klinik

- meist **beschwerdefrei**
- bei extremer und v. a. schneller Größenzunahme gelegentlich **Schmerzen**

Komplikationen

- **Stieldrehung des Ovars → akutes Abdomen.** Ohne Therapie Infarzierung oder Ruptur, ggf. Peritonitis
- bei zusätzlicher **Gefäßruptur → intraabdominale Blutung** mit akutem Abdomen

Diagnose

Anamnese

Frage nach Zyklus und Schwangerschaften

Untersuchung

- **bimanuelle Palpation:** ggf. derbe Struktur tastbar, druckschmerzhaftes Ovar

apparativ

- **Sonographie:** echoarme, glatt begrenzte und flüssigkeitsgefüllte Struktur im Bereich des Ovars, kein Randsaum
- **Laparoskopie:** bei unklarem Befund oder Notfallsituation

! Ein Ovarialzysten sind ein **häufiger sonographischer Zufallsbefund.**

Differentialdiagnose

Ein Ovarialkarzinom ist immer auszuschließen.

Therapie

Bei **Zufallsbefunden** erfolgt zunächst eine Kontrolle nach der nächsten Menstruation.

- **chronische Beschwerden:** Gestagengabe in der zweiten Zyklushälfte, ggf. operative Entfernung mittels Laparoskopie
- **akute Beschwerden:** Ausschluss einer intraabdominellen Blutung oder Infarzierung, ggf. Laparoskopie mit operativer Entfernung

Bei Blutung oder Infarzierung ist die **Indikation zur schnellstmöglichen Operation** zu stellen.

Keimstrangtumor

Definition: Tumor des sexuell differenzierten Ovarialstromas · hormonproduzierend · Epidemiologie
Ätiologie/Pathogenese: Gyandroblastom · Androblastom · Granulosa-/Thekazelltumor
Klinik: Androgenüberschuss · Östrogenüberschuss · Komplikationen
Diagnose: Anamnese · Untersuchung · Sonographie · laborchemische Untersuchungen · Differentialdiagnose
Therapie: Ovarektomie

Definition

Unter Keimstrangtumoren versteht man **Tumoren des sexuell differenzierten Ovarialstromas.** Diese sind oft hormonproduzierend.

Epidemiologie

- etwa 10 % der Ovarialtumoren
- **Altersgipfel** bei etwa 40 Jahren

Ätiologie / Pathogenese

Man unterscheidet 3 Arten von Keimstrangtumoren:

- **Gyandroblastom:** produziert Östrogen und Androgene
- **Androblastom:** produziert Androgene, tritt v. a. bei jungen Frauen auf
- **Granulosa**- und **Thekazelltumor:** produziert Östrogene

Klinik

Die Symptomatik wird wesentlich von der **Wirkung der produzierten Hormone** beeinflusst. Ansonsten gibt es nur wenige charakteristische Symptome, gelegentlich treten **Bauchschmerzen** auf

Androgenüberschuss

- Involution der weiblichen Geschlechtsorgane
- Hypertrophie der Klitoris
- Hirsutismus
- Amenorrhoe
- Infertilität

Östrogenüberschuss
- Vergrößerung der weiblichen Geschlechtsorgane, insb. Uterus und Mammae
- sekundäre Amenorrhoe durch negativen Feedback-Mechanismus auf die Hypophyse
- Endometriumhyperplasie
- postmenopausale Blutung
- verstärktes Wachstum vom Myomen
- Infertilität

> Bei Kindern kommt es durch den Östrogenüberschuss zur **Pseudopubertas praecox.**

Komplikationen

wie bei Ovarialzysten:
- **Stieldrehung des Ovars** mit akutem Abdomen. Ohne Therapie Infarzierung oder Ruptur, ggf. Peritonitis
- bei zusätzlicher **Gefäßruptur** intraabdominale Blutung mit akutem Abdomen

zusätzlich **Gefahr der malignen Entartung:**
- bei Thekazelltumoren: fast nie
- bei Granulosazelltumoren: ca. 25 %
- bei Androgen produzierenden Tumoren: 10–20 %

Diagnose

Anamnese

Zyklusanomalien, Veränderung der Geschlechtsorgane, unerfüllter Kinderwunsch

Untersuchung

bimanuelle Palpation: höckriger Tumor im Bereich des Ovars tastbar

apparativ

Sonographie: echodichte, nicht flüssigkeitsgefüllte Auftreibung im Bereich des Ovars

Labor

je nach Tumorart **erhöhte Sexualhormone**

Differentialdiagnose

andere Ovarialtumoren, Ovarial-CA

Therapie

Ovarektomie mit anschließender Schnellschnittuntersuchung

Epithelialer Ovarialtumor

Definition: vom Oberflächenepithel des Ovars ausgehend · Synonym · Epidemiologie
Ätiologie/Pathogenese: Brenner-Tumor · seröser/endometroider/muzinöser Tumor
Klinik: uncharakteristisch · Zyklusstörungen · Unterleibsschmerzen · Komplikationen
Diagnose: Anamnese · Untersuchung · Sonographie · Laparoskopie · Differentialdiagnose
Therapie: operative laparoskopische Entfernung · Laparotomie · Adnektomie OP-Komplikationen · Prognose

Definition

Tumoren, die vom **Oberflächenepithel des Ovars** ausgehen, nennt man epitheliale Tumoren.

Synonym

Borderline-Tumor, LMP (**L**ow-**m**alignant-**p**otency-Tumor)

Epidemiologie

ca. 65–80 % aller benignen Ovarialtumoren

Ätiologie / Pathogenese

- **Brenner-Tumor:** ähnelt histologisch dem Urothel
- **seröser Tumor** (seröses Kystom): tritt häufig beidseits auf und ähnelt histologisch dem Tubenepithel
- **endometroider Tumor:** ähnelt histologisch dem Endometrium
- **muzinöser Tumor** (muzinöses Kystom): ähnelt histologisch der Endozervix

Klinik

- meist **keine charakteristischen Frühsymptome**
- **Zyklusstörungen**
- **Unterleibsschmerzen**
- verschlechterter Allgemeinzustand
- Vergrößerung des Leibesumfangs

Komplikationen

Kystome können einen Durchmesser von 30 cm erreichen. Diese Tumorgröße kann zu zahlreichen Komplikationen führen, z. B.:

- Obstipation durch Kompression von Darmanteilen → Ileus
- Miktionsbeschwerden → massiver Nierenaufstau

Diagnose

Anamnese

Zyklusanomalien, Veränderungen des Allgemeinbefundes, Veränderung des Stuhlganges und der Miktion

Untersuchung

Palpation: Raumforderung im Bereich des Ovars

apparativ

- **Sonographie:** mehrkammriger Tumor im Bereich der Ovarien, meist echoarme Struktur
- **Laparoskopie:** bei unklarem Befund Laparoskopie mit Biopsie und anschließendem Schnellschnitt

Differentialdiagnose

andere Ovarialtumoren, Ovarial-CA

Therapie

Entfernung des Tumors laparoskopisch, ggf. auch durch **Laparotomie.** Anschließend einseitige **Adnektomie** (einzeitig, je nach Verfahren ebenfalls laparoskopisch oder offen), in der Postmenopause beidseitig.

operative Komplikationen

> **!** Bei der Entfernung darf **der Tumor auf keinen Fall eröffnet** werden: Bei versehentlicher intraoperativer Eröffnung oder Ruptur eines epithelialen Ovarialtumors kann es zur Ausbildung eines **Pseudomyxoma peritonei** (sog. **Gallert-Tumor**) kommen. Dieser Tumor geht mit massiver intraabdomineller Schleimbildung einher. Die Patientinnen versterben im Endeffekt an den chirurgischen Komplikationen nach mehrfachen Re-OPs.

Prognose

nach OP kaum Rezidive, ohne Ruptur des Tumors gute Heilung

Keimzelltumor

Definition: von embryonalen Keimzellen ausgehender Tumor
Ätiologie/Pathogenese: Keimzellen nach der ersten Meiose · 3 Keimblätter · Dysgerminom · Teratom
Klinik: Bauchschmerzen · maligne Entartung
Diagnose: Anamnese · Untersuchung · Sonographie · Röntgen Abdomen · Labor · Differentialdiagnose
Therapie: organerhaltende Operation · Adnektomie

Definition Keimzelltumoren gehen von **embryonalen Keimzellen** innerhalb des Ovars aus

Epidemiologie
- ca. 20 % aller benignen Ovarialtumoren
- Altersgipfel 20.–30. Lebensjahr

Ätiologie / Pathogenese
- Keimzelltumoren stammen von **Keimzellen nach der 1. Meiose** ab
- enthalten Elemente aller **3 Keimblätter:** Talgdrüsen, Haare, Zysten, andere Gewebe

Tumorformen

häufigste Keimzelltumoren:
- Dysgerminom
- Teratom

> Die sog. **Struma ovarii** ist ein Keimzelltumor, der Schilddrüsengewebe enthält. Durch unkontrolliertes Wachstum dieses Gewebes kann es zur Hyperthyreose kommen.

Klinik
- uncharakteristische **Bauchschmerzen**
- **Zyklusstörungen**

Komplikationen
- starke Bauchschmerzen bis zum akuten Abdomen
- maligne Entartung in 1–5 % der Fälle

Diagnose

Anamnese: Zyklusanomalien, Schmerzen

Untersuchung: **bimanuelle Palpation:** teigig-weicher, nicht druckschmerzhafter, oft beweglicher Tumor tastbar

apparativ
- **Sonographie:** aufgetriebener Tumor im Bereich der Ovarien mit Gewebstrukturen, die fehl am Platz liegen, z. B. Zähne, Knochen
- **Röngten Abdomen:** fremde Körperstrukturen im Bereich des Unterbauches, z.B Zähne und Knochen

Labor: AFP und HCG ↑

Differentialdiagnose: andere Ovarialtumoren (z. B. Ovarial-CA)

Therapie Entfernung mittels Laparotomie mit Biopsie und Schnellschnittuntersuchung:
- in der Prämenopause organerhaltende Operation
- in der Postmenopause Adnektomie beidseits

Polyzystische Ovarien

Definition: zystische Vergrößerung der Ovarien · Synonym
Ätiologie/Pathogenese: Ätiologie unbekannt · Androgenüberproduktion in Nebenniere oder Fettgewebe
Klinik: vergrößerte Ovarien mit multiplen Zysten · Hirsutismus · Zyklusunregelmäßigkeiten· Bauchschmerzen · Infertilität
Diagnose: Anamnese · Untersuchung · Sonographie · Laparoskopie · Differentialdiagnose
Therapie: medikamentös · operativ · Prognose

Definition bei polyzystischen Ovarien kommt es zu einer **zystischen Vergrößerung der Ovarien**

Synonym	PCO, Stein-Leventhal-Syndrom
Ätiologie / Pathogenese	vermutlich **Überproduktion von Androgenen** in der Nebenniere oder im Fettgewebe während der Pubertät, die genaue Ätiologie ist aber noch unbekannt
Klinik	• **Infertilität** • **vergrößerte Ovarien** mit multiplen Zysten, die u.U. zu Bauchschmerzen führen können • **Amenorrhoe** oder seltener **Oligomenorrhoe** • **Hirsutismus**
Komplikationen	Hauptkomplikation ist die **Infertilität**
Diagnose	
Anamnese	Frage nach unerfülltem Kinderwunsch, Zyklusunregelmäßigkeiten, Ausbleiben der Regel, Zunahme der Körperbehaarung
Untersuchung	**Palpation:** beidseits vergrößerte Ovarien tastbar
apparativ	**Sonographie / Laparoskopie:** beidseits stark vergrößerte Ovarien mit randständigen multiplen Zysten erkennbar
Differentialdiagnose	andere Ovarialtumoren (z.B. Ovarial-Karzinom tritt ebenfalls beidseitig auf)
Therapie	
medikamentös	• **Stimulation der Hypophyse,** um die Östrogensynthese zu stimulieren (z.B. mit Clomifen). Dadurch kommt es zur Wiederherstellung des ovulatorischen Zyklus. • **Einsatz von Antiandrogenen** (z.B. Diane35) bei Patientinnen ohne Kinderwunsch verhindern eine Schwangerschaft, da sie als Kontrazeptiva wirken.
operativ	**Verkleinerung des Ovars** durch Keilexzision mit anschließender Elektrokoagulation der Ovarialoberfläche
Prognose	Bei den meisten Störungen des Hormonhaushaltes liegt eine chronische oder gar progrediente Ursache vor. Deshalb kann je nach Grund der Störung eine **lebenslange medikamentöse Therapie** notwendig sein.

9.4.2 Maligne Ovarialtumoren

Ovarialkarzinom

Definition: vom Ovarialepithel ausgehender maligner Tumor · Epidemiologie
Ätiologie / Pathogenese: Risikofaktoren · Tumorformen · Metastasierung · FIGO- / TNM-Stadien
Klinik: selten Frühsymptome · Unterbauchschmerzen · Fremdkörpergefühl · B-Symptomatik · Zunahme des Bauchumfangs · Aszites · Organverdrängung/ -infiltration · Zyklusunregelmäßigekiten · postmenopausale Blutungen · Peritonealkarzinose · Stieldrehung · Darm- / Harnwegsobstruktion
Diagnose: Anamnese · Untersuchung · Sonographie · Staging · Laparoskopie · laborchemische Untersuchungen
Therapie: operativ · medikamentös · palliativ · Prognose

Definition das Ovarial-CA ist ein **vom Epithel des Ovars ausgehender maligner Tumor**

Epidemiologie **Altersgipfel** 60.–65. Lebensjahr, allerdings werden ca. 10 % der Ovarial-CA vor dem 40. Lebensjahr diagnostiziert.

Ätiologie / Pathogenese

Risikofaktoren
- Alter > 40 Jahre
- Kinderlosigkeit
- weiße Hautfarbe
- seltene Einnahme von Ovulationshemmern
- hoher sozialökonomischer Status
- andere Malignome: v. a. Mamma-CA

Tumorformen
- muzinös
- serös
- endometroid

Metastasierung
- hauptsächlich **diffuse intraperitoneale Metastasierung**, v. a. ins kleine Becken, ins Omentum majus und unter das Zwerchfell
- **lymphogene Metastasierung**: in die iliakalen, inguinalen und paraaortalen Lymphknoten
- **hämatogene Metastasierung** v. a. in Lunge, Leber, ZNS und Skelett möglich, aber eher selten.

Stadieneinteilung nach TNM und FIGO

TNM	FIGO	Kriterien
T1	**I**	**Tumor auf die Ovarien beschränkt**
T1a	IA	Tumor in einem Ovar, Kapsel intakt, kein Aszites
T1b	IB	Tumor in beiden Ovarien, Kapsel intakt
T1c	IC	Tumor in einem oder beiden Ovarien, Kapselruptur, Tumor an der Oberfläche, maligne Zellen in der Peritoneallavage oder im Aszites
T2	**II**	**Tumor auf das Becken beschränkt**
T2a	IIA	Befall von Uterus und / oder Tuben, ohne Aszites
T2b	IIB	Befall anderer Beckengewebe, ohne Aszites
T2c	IIC	Befall von Beckenorganen, maligne Zellen in der Peritoneallavage oder im Aszites
T3	**III**	**Tumor in einem oder beiden Ovarien, peritoneale Metastasen und / oder regionäre Lymphknotenmetastasen**
T3a	IIIA	mikroskopische peritoneale Metastasen
T3b	IIIB	makroskopische peritoneale Metastasen < 2 cm
T3c	IIIC	Metastasen > 2cm und / oder regionäre Lymphknotenmetastasen
M1	**IV**	**Fernmetastasen** (Lunge, Leber, Skelett, ZNS) außerhalb der Bauchhöhle
N0		kein Anhalt für Befall der regionären Lymphknoten
N1		Befall regionärer Lymphknoten

Tab. 9.11: Stadieneinteilung beim Ovarialkarzinom nach TNM und FIGO

Klinik

- So gut wie **nie Frühsymptome**, bei über 70 % Diagnosestellung erst im Stadium III oder IV n. FIGO
- uncharakteristische **Unterbauchschmerzen**
- **Fremdkörpergefühl** im Unterbauch
- **B-Symptomatik:** Gewichtsabnahme, Appetitlosigkeit, Müdigkeit, Nachtschweiß, Fieber etc.

- Zunahme des Bauchumfangs, **Aszites**
- **Zyklusunregelmäßigkeiten,** postmenopausale Blutungen
- **Beschwerden durch Verdrängung oder Infiltration anderer Organe:** Subileus, Ileus, Miktionsbeschwerden, Nierenstauung etc.
- **Pleuraergüsse**

Komplikationen

- **Peritonealkarzinose mit Aszites und Pleuraergüssen**
- **Obstruktion** von Abschnitten des Darm (Subileus, Ileus) oder Harntraktes (Miktionsbeschwerden, Stauungsniere)
- **Stieldrehung des Ovars**
- **hohe Rezidivgefahr**

Diagnose

Anamnese

Frage nach Zyklusstörungen, Familienanamnese (erbliche Komponente?), B-Symptomatik

Untersuchung

Palpation:
- Knoten im Bereich der Ovarien tastbar
- Raumforderungen im Bereich des Douglas-Raumes bei Peritonealkarzinose tastbar
- vergrößerte Lymphknoten tastbar

apparativ

- **Sonographie:**
  - echoreiche, z.T. gekammerte Strukturen im Bereich der Ovarien, unregelmäßiges Binnenecho, unregelmäßige Wandstrukturen
  - Kammern sind v.a. beim Vaginalsono zu erkennen
- **Laparoskopie:** bei völlig unklaren Befunden sollte eine Laparoskopie mit histologischer Sicherung des Materials erfolgen.
- **bildgebende Zusatzuntersuchungen:** CT Abdomen und NMR zum Staging oder zur Operationsplanung

> **Tumorstaging:**
> Genaue Festlegung des Tumorstadiums mit Suche nach Primärtumor und Metastasen in Leber, Lunge und Knochen.
> Im Rahmen des Tumorstagings sollte u.a. eine **Ultraschalluntersuchung des Abdomens** durchgeführt werden, um etwaige Metastasen im Bauchraum zu erkennen.

Labor

Bestimmung der **Tumormarker:** CA 125, CASA, CA 72–4, HCG, AFP (v.a. bei Keimzelltumoren) als Verlaufsparameter

Therapie

operativ

- **Unterbauchlaparotomie** mit Inspektion der gesamten Bauchhöhle und Probenentnahmen zur histologischen Aufarbeitung
- **bei eindeutig malignem Befund:** Radikaloperation mit beidseitiger Adnektomie, Hysterektomie, Appendektomie, Resektion des Omentum maius, pelviner, iliakaler und paraaortaler Lymphadenektomie. Ziel ist die R0-Resektion.

> **R0-Resektion** bedeutet, dass postoperativ keine Tumorreste im Körper verbleiben.

- **bei Infiltration von Nachbarorganen:** größtmögliche Tumorreduktion, nötigenfalls z. B. Darmresektion, Blasenwandresektion.
- **bei jungen Patientinnen:** In Stadium Ia kann eine einseitige Adnektomie ausreichend sein, falls Kinderwunsch besteht.

medikamentös

- **postoperative Polychemotherapie** mit Cisplatin/Cyclophosphamid oder Carboplatin (Standardtherapie) über 6 Zyklen (1 Zyklus alle 3 Wochen).
- Nach dem 3. Zyklus sollte ein erneutes Staging erfolgen, ggf. Second-Look-Laparoskopie.

palliativ

Bei Vorliegen von Fernmetastasen ist deren Entfernung oder Therapie anzustreben.

- bei Skelettmetastasen: Radiatio
- bei solitären Lebermetastasen: chirurgische Entfernung

Prognose

FIGO	5-JÜR (in %)
I	68–72 %
II	40–45 %
III	15–20 %
IV	5 %

Tab. 9.12: 5-Jahres-Überlebenswahrscheinlichkeit (5-JÜR) beim Ovarialkarzinom

9.5 Mammatumoren

9.5.1 Benigne Brustdrüsentumoren

Fibroadenom · Mastopathie

Fibroadenom

Definition: gutartiger epithelialer/mesenchymaler Mischtumor · Epidemiologie
Ätiologie/Pathogenese: östrogenbedingtes Wachstum atypisch angelegter Drüsen
Klinik: nicht schmerzhafter Knoten · Komplikationen
Diagnose: Anamnese · Untersuchung · Mammasonographie · Mammographie · Punktion · Differentialdiagnose
Therapie: Beobachtung/Kontrolle · Exstirpation · subkutane Mastektomie · Prognose

Definition

Das Fibroadenom ist ein **gutartiger Mischtumor mit epithelialen und mesenchymalen Anteilen** des Drüsengewebes.

Epidemiologie

- häufigster benigner Mammatumor vor Menopause
- Altersgipfel 30.–35. Lebensjahr

Ätiologie / Pathogenese

Durch **Östrogeneinfluss** (meist während der Schwangerschaft und in der Stillzeit) beginnen **fetal versprengte, atypisch angelegte Drüsen** im Bereich der Brust zu wachsen. Diese sind meist solitär, seltener multipel zu finden.

Klinik

tastbare, nicht schmerzhafte Knoten im Bereich der Brust

Komplikationen

- je nach Stadium und Therapie verschieden
- postoperativ häufig Schmerzen und Lymphödeme im Arm

Diagnose

Anamnese

Vorerkrankungen, Risikofaktoren Mamma-CA

Untersuchung

Inspektion und Palpation der Brust (glatter, runder, nicht verschieblicher Knoten tastbar) und der Lymphabflusswege

apparativ

- **Mammasonographie:** homogene, echoarme, glatt begrenzte Struktur eines soliden Tumors
- **Mammographie**:
  - glatt begrenzte, homogene Verschattung im Bereich der betroffenen Brust
  - Durchführung zum Ausschluss eines Mamma-CA

Labor

Feinnadelpunktion: zytologische Diagnosesicherung

> Feinnadelpunktion:
> Mittels Sonographie oder CT Lokalisation des zu punktierenden Knotens, anschließend Sonographie- oder CT-gesteuerte Punktion mit einer kleinen Kanüle, um wenig Weichteilschaden zu verursachen.

Differentialdiagnose

- **Cystosarkoma phylloides:**
  - sehr selten auftretender, **semimaligner** mesenchymal-epithelialer Tumor, ähnelt histologisch dem Fibroadenom
  - wächst sehr rasch und destruierend
  - Umwandlung zu einem malignen Sarkom möglich
- **Lipom:** gutartiges Fettkonglomerat
- **Hamartom:** gutartige, pseudokapsuläre Neubildung aus Fettgewebe und Epithelien

Therapie

Beobachtung und regelmäßige gynäkologische Kontrolle

operativ

- **bei starker Größenzunahme oder anderen Beschwerden:** ggf. Exstirpation
- **bei multiplem Befall einer Brust:** ggf. subkutane Mastektomie

Prognose

- in der Regel keine maligne Entartung
- nach Exstirpation sind Rezidive möglich

Mastopathie

Definition: proliferativ-hyperplastisch · regressiv · Epidemiologie
Ätiologie/Pathogenese: Störung des Homonhaushalts · Einteilung nach Prechtel
Klinik: Schmerzen in der Brust · schmerzhafte Knötchen in der Brust · prämenstruelle Veränderungen der Brust · Sekretion · Zysten · Entwicklung eines Mamma-CA
Diagnose: Palpation · Mammasonographie · Mammographie · Punktion · Differentialdiagnose
Therapie: je nach Stadium supportiv/medikamentös/operativ · Prognose

Definition

Bei der **Mastopathie** handelt es sich um **proliferativ-hyperplastische oder regressive Veränderungen** im Bereich des Brustparenchyms und im Bindegewebe.

Synonym

fibrös-zystische Mastopathie, Mastopathia cystica fibrosa, M. chronica cystica

Epidemiologie

- häufigste Brusterkrankung bei Frauen (40–50 % aller Frauen)
- Altersgipfel: ca. 40.–55. Lebensjahr

! Die Mastopathie ist die **häufigste Brusterkrankung** der Frau.

Ätiologie / Pathogenese

- Die **genaue Pathogenese ist ungeklärt.** Allerdings wird als Ursache eine **Störung des Hormonhaushalts** (insb. Östrogenübergewicht) vermutet.
- **Ursachen für das Östrogenübergewicht:** Hyperöstrogenismus, genetische Disposition, Hypothyreose, Progesteronmangel oder Gestagenmangel
- Durch hohe Östrogenspiegel wächst das Drüsengewebe der Brust, es bilden sich im **Bereich der Milchgänge Wucherungen und Gangerweiterungen,** im Parenchymbereich findet man **Hyalinosen.** Das Bindegewebe wird durch den hormonellen Einfluss fibrotisch.

Einteilung nach Prechtel

Grad der Mastopathie	Befund	Häufigkeit (in %)
I	**einfache Mastopathie** • keine Zellatypien • keine Epithelproliferation	70 %
II	**einfache proliferative Mastopathie** • keine Zellatypien • Epithelproliferation	20 %
III	**atypische proliferative Mastopathie** • Zellatypien • Epithelproliferation	10 %

Tab. 9.13: Histologische Einteilung der Mastopathie nach Prechtel

Klinik

- **Schmerzen in der Brust** mit Ausstrahlung in den ipsilateralen Arm und die Axilla
- **schmerzhafte Knötchen** in der Brust, diese können bis zu kirschkerngroß werden und sind immer verschieblich
- pathologische **Sekretion** der Brust, bedingt durch die Störungen des Hormongleichgewichtes zugunsten der Östrogene
- **prämenstruelle Veränderungen der Brust:** Spannungsgefühl (Mastodynie), Schweregefühl
- **tastbare Zysten**

Komplikationen

! Eine Mastopathie Grad III gilt als **Präkanzerose** mit erhöhter Wahrscheinlichkeit für die Entwicklung eines Mamma-CA

Diagnose

Anamnese

Frage nach Verdichtungen der Brust bei Selbstuntersuchung, prämenstruelle Beschwerden, genaue Zyklusanamnese

Untersuchung

- **Inspektion der Brust:** auf Knötchen achten
- **Palpation der Brust und der Axilla:** auf Hyperöstrogenismuszeichen (starke Schwellung der Brust, dunkle Pigmentierung der Areola) achten

apparativ
- **Mammasonographie:** mehrere deutlich hyperdense Knötchen, die klar abgegrenzt sind
- **ggf. Mammographie bei unklarem Befund:** diffuse Parenchymverdichtungen, ggf. Verkalkungen („Schrotkugelbrust")

Labor
Punktion verdächtiger Areale und anschließende histologische Untersuchung

Differentialdiagnose
> ! Bei pathologischen Veränderungen im Bereich der Brust ist **immer** ein Mamma-CA auszuschließen!

Therapie

Mastopathie Grad I
- physikalische Maßnahmen
- Analgetikagabe
- **Verzicht auf methylxanthinhaltige Lebensmittel** (Tee, Kaffee) und **Medikamente (cave bei Asthmatherapie),** da diese eine Erhöhung des Östrogenspiegels verursachen können
- ggf. Exzision von Knoten

Mastopathie Grad II
- wie bei Mastopathie Grad I
- zusätzlich **lokale** (gestagenhaltige Salben, progesteronhaltige Gels) oder **systemische Hormongabe** (Antiöstrogene [z.B. Tamoxifen], Prolaktinhemmer, orale Gestagene) zum Ausgleich des Hormongleichgewichts
- ggf. **Exzision von Knoten**

Mastopathie Grad III
- wie bei Mastopathie Grad II
- bei häufigen Rezidiven, starken Schmerzen ggf. **subkutane Mastektomie** unter Erhalt der Mamille und anschließender Brustaufbau mit Implantaten

Prognose
- Mastopathie Grad II: 1,5fach erhöhtes CA-Risiko
- Mastopathie Grad III: 5fach erhöhtes CA-Risiko (Präkanzerose)

9.5.2 Maligne Mammatumoren

Mammakarzinom

Definition: vom Brustdrüsengewebe ausgehende maligne Erkrankung · häufigstes Malignom der Frau
Ätiologie/Pathogenese: vielfältige Risikofaktoren · Karzinomarten · WHO-Klassifikation · Lokalisation · Metastasierung · TNM-Stadien
Klinik: Knoten/Schmerzen in der Brust · Hautveränderungen · pathologische Sekretion · LK-Schwellungen · frühe Metastasierung · Lymphödeme · Lokalrezidive
Diagnose: Anamnese · Untersuchung · Mammasonographie · Mammographie · Galaktographie · Mamma-MRT · Biopsie · Hormonrezeptorstatus ·Labor
Therapie: Mastektomie · brusterhaltende Therapie (BET) · Lymphonodektomie · Mammarekonstruktion · adjuvante Strahlen-/Hormon-/Chemotherapie · palliative Therapie
Prognose: Possinger-Score · Grading · axillärer LK-Befall

Definition

Das Mammakarzinom ist ein **maligner Tumor, der vom Brustdrüsengewebe ausgeht.**

Epidemiologie

- **häufigste maligne Erkrankung bei Frauen** (25 % aller CAs) und **häufigste Todesursache** bei Frauen zwischen dem 40. und 50. Lebensjahr
- **2 Altersgipfel:** um das **40. Lebensjahr** und um das **55. Lebensjahr** (in der Postmenopause)

> ! Das Mammakarzinom ist die **häufigste maligne Erkrankung der Frau.**
> Es tritt häufiger in Industrie- als in Entwicklungsländern und häufiger bei der Stadt- als bei der Landbevölkerung auf.

Ätiologie / Pathogenese

Risikofaktoren

Es gibt eine Vielzahl von Risikofaktoren für die Entstehung des Mamma-CA (nach zunehmender Beeinflussbarkeit geordnet):

- **familiäre Disposition:** Mamma-CA bei nahen Verwandten
- **genetische Disposition:** BRCA-1-Gen (**br**east-**ca**ncer-Gen) auf Chromosom 17q21 und BRCA-2-Gen auf Chromosom 13q12–13
- **Mamma-CA auf der Gegenseite**
- **ethnische Faktoren**
- **hohes Lebensalter**
- **frühe Menarche** (< 12. Lebensjahr) oder sehr **späte Menarche** (>17. Lebensjahr)
- **späte Menopause:** langerer Östrogeneinfluss
- **Nullipara** oder **Kind nach dem 30. Lebensjahr**
- **Mastopathie Grad II** oder **III**
- **Gestagenmangel:** gestörtes Östrogen-Gestagen-Verhältnis
- **Hyperprolaktinämie**
- **andere Karzinome** (z.B. kolorektale Karzinome, Ovarial-CA, Endometrium-CA)
- **Adipositas**
- **einseitige Ernährung** (viel Fett und Fleisch)

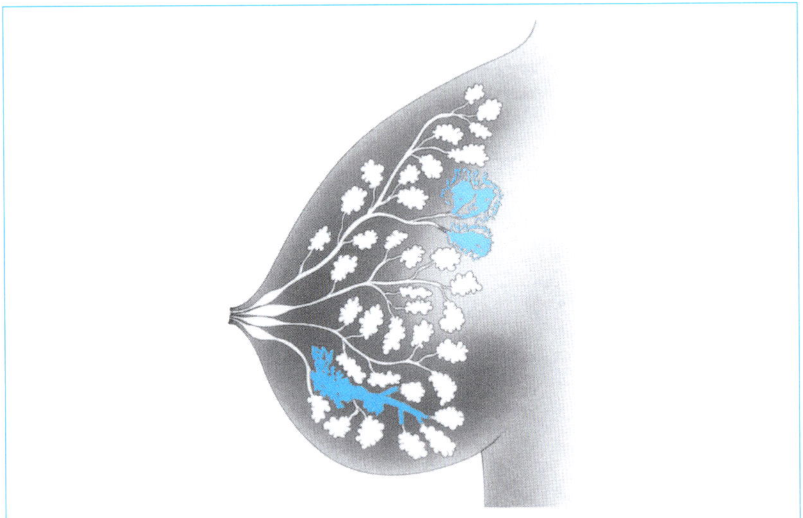

Abb. 9.5: Invasives duktales und lobuläres Mamma-Karzinom [4]

- **Noxen:** ionisierende Strahlung, Zigarettenrauchen
- **Östrogentherapie** in der Menopause
- umstritten: **Virusinfektionen**

Karzinomarten

Es gibt **verschiedene Ursprungsorte** für Karzinome im Bereich der Mamma, je nach Ursprungsort unterscheidet man:

- **duktales Karzinom:**
  - vom Epithel innerhalb der Milchgänge ausgehend
  - ca. 80–90 % d. F.
- **lobuläres Karzinom:**
  - von Zellen innerhalb der Lobuli, außerhalb der Milchgänge ausgehend
  - ca. 10–20 % d. F., häufiger als das duktale CA beidseitig
- **M. Paget:**
  - von Zellen der Mamille ausgehende ekzemartige Veränderungen im Bereich der Mamille
  - selteneres Karzinom
- **weitere Mamma-CA-Arten:** siehe Tab. 9.14

WHO-Klassifikation

nichtinvasive Mammakarzinome	• duktales Carcinoma in situ (DCIS) • Carcinoma lobulare in situ (CLIS)
invasive Mammakarzinome	• invasives duktales Mamma-CA • invasives duktales Mamma-CA mit intraduktaler Komponente • invasives lobuläres Mamma-CA • muzinöses Mamma-CA • medulläres Mamma-CA • papilläres Mamma-CA • tubuläres Mamma-CA • adenoid-zystisches Mamma-CA • sekretorisches Mamma-CA • apokrines Mamma-CA • Mamma-CA mit Metaplasie • anderes Mamma-CA
M. Paget der Mamille	

Tab. 9.14: Klassifikation der Mammakarzinome nach WHO

Lokalisation

Das Mamma-CA findet sich über die Brust verteilt nicht in allen Quadranten gleich häufig

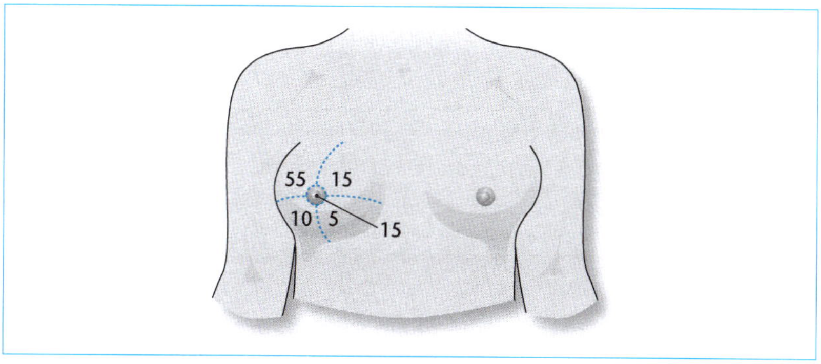

Abb. 9.6: Häufigkeitsverteilung des Mammakarzinoms in den einzelnen Quadranten der Brust (in %)

Metastasierung

- **lymphogen:** v. a. in die **axillären Lymphknoten.** Bei größerer Ausdehnung des Tumors und je nach Lokalisation auch Metastasierung nach **retrosternal, supraklavikulär** und nach **kontralateral** möglich.

> **Einteilung der axillären Lymphknoten:**
> - **Level I:** untere axilläre Lymphknoten lateral des Randes des M. pectoralis minor
> - **Level II:** mittlere axilläre und interpektorale Lymphknoten (sog. Rotter-Lymphknoten)
> - **Level III:** apikale äxilläre Lymphknoten medial des medialen Randes des M. pectoralis minor (ohne die sub- und infraklavikulären Lymphknoten)

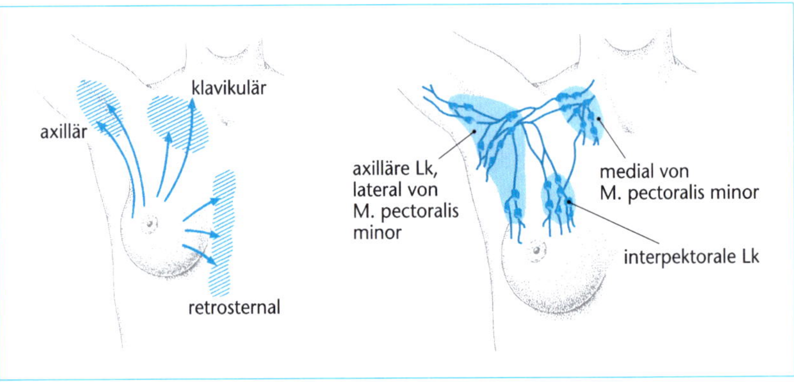

Abb. 9.7: Lymphabflussgebiete und Lymphknotenstationen der Mamma [2]

- **hämatogen:** bereits sehr **frühe hämatogene Metastasierung,** häufig ins **Skelett** (Rippen, Wirbelsäule), in **Lunge, Leber, ZNS** und die **Ovarien**

TNM-Stadien

TNM	Kriterien
TX	**Primärtumor nicht beurteilbar**
T0 **Tis**	**kein Anhalt für Primärtumor** **Carcinoma in situ** (duktal oder lobulär), **M. Paget** ohne nachweisbaren Tumor
T1 T1mic T1a T1b T1c	**Tumor ≤ 2,0 cm** Mikroinvasion ≤ 0,1 cm (d. h., über die Basalmembran hinaus) Tumorgröße › 0,1 und ≤ 0,5 cm Tumorgröße › 0,5 ≤ 1,0 cm Tumorgröße › 1,0 ≤ 2,0 cm
T2	**Tumorgröße ≤ 5,0 cm**
T3	**Tumorgröße > 5 cm**
T4 T4a T4b T4c T4d	**Tumor jeder Größe mit direkter Infiltration der Brustwand oder Haut** Ausdehnung auf die Brustwand (d. h. Rippen, Interkostalmuskulatur und M. serratus **ohne** M. pectoralis) Infiltration der Brustwand mit Hautödem (Peau d'orange), Ulzerationen oder Hautmetastasen der ipsilateralen Brust T4a und T4b gleichzeitig entzündliches (inflammatorisches) CA mit diffuser, z. T. brauner Induration der betroffenen Haut, zusätzlich erysipelähnliches klinisches Bild

TNM	Kriterien
N0	**keine regionären Lymphknotenmetastasen**
NX	**regionäre Lymphknoten nicht beurteilbar**
N1	**Metastasen in beweglichen, ipsilateralen axillären Lymphknoten**
pN1a	nur Mikrometastasen < 0,2 cm
pN1b	Metastasen in Lymphknoten, davon zumindest eine > 0,2 cm
pN1b (a) (pN1bI)	Metastasen in 1–3 Lymphknoten > 0,2 cm und ≤ 2,0 cm
pN1b (b) (pN1bii)	Metastasen in 4 oder mehr Lymphknoten > 0,2 cm und ≤ 2,0 cm
pN1b (c) (pN1biii)	Ausdehnung der Metastasen über die Lymphknoten-Kapsel hinaus (alle < 2 cm)
pN1b (d) (pN1biiii)	Metastasen in Lymphknoten > 2 cm
N2	**Metastasen in ipsilateralen axillären Lymphknoten, untereinander oder an anderen Strukturen fixiert**
N3	**homolaterale, verdächtige Lymphknoten supraklavikulär, infraklavikulär oder Lymphödem des Armes**
MX	**Fernmetastasen nicht beurteilbar**
M0	**keine Fernmetastasen**
M1	**Fernmetastasen vorhanden** genaue Angaben zur Lokalisation (jeweilige Abkürzung in Klammern): Lunge (PUL), Leber (HEP), ZNS (BRA), Lymphknoten (LYM), Knochenmark (MAR), Pleura (PLE), Peritoneum (PER), Haut (SKI), andere (OTH)

Tab. 9.15: TNM-Stadien beim Mammakarzinom

Klinik

- **Leitsymptom: tasbarer, evtl. derber Knoten** im Bereich der Brust
- neu aufgetretene **Hauteinziehungen** oder **Vorwölbungen**
- neu aufgetretene **Asymmetrie der Brüste**
- pathologische **Sekretion**
- therapieresistentes und persistierendes **Erythem**
- **Peau d'orange:** Orangenhautzeichen (Haut sieht aus wie die Haut einer Orange, d.h. große Poren und derbe Hautstruktur), deutet auf eine subkutane oder kutane Infiltration hin.
- therapieresistente und persistierende **Ekzeme**
- sehr selten **Schmerzen in der betroffenen Brust**
- **Lymphknotenvergrößerungen**: v.a. axillär und subklavikulär

Komplikationen

- **frühe Metastasierung,** v.a. Skelett, die mit erheblichen Schmerzen einhergehen
- **häufig Lymphödeme**
- **häufig Lokalrezidive** auch nach Operation und anschließender Bestrahlung

Diagnose

Anamnese

Risikofaktoren, tastbare Knoten bei der Selbstuntersuchung

> Bei der Routineuntersuchung (auch ohne pathologischen Befund) ist die Frau immer zur **Selbstuntersuchung der Brust** anzuhalten. Dabei sollte die Frau die Quadranten von außen nach innen abtasten.

Untersuchung

- **Inspektion der Brust:** Asymmetrie, Orangenhaut, Erythem etc.
- **Palpation der Brust und der benachbarten Lymphknotenregionen:** Palpation der Mamma systematisch und nach Quadranten, Untersuchung im Stehen und Liegen

apparativ

- **Mammasonographie:** Schallabschwächung mit unscharfen Grenzen (sog. Tumorschatten)
- **Mammographie:** unscharf begrenzte Raumforderung mit Ausläufern sowie umgebenden Kalkspritzern
- **Galaktographie:** Bei pathologischer Sekretion sollte eine Darstellung der Milchgänge durch Einspritzen von Kontrastmittel erwogen werden.

> Bei **pathologischer Sekretion** sollte das Sekret immer asserviert und histologisch untersucht werden.

- **Mamma-MRT:** Durchführung mit Kontrastmittel: starke Kontrastmittelanreicherung der Raumforderung ist hochgradig tumorverdächtig, bei fehlender Kontrastmittelanreicherung kann man einen maligenen Vorgang mit hoher Sicherheit ausschließen.

Biopsie

Bei verdächtigen Befunden in den technischen Untersuchungen (z. B. Mammasonographie, Mammographie) sollte immer eine **bioptische Sicherung des Befundes** erhoben werden.

- **Aspirationszytologie:** Feinnadelbiopsie unter sonographischer Kontrolle
- **operative Entfernung** eines Knotens mit Schnellschnittuntersuchung durch den Pathologen

> ! Bei einer histologischen Untersuchung sollte man immer den **Hormonrezeptorstatus** bestimmen. Dies ist zum einen wichtig für die weitere Therapie, zum anderen ein wichtiger Prognosefaktor.

> Zusätzlich sollte eine **Bestimmung des HER2-Proteins** (human epidermal growth factor receptors) durchgeführt werden. Ist die Zahl der HER-2-Proteine erhöht, verschlechtert sich die Prognose, da Rezidive häufig sind.

Labor

Bei V.a. Mamma-CA sollten die **Tumormarker** CEA, MCA, CA 5–3, CA 19–9 und CA 54–9 bestimmt werden. Zusätzlich Bestimmung von LH, FSH und Östrogen.

> Bei einem histologisch gesicherten Mamma-CA sollten ein **Staging** zur Tumorstadieneinteilung (Bestimmung der Tumorgröße und -ausbreitung innerhalb des befallenen Organs, der Lymphknoten und weiterer Organe) und Metastasensuche durchgeführt werden. Dies ist von Bedeutung für die Therapieplanung und die Prognose. Zum Staging werden folgende Untersuchungen durchgeführt:
>
> - **Röntgen Thorax** (ggf. CT Thorax): Ausschluss von Lungenmetastasen
> - **Oberbauchsonographie** (ggf. CT Abdomen): Ausschluss von Leber- und retroperitonealen Metastasen
> - **Skelettszintigraphie:** Ausschluss von Skelettmetastasen

Therapie

operativ

Je nach Tumorausdehnung und Alter der Patientin können verschiedene chirurgische Verfahren in Betracht gezogen werden:

– Mastektomie

Man unterscheidet hier 3 Varianten:

- klassische radikale Mastektomie (OP nach Rotter/Halsted):
  - **Indikation:** invasive Mammakarzinome mit ungünstigen Tumorgrößen, multizentrische Karzinome, Rezidive
  - **Durchführung:** Entfernung der Brust, der Pektoralismuskulatur, der ipsilateralen axillären Lymphknoten und des axillären Fettgewebes
  - sehr radikale Operationsmethode mit dementsprechend schlechtem kosmetischem Ergebnis, deshalb nicht mehr sehr gebräuchlich
- modifizierte radikale Mastektomie (OP nach Patey):
  - **Indikation:** Tumoren > 3 cm und Lymphknotenmetastasen in Level I–II
  - **Durchführung:** Entfernung der Brust, der Pectoralisfaszie, der ipsilateralen axillären Lymphknoten und des axillären Fettgewebes bis zur V. axillaris
  - radikale Operationsmethode, wird heute noch häufig angewandt
- subkutane Mastektomie:
  - **Indikation:** fast ausschließlich prophylaktische Operationen (z. B. bei Nachweis eines der oben genannten Gene oder positiver Familienanamnese)
  - **Durchführung:** Entfernung des Brustdrüsenkörpers, dabei bleiben die Haut der Brust und im Bereich der Mamille erhalten. Diese Haut deckt dann einen Brustaufbau mit Implantaten.

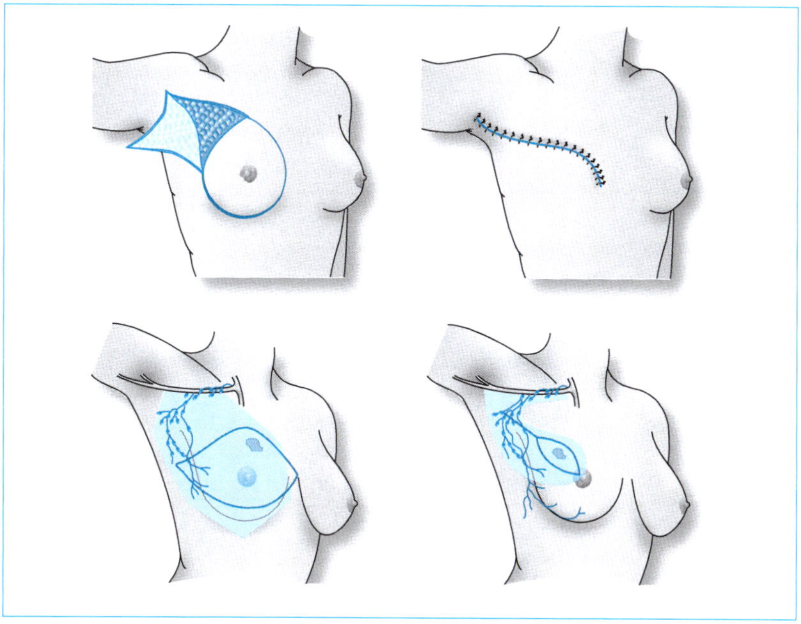

Abb. 9.8: Schnittführung bei Mastektomie, Schema

– brusterhaltende Therapie (BET)

Dieses Verfahren wird heute der Mastektomie vorgezogen, da es psychisch und physisch nicht so belastend ist. Bei beiden Verfahren ist die 5-Jahres-Überlebenswahrscheinlichkeit in etwa gleich, allerdings ist die Gefahr von Lokalrezidiven bei der BET 3fach erhöht. **Kontraindikationen für eine BET:**

- Infiltration der Haut
- multizentrische Karzinome
- nicht vollständig freier Tumorrand
- großer und ausgedehnter Tumor
- Einbruch ins Lymph- oder Blutgefäßsystem

Auch bei der BET unterscheidet man verschiedene Vorgehensweisen:

- Tumorektomie
  - **Indikation:** Tumorstadium T1 oder maximale Ausdehnung bis zu 2,5 cm
  - **Durchführung:** Tumorenukleation mitsamt der ihn bedeckenden Haut (Sicherheitsabstand mind. 1 cm nach allen Seiten hin) und Entfernung **der axillären Lymphknoten** über zusätzlichen Schnitt (einzeitiges Vorgehen)
- Segmentresektion / Quadrantektomie
  - **Indikation:** kleine, deutlich abgrenzbare Tumoren ohne LK-Befall
  - **Durchführung:** präoperative Markierung des Tumors mit Stahlstift oder Nadel (unter Röntgenkontrolle) zur gezielten Tumorentfernung, Entfernung eines Brustsegments oder -quadranten (Sicherheitsabstand mind. 2 cm) und Entfernung **der axillären Lymphknoten** über zusätzlichen Schnitt (einzeitiges Vorgehen)

> Die **axilläre Lymphonodektomie** (Lymphknotenentfernung) sollte sowohl bei der Mastektomie als auch bei der BET durchgeführt werden. Die Ermittlung des Lymphknotenstatus und die Entfernung etwaiger Lymphknotenmetastasen (N in der TNM-Klassifikation) ermöglicht prognostische Aussagen.
> **Durchführung:** Bei der Mastektomie LK-Entfernung über den gleichen Schnitt, bei der BET bzw. Segmentresektion / Quadrantektomie durch Anlegen eines zweiten Schnittes in der Axilla; Freilegung der anatomischen Strukturen (insb. Nerven und Gefäße) mit anschließender möglichst radikaler Entfernung der Lymphknoten der Level I und II.
> **Sentinel-Lymphknoten-Technik:** Dient der selektiven Entfernung von Lymphknoten, um so die Morbidität der Patientinnen herabzusetzen. Man versucht, einen präoperativ markierten Lymphknoten während der Operation aufzusuchen und zu biopsieren. Ist dieser Lymphknoten in der Schnellschnittuntersuchung tumorfrei, muss keine komplette Lymphonodektomie durchgeführt werden.

– Mamma-rekonstruktion

Bei der Mastektomie kann eine **Rekonstruktion der Mamma** angestrebt werden, da der Verlust der Brust für viele Patientinnen nicht nur kosmetisch, sondern vor allem psychisch sehr belastend ist. Es gibt verschiedene Arten der Rekonstruktion der Brust. Diese Verfahren können in der gleichen Operation erfolgen, in der auch die Mastektomie durchgeführt wird (einzeitig), oder nach Abschluss weiterer Therapieschritte, z. B. der Radiatio in einer weiteren Operation (zweizeitig). Es bieten sich u. a. folgende Verfahren an:

- **transversale Rectus-abdominis-Lappenplastik (TRAM):** Modellierung der Brust aus einem Teil des M. rectus zur neuen Brust
- **Latissimus-dorsi-Lappenplastik:** Modellierung der Brust aus einem Teil des M. latissimus dorsi
- **Einbringung von Prothesen,** z. B. Silikonkissen, NaCl-Kissen
- **Mamillenrekonstruktion:** aus autologem Material wie Labia majora oder mittels Tätowierung nach Abschluss des Brustaufbaus

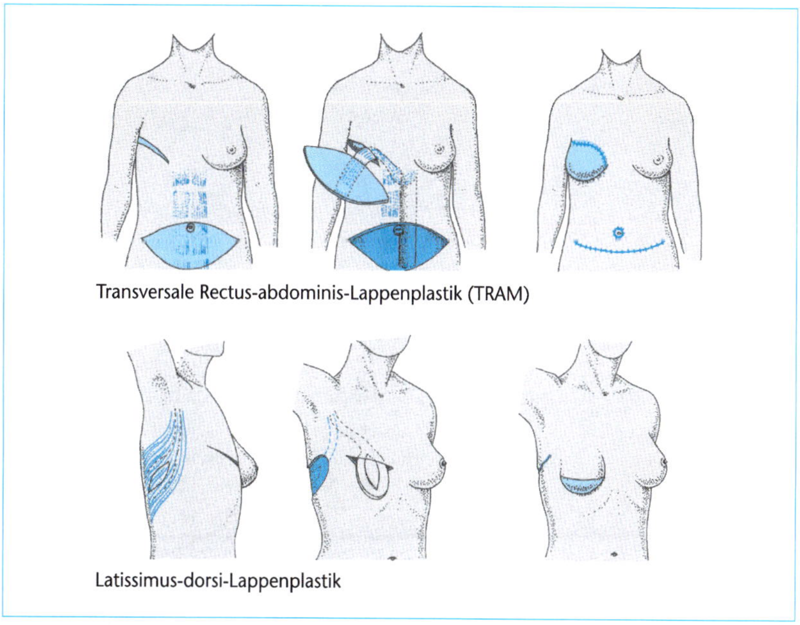

Abb. 9.9: TRAM und Latissimus-dorsi-Lappenplastik, Schema [4]

adjuvante (kurative) Therapie

Unter **adjuvanter Therapie** versteht man die postoperative Therapie beim Mamma-CA im M0-Stadium. Dabei sollen vermeintliche **Mikrometastasen** im ehemaligen Tumorgebiet und den angrenzenden Lymphabflussgebieten zerstört werden. Das Ziel ist die völlige Reduktion von Tumorgewebe, also die Heilung der Patientin. Dazu gibt es verschiedene Methoden, die u. U. miteinander kombiniert werden können:

- **Radiatio** (Strahlentherapie)
- **systemische Therapie** (**Chemo-** und **Hormontherapie**)

Radiatio (Strahlentherapie)

- **Indikation:** Die Strahlentherapie wird fast immer nach einer BET und fast nie nach einer Mastektomie (außer bei Infiltration des M. pectoralis) durchgeführt. Des Weiteren werden ausgedehnte Tumoren bestrahlt.
- **Durchführung:** perkutane Bestrahlung von Mamma, Thoraxwand, Lymphknotenabflussstationen und Axilla im weiteren Sinn. In einigen Zentren hat sich eine **Elektronenboostbestrahlung** (d. h. intensive Bestrahlung mit 10 Gy ausschließlich im Tumorbett) durchgesetzt. Die Gesamtdosis für 20–25 Sitzungen liegt bei 45–55 Gy.

> Nach Bestrahlung der Axilla kommt es häufig zu **Lymphödemen im Bereich des Armes,** da der Lymphabfluss gestört ist. Deshalb sollte sehr selektiv bestrahlt werden.

- Kombination mit Chemotherapie möglich

Chemotherapie

- **Indikation:** Die Indikation zur Chemotherapie wird im Hinblick auf die TNM-Klassifikation gestellt.
- **Durchführung:** Gemäß den Standards werden Chemotherapien nach dem AC- (Adramycin / Cyclophosphamid), EC- (Epirubicin / Cyclophosphamid)

oder CMF-Schema (Cyclophosphamid/Methotrexat/5-Fluorouracil) durchgeführt.
- Kombination mit Hormontherapie möglich

Hormontherapie

- **Indikation:** Nachweis von Hormonrezeptoren
- Man unterscheidet:
  - **ablative Hormontherapie:** Ausschaltung der Ovarien
  - **additive Hormontherapie:** Gabe von Hormonen und Antihormonen zur Beeinflussung des Östrogen- oder Progesteronspiegels
- Kombination mit Chemotherapie möglich.

– Tamoxifen

Mittel der Wahl. Es handelt sich um einen **kompetitiven Antagonisten am Östrogenrezeptor** (=**Antiöstrogen**). Gabe über 5 Jahre, bei prämenopausalen Patientinnen Kombination mit GnRH-Analoga.

– Aromatasehemmer

Hemmung der Umwandlung von Androgenen in Östrogene durch Hemmung des Enzyms Aromatase. Gabe bei Versagen von Tamoxifen für 5 Jahre.

– GnRH-Analoga

Besetzung von Rezeptoren im Bereich der Hypophyse → verminderte Ausschüttung von LH und FSH durch Rezeptordesensibilisierung → Downregulierung der Funktion der Ovarien (sog. **funktionelle Ovarektomie**). Gabe der Medikamente für mindestens 2 Jahre. Kombination mit Antiöstrogenen möglich.

palliative Therapie

Unter **palliativer Therapie** versteht man die Therapie bei M1-Stadium. Eine Heilung ist nicht mehr möglich. Das primäre Ziel der palliativen Therapie ist die Verbesserung und Erhaltung der Lebensqualität. Auch hier stehen wieder verschiedene Möglichkeiten zur Verfügung, welche u. U. kombiniert werden.

– operativ

Bei bereits präoperativ bekannten Fernmetastasen ist die operative Therapie nicht Mittel der Wahl. Es werden größere Tumormassen entfernt, wobei das Ziel keine R0-Resektion ist. Größere solitäre Metastasen werden entfernt.

– Chemotherapie

Die Chemotherapie zielt auf Verminderung der Tumormassen und der Metastasengröße ab.

– Hormontherapie

Es stehen die gleichen Medikamente wie bei der adjuvanten Therapie zur Verfügung. Es sollte bald mit der Hormontherapie begonnen werden, um das Wachstum von Tumor und Metastasen zu stoppen.

Prognose

Prognosekriterien n. Possinger

Man kann die Prognose mittels der Prognosekriterien n. Possinger festlegen: Dabei erhalten verschiedene Kriterien Punktwerte, die dann addiert werden.
- Summe < 7 Punkte: Prognose relativ günstig
- Summe > 7 Punkte: Prognose ungünstig

Kategorie	Kriterien	Punkte
Metastasenlokalisation	• Knochen, Haut, Weichteile, Erguss	je 1
	• Knochenmarkskarzinose (Leukozyten < 3000/µl, Thrombozyten < 100.000/µl)	4
	• Einzelne, knotige Lungenmetastasen, Anzahl bis 10	3
	• Diffuse, knotige Lungenmetastasen, Anzahl über 10	5
	• Lymphangiosis carcinomatosa pulmonalis	6
	• Lebermetastasen	6

Kategorie	Kriterien	Punkte
Rezeptorstatus	• positiv • unbekannt • negativ	1 2 3
krankheitsfreies Intervall (zwischen Primär-OP und Metastasendiagnose)	• ‹ 2 Jahre • › 2 Jahre	1 3

Tab. 9.16: Prognosekriterien beim Mammakarzinom nach Possinger

Grading / axillärer LK-Befall

Einschätzung der Prognose anhand des **Gradings** und der **Anzahl der befallenen axillären Lymphknoten** nach histologischer Aufarbeitung.

> Das **Grading** wird vom Pathologen nach histologischer Untersuchung des OP-Präparates anhand der TNM-Klassifikation festgelegt. Das Grading gibt die Differenzierung des Tumors an: **Je höher das Grading, desto undifferenzierter ist die Tumormasse** und desto schwerer ist die Therapie.

Grading	5-JÜR (in %)
I	80 %
II	50 %
III	30 %
Anzahl der befallenen Lymphknoten	**10-JÜR (in %)**
0	60–80 %
1–3	35–50 %
›4	10–35 %

Tab. 9.17: 5-Jahres-Überlebensrate (JÜR) in Abhängigkeit vom Grading und 10-Jahres-Überlebensrate in Abhängigkeit von den befallenen axillären Lymphknoten beim Mammakarzinom

> **!** Allgemein haben **inflammatorische und muzinöse Karzinome** eine sehr schlechte Prognose.

9.6 Nachsorge

9.6.1 Medizinische Nachsorge

Definition · Ziel · Zeitabstand · Nachsorgeuntersuchungen · Nachsorgemaßnahmen

Definition

Die medizinische Nachsorge dient der **Weiterbehandlung nach erfolgter operativer Therapie, Radiatio und / oder Chemotherapie eines Tumorleidens.**

Ziel

- Fortführung und Überwachung der durchgeführten Therapie
- Erkennen von **Komplikationen und Nebenwirkungen** der durchgeführten Therapien

> **Häufige postoperative Komplikatonen und Nebenwirkungen** bei OP nach Wertheim-Meigs:
> - Blasenentleerungsstörungen, Verletzung der Ureteren
> - Lymphödem
> - Verwachsungsbeschwerden bis zum Ileus
> - Nervenschäden mit Einschränkungen der sensiblen und motorischen Innervation
> - Dyspareunie

- **psychische Stabilisierung** und **psychosoziale Reintegration**
- bereits frühes Erkennen **von weiteren Erkrankungen,** die infolge des Tumorleidens aggravieren
- Erkennen von **Zweitmalignomen**

Zeitabstand

Nach Therapie eines Malignoms sollten bei den Nachsorgeuntersuchungen folgende Zeitabstände eingehalten werden:
- **bis 3. Jahr** nach Therapie: Nachuntersuchungen in 3-monatigen Abständen
- **3–5. Jahr** nach Therapie: Nachuntersuchung in 6-monatigen Abständen
- **ab 5. Jahr** nach Therapie: jährliche Kontrolle

> ! Die **Patientennachsorge** sollte in jedem Fall **länger als 5 Jahre** durchgeführt werden, da Rezidive (z.B. beim Mamma-CA) auch nach dieser Zeit noch auftreten können.

Nachsorgeuntersuchungen

Anamnese: Frage nach B-Symptomatik (Gewichtsveränderungen, Appetitlosigkeit, Leistungsminderung, Übelkeit, Nachtschweiß, Fieber und Abneigung gegen Fleischwaren)

Untersuchung:
- **Inspektion** und Palpation der Brust und der regionären Lymphknoten
- **vaginale Untersuchung**
- ausgedehnte **körperliche Untersuchung**
- **rektale Untersuchung**
- **Auskultation von Herz und Lungen**

apparativ: Sonographie des Abdomens, ggf. CT Abdomen

Labor: Hämoglobin, Leukozyten, GOT, GPT, GGT, Calcium und alkalische Phosphatase

Nachsorgemaßnahmen

Sollte ein Rezidivverdacht bestehen, muss die Patientin unbedingt zur weiteren Diagnostik und ggf. Therapie vorgestellt werden. Sollten spezielle pflegerische oder physiotherapeutische Maßnahmen indiziert sein, kann dies mit der Krankenkasse vereinbart werden.

9.6.2 Psychische Betreuung

Gerade für Patienten mit einem Tumorleiden ist die psychische Betreuung von immenser Bedeutung. Für die **psychoonkologische Beratung** gibt es in größeren Zentren eigene psychoonkologische Ambulanzen, in kleineren Kliniken kann die Betreuung durch den Arzt, Seelsorger oder einen Sozialarbeiter durchgeführt werden:

- **Aufklärung** über die Krankheit, ihre Folgen und wie mit der Krankheit umgegangen werden kann
- Ansprechen und ggf. kurzzeitige medikamentöse **Behandlung von Depressionen oder Angstzuständen**
- **Verbesserung der Patienten-Compliance**
- **soziale Beratung** (oft Angst wegen des sozialen Umfeldes, Versorgung der Familie, Arbeitsplatz)

! Alle Patienten mit einem malignen Leiden sollten **psychoonkologisch** betreut werden.

9.6.3 Rehabilitation

Definition · Durchführung

Definition

Die Rehabilitation dient der **Wiedereingliederung ins normale Alltagsleben,** inklusive **Wiedereingliederung ins Berufsleben.**

Durchführung

Die Rehabilitation sollte **bereits im Krankenhaus beginnen** und in einer geeigneten **Reha-Klinik weitergeführt** werden. Bei der Durchführung der Reha-Maßnahmen sollte große Rücksicht auf die medizinische, berufliche und familiäre Situation der Patientin genommen werden. Insbesondere bei Frauen mit Kindern oder invaliden Patientinnen ist die Reha-Klinik in Absprache mit der Patientin sehr sorgfältig auszuwählen.

9.7 Früherkennung

Definition · Aufgaben der Früherkennung · Durchführung

Definition

Vor einigen Jahren wurde noch der irreführende Begriff der Krebsvorsorge an Stelle des Begriffs Früherkennung verwendet. Sinn dieser Untersuchungen ist, Malignome bereits in frühen Stadien zu erkennen und damit auch einer frühen Therapie zuzuführen.

! **Früherkennung** bietet keinen Schutz vor einer Tumorerkrankung, sondern dient lediglich **der frühestmöglichen Diagnosestellung.**

Aufgaben der Früherkennung

- **Erkennen von Malignomen** und **gutartigen Tumoren** (allgemein und im Bereich der Genitalorgane)
- **Erkennen von Vorstufen** maligner Erkrankungen
- **Aufklärung über frühe Symptome** von Malignomen und Hinweis auf Möglichkeiten der Selbstuntersuchung, z. B. Mamma-Kontrolle durch Patientin
- **Hinweis auf potentielle Risikofaktoren** und evtl. **Vermeiden von Risikofaktoren**

Durchführung

Anamnese

Frage nach **aktuellen Beschwerden, gynäkologischen Problemen** (z. B. Zyklusanomalien, Ausfluss, Fluor, Pruritus, Dyspareunie, Miktions- und Defäkationsprobleme), **B-Symptomatik** (Gewichtsverlust, Nachtschweiß, Appetitlosigkeit, Leistungsminderung etc.), **Medikamenten** und **Familienanamnese**

Untersuchung

- **Allgemeinzustand** (z.B. starke Gewichtsabnahme, Zeichen einer allgemeinen Erkrankung)
- Hinweise auf **Hautveränderungen**

– äußeres / inneres Genitale

- **Inspektion:** äußeres Genitale und Bauchdecke
- **Spekulumuntersuchung:** Untersuchung des inneren Genitales und Entnahme von Abstrichen
- **Kolposkopie:** Inspektion der Portiooberfläche mittels Lupenvergrößerung
- **Palpation:** Bauchdecke, inguinale Lymphknoten, Vagina (**bimanuelle Palpation**)
- **rektale Untersuchung**

– Mamma

- **Inspektion der Mammae**
- Palpation der Mammae nach Quadranten. Dabei sollte auch auf Ausfluss aus dem Milchgang geachtet werden.
- **Palpation der Lymphknoten** (v.a. axillär, supraklavikulär)

apparativ

– Sonographie

- **Sonographie des Abdomens:** Suche nach tumor- oder metastasenverdächtigen Arealen in der Leber, Suche nach vergrößerten abdominellen Lymphknoten
- **Vaginalsonographie:** Suche nach verdächtigen Strukturen im Bereich der Adnexen

– Mammographie

Eine **Mammographie** sollte unter folgenden Bedingungen durchgeführt werden:

- bei tumorverdächtigen Arealen unverzüglich
- bei positiver Familienanamnese oder Risikopatienten einmal im Jahr
- ab dem 30. Lebensjahr sollte eine einmalige Mammographie als Referenzaufnahme durchgeführt werden.
- ab dem 40. Lebensjahr: 2-jährliche Kontrollen
- Bei verdächtigen Bezirken immer die Möglichkeit der diagnostischen Materialentnahme in Betracht ziehen.

Untersuchungsbefunde

– Spekulumuntersuchung / Palpation

Spekulumuntersuchung	Palpation
• Tumor wirkt kraterförmig oder exophytisch wachsend • Kontaktblutungen bei Berührung • Ulzerationen • Jodprobe nach Schiller: gesundes Plattenepithel färbt sich braun, CA-Gewebe färbt sich nicht an	• Blutung nach Palpation • unregelmäßige Oberfläche der Portio und angrenzender Schleimhautbereiche • tastbare Veränderungen der Oberfläche mit Kratern oder Ausstülpungen • Infiltration der umliegenden Gewebe

Tab. 9.18: Spekulum- und Palpationsbefunde bei der gyn. Untersuchung des Cervix-CA

– Kolposkopie

Bei der **Kolposkopie** erfolgt die Inspektion der Portio mittels Lupe (Vergrößerung ca. 40fach).

- **Nativbeobachtung:** Beurteilung der Transformationszone
- **Jod-Test n. Schiller:** Nach Auftragen verdünnter Essigsäure und Betupfen mit Jodlösung kommt es zur Braunfärbung normaler Plattenepithelzellen (jodpositiv), dysplastische Zellen bleiben ungefärbt (jodnegativ).

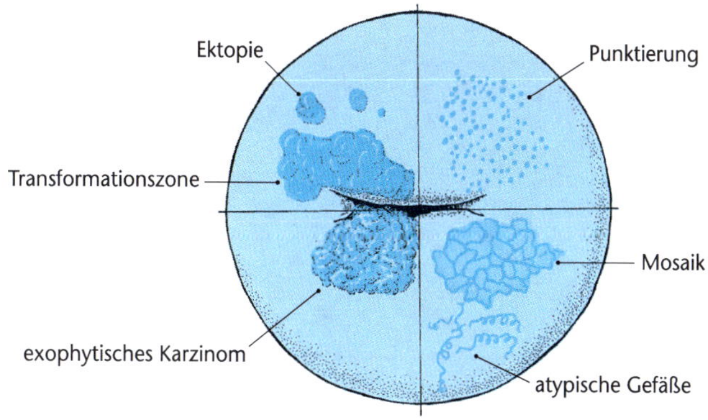

Abb. 9.10: Kolposkopiebefunde [4]

Beurteilung	Befund
normal	• Portio blassrosa • hochrote, scharf begrenzte Ektopie • **feine Gefäßzeichnung** in der Transformationszone • **keine** oder nur sehr wenig **Kontaktblutung**
pathologisch	• **atypische Gefäße:** wirr verlaufend, korkenzieherartig → V.a. Malignom • **jodnegative Bereiche:** keine Braunfärbung nach Auftragen von Jod → V.a. Malignom • **Leukoplakien** → V.a. Dystrophie oder Carcinoma in situ • **Punktierung:** Leukoplakiegrund, gefäßführende Papillen wirken nach Abstoßung der Hornschicht wie rote Pünktchen → V.a. Malignom (Malignomränder haben diese Form) • **essigweiße Bezirke** → V.a. Malignom • **Mosaik:** kleine helle Bezirke mit umgebendem Netz aus Gefäßen → V.a. Malignom

Tab. 9.19: Übersicht über die wichtigsten Kolposkopiebefunde

– Zytologie

Für die **Zytologie** werden Abstriche aus dem Zervixkanal und von der Portiooberfläche genommen. Das Material wird auf einen Objektträger ausgestrichen und umgehend mittels Alkohol / Äther fixiert. Die Färbung und Klassifikation der Abstriche erfolgt nach **Papanicolaou (PAP I–V)**

PAP	Befund	Prozedere
0	unbrauchbarer Abstrich	sofortige Wiederholung
I	normales Zellbild	Kontrolle in 12 Monaten
II	entzündliche, aber unverdächtige Zellveränderungen	ggf. bei starken Entzündungsbeschwerden Wiederholung des Abstriches, ansonsten Kontrolle in 12 Monaten

PAP	Befund	Prozedere
III	schwere entzündliche oder degenerative Zellveränderungen, Carcinoma in situ (Cis) nicht sicher auszuschließen	kurzfristige Kontrolle, evtl. vorher Durchführung einer lokalen Therapie mit Östrogenen oder Entzündungshemmern
III D	Zellen mit leichter bis mäßiger Dysplasie	zytologische Kontrolle in 3 Monaten, ggf. Entnahme von Probenmaterial
III G	Drüsen- oder Stromazellen des Endometriums nach Menopause mit nicht sicher beurteilbarer Dignität	histologische Kontrolle nach Durchführung einer fraktionierten Kürettage
IV a	schwere Dysplasie oder Cis	histologische Kontrolle nach Durchführung einer Konisation oder gezielten Biopsie
IV b	schwere Dysplasie oder Cis, invasives CA nicht sicher auszuschließen	histologische Kontrolle nach Durchführung einer Konisation oder gezielten Biopsie
V	hochgradiger V. a. invasives Zervix-CA oder anderen malignen Tumor	histologische Kontrolle

Tab. 9.20: Klassifikation nach Papanicolaou und Prozedere

10 Lage- und Haltungsveränderungen der Beckenorgane

M. Gerstorfer

Die Organe des kleinen Beckens sind nicht fest fixiert, sondern werden durch Bänder und Bindegewebe in ihrer Position gehalten. Größere Lageveränderungen der weiblichen Beckenorgane können die Funktion der betroffenen Organe beeinträchtigen und zu einem **Organdeszensus bzw. -prolaps** oder zur Ausbildung einer **Harninkontinenz** führen (anatomische Grundlagen von Uterus und Beckenboden siehe Kap. 1.2).

! Descensus bzw. Prolaps der Beckenorgane und Harninkontinenz treten **häufig gemeinsam** auf.

10.1 Descensus und Prolaps von Uterus und Vagina

Definition: Insuffizienz der Beckenbodenmuskulatur · Epidemiologie
Ätiologie/Pathogenese: Beckenbodeninsuffizienz · Descensus uteri · Prolaps uteri · Descensus vaginae ·Rektozele · Zystozele
Klinik: Rückenschmerzen · Druckgefühl · Dyspareunie · Defäkations-/Miktionsbeschwerden · Blutungen · Infekte · Ulzerationen
Diagnose: Anamnese · Untersuchung
Therapie: medikamentös · operativ · Prognose

Definition

Kaudalverlagerung des Uterus bzw. der Vagina aus ihrer natürlichen Position

Epidemiologie

bei vielen älteren Frauen (> 55. Lebensjahr) findet sich bei der körperlichen Untersuchung eine **Bindegewebsschwäche**

Ätiologie / Pathogenese

zahlreiche Ursachen können zur **Beckenbodeninsuffizienz** und somit zur Senkung des weiblichen Genitaltraktes führen:
- **Adipositas**
- **Insuffizienz der Beckenbodenmuskulatur** bzw. des **Uterushalteapparates**
- **Bindegewebsschwäche**
- **Geburten** (v.a. bei lang andauernden Geburten, häufigen Geburten, Mehrlingsgeburten und in kurzer Zeit aufeinander folgenden Geburten)
- **Erhöhung des intraabdominellen Druckes** (z.B. bei dauernder schwerer körperlicher Belastung)

Adipositas (BMI > 35) führt zu einem siginifikant erhöhten Risiko, an einem Descensus uteri oder vaginae zu erkranken.

Senkungsformen

- **Descensus uteri:** Tiefertreten des Uterus in den Bereich der Scheide
- **Prolaps uteri:** teilweiser (Partialprolaps) oder vollständiger (Totalprolaps) Vorfall des Uterus bis vor den Introitus vaginae

- **Descensus vaginae:** Senkung der Vagina nach außen
- **Rektozele:** Senkung des Rektums, resultierend aus Senkung der mit dem Rektum verwachsenen hinteren Scheidenwand **(Descensus vaginae posterior)**
- **Zystozele:** Senkung der Blase, resultierend aus Senkung der mit der Blase verwachsenen vorderen Scheidenwand **(Descensus vaginae anterior)**

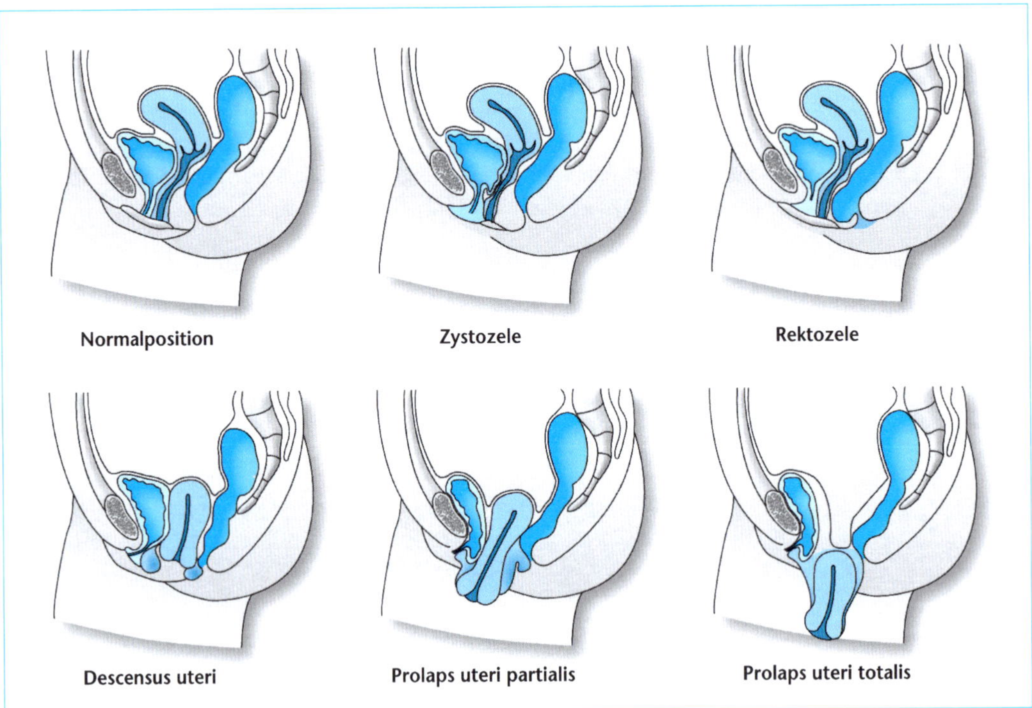

Abb. 10.1: Descensus- und Prolapsvarianten

Klinik

Je nach Art und Ausmaß des Vorfalls differieren die Symptome stark:

- **Schmerzen** (z.B. im Bereich des Rückens) durch Reizung der Nerven im Beckenbereich
- **Druckgefühl** (v.a. nach unten)
- **Dsypareunie**
- **Defäkationsbeschwerden** bei abgeklemmtem Darm (z.B. Obstipation, Schmerzen)
- **Miktionsbeschwerden bei** abgeklemmten Harnorganen (z.B. Harnverhalt, Brennen, Restharnbildung)
- **Stressinkontinenz**
- **Blutungen** aus der Vagina (eher selten und mit Schleimhautschäden verbunden)
- **gehäufte Infektionsrate** durch klaffenden Scheideneingang (v.a. Harnwegsinfekte) mit Ausfluss von Fluor
- **Ulzerationen** im Bereich der freiliegenden Vagina bzw. Portio

Diagnose

Anamnese

Frage nach Risikofaktoren (v.a. Geburten)

Untersuchung

- **gynäkologische Untersuchung**
- **Pressversuch der Patientin:** erhöhter intraabdominellen Druck führt zu klaffendem Scheideneingang und vortretendem Uterus

Therapie

supportiv

- **Beckenbodentraining:** Versuch der Stärkung von Muskulatur und Bindegewebe

> ! **Nach dem Wochenbett** empfiehlt sich die prophylaktische **Rückbildungsgymnastik** über einen längeren Zeitraum zur Vermeidung einer Beckenbodenschwäche.

- ggf. Elektrostimulation der Beckenbodenmuskulatur
- dauerhafte Einlage von unterschiedlich geformten **Pessaren** (z.B. Würfel, Ringe, Schalen) in die Scheide zur Stützung des darüber liegenden Gewebes

> Pessare müssen in monatlichen Abständen vom Frauenarzt **gereinigt** bzw. **gewechselt** werden. Durch das ständige Tragen kommt es häufig zu **Druckulzera.**

medikamentös

Östrogene (lokal oder systemisch: Stärkung der Durchblutung und Erhöhung des Wassergehaltes im Bindegewebe

operativ

- zur Beseitigung des Descensus wird in der Regel eine **Hysterektomie** (HE) durchgeführt. Die zahlreichen verschiedenen OP-Verfahren lassen sich in zwei Grundtechniken einteilen:
  - **vaginale Hysterektomie:** nach HE über vaginalen Zugang wird Scheide gerafft und fixiert (Scheidenplastik = Kolporrhaphia)
  - **abdominale Hysterektomie:** nach HE über abdominellen Zugang wird die Scheide refixiert
- alternative Therapieoption wäre die **Diaphragmaplastik.**

> ! Die chirurgische Therapie der Wahl ist die Hysterektomie. Sie sollte deshalb und wegen der hohen Rezidivrate nach einer Schwangerschaft erst **nach abgeschlossener Familienplanung** vorgenommen werden.

Prognose

hohe Rezidivrate auch bei operativer Therapie

10.2 Harninkontinenz

Ist die **Kontrolle der Blasenfunktion** (Harnkontinenz) gestört, kommt es zum **unwillkürlichen Harnabgang (Harninkontinenz)** infolge einer gestörten Reservoirfunktion der Blase. Man unterscheidet Stressinkontinenz, Dranginkontinenz und Überlaufinkontinenz.

Anatomie

Halteapparat

Uterus, Rectum und Harnblase werden von mehreren Bändern fixiert:

- **Ligg. sacro-uterina und cardinale:** halten den Uterus im Bereich des kleinen Beckens fixiert
- **Ligg. ovarii propria, rotunda und suspensoria ovarii:** Fixierung von Uterus, Tubae uterinae und Ovarien zueinander und zum Leistenband

Beckenboden
nach unten wird das Becken vom muskulären Beckenboden (= 3 übereinander angeordnete Muskelschichten) verschlossen

Diaphragma pelvis
- stärkste Schicht des muskulären Beckenbodens
- **Lage:** überhalb des Diaphragma urogenitale als untere Begrenzung des Beckens
- bildet den Abschluss des knöchernen Beckenrings zwischen den Beckenknochen nach unten
- enthält nur Öffnungen für Harn- und Geschlechtsorgane sowie den Enddarm
- besteht v. a. aus dem **M. levator ani** und dem **M. coccygeus**
- **Innervation:** Plexus sacralis S3–4

Diaphragma urogenitale
- **Lage** zwischen Symphyse, Rami inferiores ossis pubis und Tuber ischiadicum
- besteht v. a. aus dem **M. transversus perinei profundus**
- **Innervation:** N. pudendus

Schließmuskelschicht
- **Lage:** unterhalb des Diaphragma urogenitale
- besteht v. a. aus dem **M. sphincter ani externus** und dem **M. bulbospongiosus**
- **Innervation:** N. pudendus

Sphinktersysteme
Das Halten des Harns wird durch **3 Sphinktersysteme** möglich:
- **Sphincter urethrae internus:** V. a. glatte Muskulatur mit Sitz am Blasenhals, wird durch den Sympathicus unwillkürlich innerviert
- **Sphincter urethrae externus:** glatte und quer gestreifte Muskulatur mit Sitz im mittleren Harnröhrendrittel; Innervation durch den Plexus sacralis→ N. pudendus (willkürlich!).
- **Beckenbodenmuskulatur** und **Bänder im Bereich des Beckens** als indirekter Sphinkter

Miktionsvorgang
- ausreichende Füllung der Blase → **Dehnungsrezeptoren** der Blase werden aktiviert → Afferenzen melden Füllung ans **Sakralmark** → **polysynaptische Umschaltung** im Sakralmark
- Rückmeldung über den **N. pelvicus** zur Blase an die Muskelfasern des Blasenkörpers und des Blasenhalses (**M. sphincter vesicae interdus**) → Kontraktion der Muskulatur des Blasenkörpers (Frequenz der Kontraktionen steigt mit Füllungsgrad) → bei einer hohen Kontraktionsfrequenz erschlafft der innere Spinkter
- willkürliche Erschlaffung des M. spincter vesicae externus bei ausreichender Blasenfüllung (Innervation über den **N. pudendus**, somatisch)

	anatomische Struktur
willkürlich	• Sphincter urethrae internus • Sphincter urethrae externus
unwillkürlich	• M. transversus perinei profundus • Venenplexus im Bereich des Sphincter urethrae externus

Tab. 10.1: Blasenverschlussmechanismen

10.2.1 Stressinkontinenz

Definition: Abgang kleinerer Urinmengen bei erhöhtem Intraabdominaldruck · Epidemiologie
Ätiologie/Pathogenese: Insuffizienz des M. Sphincter urethrae · vertikaler Descensus · rotatorischer Descensus · Risikofaktoren
Klinik: Schweregrade I–III · Komplikationen
Diagnose: Anamnese/Untersuchung · urodynamische Messungen · Zystogramm · Differentialdiagnose
Therapie: konservativ · medikamentös · operativ · Prognose

Definition

Bei **Erhöhung des intraabdominellen Druckes** (z.B. durch Husten, körperliche Anstrengung, Bücken, Lachen) kommt es zum **Abgang kleinerer Urinmengen.**

Epidemiologie

Häufigkeit nimmt mit dem steigenden Lebensalter zu

! Stressinkontinenz ist nicht durch psychischen, sondern durch **physischen Stress** bedingt.

Ätiologie/Pathogenese

Beckenbodenschwäche (z.B. postpartal) mit Absinken von Uterus und Vagina (Descensus vaginae et uteri) bedingt **Insuffizienz des M. sphincter urethrae.** Man unterscheidet folgende **Formen:**

vertikaler Descensus

Uterus und v.a. Blasenboden senken sich aufgrund ihrer geschwächten Symphysenbänder → Die Urethra kann den Druck nicht halten.

rotatorischer Descensus

Die Harnblase senkt sich aufgrund der Muskelschwäche des Beckenbodens in die Vagina hinein. Der Urethraverlauf bleibt nahezu unverändert, dagegen vergrößert sich der Winkel zwischen Blase und Harnleiter stark → der Verschluss der Blase ist nicht mehr gewährleistet.

Risikofaktoren

- schwere Adipositas
- mehrere Geburten
- Descensus uteri
- Bindegewebsschwäche

Beide Deszensusformen können einzeln oder kombiniert vorliegen und zusätzlich mit einer Vorwölbung der Blase **(Zystozele)** einhergehen.

Klinik

Schweregrad	Symptomatik
Grad I	unfreiwilliger Urinabgang bei starker körperlicher Belastung bzw. schneller Erhöhung des intraabdominellen Druckes (z.B. Niesen, Lachen, Husten, Heben schwerer Lasten)
Grad II	unfreiwilliger Urinabgang bei einfacher körperlicher Belastung (z.B. Laufen, Gehen, Treppensteigen, Aufstehen)
Grad III	unfreiwilliger Urinabgang unabhängig von körperlicher Belastung im Stehen, Sitzen oder Liegen (absolute Inkontinenz)

Tab. 10.2: Schweregrade der Stressinkontinenz

Komplikationen

häufige aszendierende Infektionen der Blase und ableitenden Harnwege

Diagnose

Anamnese	Frage v.a. nach Schwangerschaften, Geburten, bekannte Bindegewebsschwäche
Untersuchung	v.a. Blasen- und Uterussenkung in Steinschnittlage sicht- und prüfbar
apparativ	• **urodynamische Messung** (Urethro-Zystotonometrie): Messung des Blaseninnendrucks und des Sphinkterdruckes über eine in die Harnblase eingebrachte flexible Mess-Sonde (s. auch Lehrbücher der Urologie) • **Zystogramm:** retrogrades Auffüllen der Blase mit Röntgen-Kontrastmittel zur Darstellung der Blase und der Urethra, Röntgenaufnahme von lateral im Stehen sowohl in Ruhe als auch beim Pressen
Differentialdagnose	andere Formen der Inkontinenz

Therapie

– supportiv	Inkontinenz Grad I–II • **Beckenbodentraining** (auch mit Biofeedback) und **Miktionstraining** (kontrolliertes Halten des Urins über eine gewisse Zeit im Rahmen des Beckenbodentrainings. Anschließend kontrollierte Abgabe von Urin) • **Gewichtsreduktion** • **autogenes Training** zur Entspannung
– medikamentös	• **α-Sympathomimetika:** Tonuserhöhung der glatten Muskulatur • **β-Sympathomimetika:** Kontraktion des M. sphincter externus • **Östrogensubstitution:** vermehrte Füllung der Venenplexus im Beckenbereich und Proliferation des Harnröhrenepithels • **Antidepressiva:** stark parasympatholytische Wirkung
Inkontinenz Grad II – operativ	Bei Versagen der supportiven und medikamentösen Therapie gibt es eine Vielzahl von Möglichkeiten zur Operation, z.B.: • Kollageninjektionen in die Harnblase • **Harnröhrenschlingensuspension** (sog. TVT-Plastik), in Lokalanästhesie: Vorschieben eines Haltebandes von vaginal zwischen Blase und Symphyse zur Stützung der Blase • **Blasenhalskorrektur** mit Rekonstruktion des physiologischen Blasenhalswinkels • **vaginale Hysterektomie mit vorderer und hinterer Scheidenplastik:** der Uterus wird ohne Laparotomie über die Vagina entfernt, anschließend wird die Scheide gerafft und dadurch die Blasensenkung beseitigt **!** Aufgrund der hohen Rezidivneigung sollte man ein **operatives Vorgehen möglichst lange vermeiden.**
Prognose	• bei Inkontinez Grad I mit konsequenter Beckenbodengymnastik gut, allerdings häufige Rezidive • nach operativer Therapie i.d.R. gute Prognose

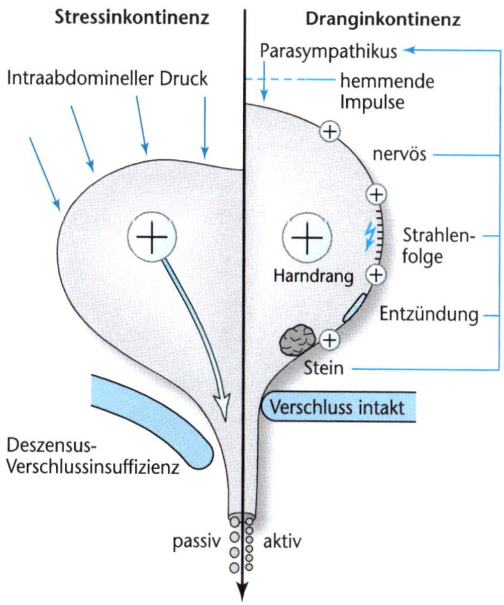

Abb. 10.2: Pathogenese der Stress- und Dranginkontinenz [4]

10.2.2 Dranginkontinenz

Definition: unwillkürliche Kontraktionen des M. detrusor vesicae · Synonym · Epidemiologie
Ätiologie/Pathogenese: sensorische Dranginkontinenz · motorische Dranginkontinenz
Klinik: plötzlicher imperativer Harndrang · Komplikationen
Diagnose: Anamnese · gynäkologische Untersuchung · Urin-Status · Zystoskopie · urodynamische Messungen · Differentialdiagnose
Therapie: sensorische Dranginkontinenz · Biofeedback · medikamentös · motorische Dranginkontinenz · medikamentös

Definition

Bei der Dranginkontinenz führt ein **Innervationsdefekt** zu **unwillkürlichen Kontraktionen des M. detrusor vesicae**, wodurch es (trotz intaktem Blasenverschlussmechanismus) zu einem unfreiwilligen Harnabgang in größeren Mengen kommt.

Synonym

Urge-Inkontinenz

Epidemiologie

Häufigkeit nimmt mit dem steigenden Lebensalter zu

Ätiologie/Pathogenese

man unterscheidet **zwei Arten der Dranginkontinenz:**

sensorische Dranginkontinenz – Ursache

- Harnwegsinfekte und Blasensteine
- postmenopausaler Östrogenmangel
- Tumoren der Blasenwand

	• Chemo- und Strahlentherapie • Operationen im kleinen Becken (z. B. Hysterektomien, (Rektum-)Eingriffe)
– Pathomechanismus	erniedrigte Reizschwelle der Dehnungsrezeptoren, die den Füllungszustand der Harnblase kontrollieren → Harndrang bereits bei geringer Blasenfüllung und Harnabgang durch spontane Relaxation des Blasensphinkters und Kontraktion der Blasenmuskulatur
motorische Dranginkontinenz	
– Ursache	• Erkrankungen des ZNS (v. a. Tumoren und Zerebralsklerose) • psychosomatische Ursachen
– Pathomechanismus	Wegfall hemmender Impulse → unwillkürliche Kontraktionen des **M. detrusor vesicae** (**Hyperreflexie**) und Drucksteigerung der Harnblase mit unwillkürlicher Blasenentleerung (sog. **Reizblase**)

Klinik

plötzlicher sog. **imperativer Harndrang** (engl. urge = Drang) mit unmittelbar nachfolgender Entleerung der Blase

Komplikationen	• häufige aszendierende Infektionen der Blase und ableitenden Harnwege • hohe psychische Belastung

Diagnostik

Anamnese	Frage v. a. nach Vorerkrankungen, Operationen, Radiatio
Untersuchung	Ausschluss anderer Ursachen
Labor	**Urin-Status:** Nachweis eines Harnwegsinfekts
apparativ	• **Zystoskopie:** Nachweis von Tumoren, mechanischen Hindernissen (Blasensteine) oder Infektionen • **urodynamische Messung:** Messung des Blaseninnendrucks und des Sphinkterdruckes (s. auch Lehrbücher der Urologie) • **Zystotonometrie:** Aufzeichnung unwillkürlicher Detrusorkontraktionen
Differentialdiagnose	neurogene Reflexinkontinenz durch Trauma im Bereich des Rückenmarks

> Im Gegensatz zur neurogenen Reflexinkontinenz (z. B. bei Querschnittslähmung) ist bei der Dranginkontinenz eine **willkürliche Blasenentleerung möglich.**

Therapie

sensorische Dranginkontinenz	• **Entspannungstraining** oder **Biofeedback** • **Antidepressiva:** Parasympatholyse • ggf. **Östrogensubstitution**
motorische Dranginkontinenz	• **Parasympatholytika:** medikamentöse Blasensedierung • ggf. Östrogensubstitution

> ! Die **Dranginkontinenz** ist **nur medikamentös zur behandeln!** In seltenen Fällen (z. B. Tumor im Bereich der Blase oder Stenose des ableitenden Harnsystems) kann man eine symptomatische Operation anstreben.

10.2.3 Überlaufinkontinenz

Definition: Überlaufen der Blase nach Überschreiten des urethralen Verschlussdruckes · Synonym
Ätiologie: Tumoren · Fehlfunktion des Reflexbogens · Gravidität · Prolaps uteri
Pathogenese: pathologischen Überdehnung der Blasenwand durch Abflusshindernis
Klinik: Ständiges Harnträufeln · Komplikationen
Diagnose: wie 10.2.1 / 10.2.2
Therapie: Katheteranlage · Operative Entfernung des Abflusshindernisses · Prognose

Definition

Die Überlaufinkontinenz entsteht, wenn der Blasendruck den urethralen Verschlussdruck **überschreitet.** Dies geschieht bei meist übervoller Blase aufgrund einer **Harnabflussbehinderung.**

Synonym

Überlaufblase, Ischuria paradoxa

Ätiologie

häufigste Ursachen der **Harnabflussbehinderung:**

- **benigne oder maligne Tumoren** (z. B. Myome, Karzinome)
- **Fehlfunktion des Reflexbogens,** der zur **Blasenentleerung** führt (z. B. durch diabetische Neuropathie, Verletzung des Rückenmarks, Blasendenervierungen nach größeren Operationen im Bereich des kleinen Beckens)
- **Gravidität**
- **Prolaps uteri**

Pathogenese

Das Abflusshindernis führt zu einer **pathologischen Überdehnung der Blasenwand**, durch den hohen Blasendruck wird der Verschlussmechanismus überschritten und es kommt zum Urinabgang.

> Bei der Überlaufinkontinenz kann sich die Blase meist wegen eines Abflusshindernisses kaudal der Blase nicht entleeren und es kommt erst zum Harnabgang, wenn die Blase „überläuft".

Klinik

ständiges Harntröpfeln

Komplikationen

- häufige Harnwegsinfekte
- Entzündungen der Nieren und oberen Harnwege

Diagnostik

wie bei den anderen Inkontinenzformen

Differentialdiagnose

andere Formen der Inkontinenz

Therapie

- Blasenentleerung durch **Katheteranlage**
- Beseitigung des **Abflusshindernisses durch OP,** ggf. Anlage einer suprapubischen Blasenfistel

Prognose

Je nach Ursache verschieden: Bei manchen Ursachen (z. B. maligne Tumoren) ist die Anlage einer Blasenfistel die einzig mögliche Therapie.

10.3 Harnfistel

Definition: pathologische Verbindung ableitender Harnwege mit nicht zu den Harnwegen gehörigen Organen/Strukturen · Synonym · Epidemiologie
Ätiologie/Pathogenese: maligne Erkrankung · Z.n. OP · Trauma · iatrogen
Klinik: Entlerung von Urin aus Fistelöffnung · Komplikationen
Diagnose: Anamnese · Untersuchung · radiologische Darstellung · Prognose

Definition

Bei der Harnfistel haben die ableitenden Harnwege Verbindung mit Organen bzw. Strukturen, die nicht zu den Harnwegen gehören.

Synonym: extraurethrale bzw. absolute Harninkontinenz

Epidemiologie: tritt nahezu immer bei Patienten mit einer **Voroperation, Bestrahlung** oder einer **schweren Entzündung** im Bereich des kleinen Beckens auf

Ätiologie/Pathogenese

eine Fistelbildung kann verschiedene Ursachen haben:
- **maligne Erkrankung** (z.B. Nekrose nach Tumordurchbruch in Blase)
- **Z.n. operativen Eingriffen** im Bereich des kleinen Beckens
- **Trauma** allgemein (z.B. Pfählungsverletzung) oder im Rahmen von Geburten
- **iatrogen**, z.B. suprapubische Blasenfistel

Klinik

fast kontinuierliche Entleerung von Urin aus Fistelgang

Komplikationen: je nach Fistelausgang häufig Harnwegsinfekte

Diagnose

Anamnese: v.a. Frage nach ständigem Harnabgang, Vorerkrankungen, Operationen, Radiatio

Untersuchung:
- Sondierung des Fistelgangs
- Ausschluss anderer Ursachen
- **Blauprobe**: i.v. Gabe eines harngängigen Farbstoffes zur Identifizierung von Harnleiter-Scheidenfisteln

apparativ: **radiologische Kontrastmitteldarstellung** des Fistelgangs mittels über die Fistelöffnung eingebrachtem Kontrastmittel

Therapie

Versuch der Verklebung z.B. mit Fibrinkleber oder operative Sanierung durch Übernähung

Prognose:
- je nach Grunderkrankung und Ursache der Fistel unterschiedliche Prognose
- häufig sind mehrere Therapieversuche nötig, um eine Fistel langsam zu verschließen

11 Akute Notfallsituationen

M. Gerstorfer

In der Gynäkologie kann es aufgrund von Tumoren, Traumata oder Entzündungen zu akuten Nofallsituationen kommen, die u. U. eine schnelle Diagnostik und Therapie erforderlich machen.

11.1 Blutungen

Definition: von Menstruationsblutung abweichend bezüglich Intervall/Dauer/Stärke
Ätiologie/Pathogenese: Verletzungen · Tumoren · weitere Ursachen · Entstehungsort
Klinik: vulvovaginale/uterine/intraabdominale Blutungen
Diagnose: Anamnese · Untersuchung · Labor · apparativ · operativ · Differentialdiagnose
Therapie: supportiv · medikamentös · operativ · Prognose

Definition

Irreguläre Blutungen in der Gynäkologie und Geburtshilfe unterscheiden sich von regulären Menstruationsblutungen durch Abweichungen bezüglich Blutungsintervall, -dauer und -stärke.

Einerseits werden irreguläre Blutungen in ihrer Bedrohlichkeit oft überschätzt, andererseits führen sie im Gegensatz zu regulären Menstruationsblutungen häufig zu **lebensbedrohlichen Notfällen.**

Ätiologie/Pathogenese

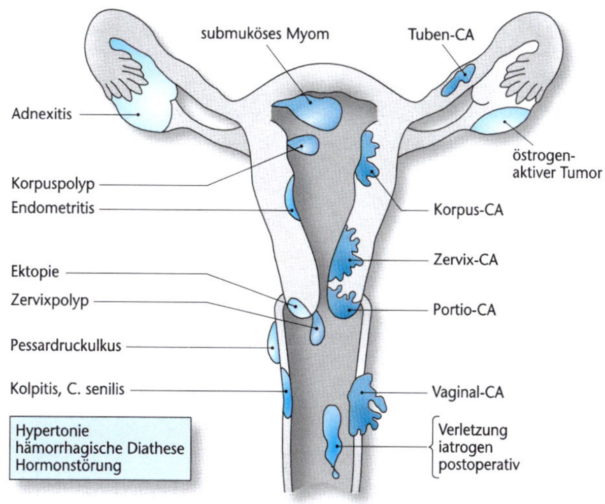

Abb. 11.1: Irreguläre genitale Blutungen

Irreguläre gynäkologische Blutungen resultieren meist aus Verletzungen oder Tumoren der Geschlechtsorgane und können uterin, vulvovaginal oder im Abdomen entstehen:

Verletzungen

- v. a. Vulva/Vagina betroffen
- Unfälle (Sturz auf Dammbereich, Fremdkörper, Pfählung)
- Vergewaltigung
- sexuelle Betätigung (Masturbation, Kohabitation)
- postoperativ

Tumoren

- maligne Tumoren (z. B. Vaginalkarzinom, Zervixkarzinom)
- benigne Tumoren (z. B. Uteruspolypen, Myom)

! **Blutungen in der Postmenopause** sind immer als pathologisch anzusehen und müssen immer abgeklärt werden.

weitere Ursachen

- angeborene Uterusanomalien
- Abort
- Extrauteringravidität
- Zyklusstörungen (Hypermenorrhoe, Menorrhagie, Metrorrhagie)
- postpartal
- Verletzungen/Tumoren der Nachbarorgane
- Antikoagulantientherapie

Zeitpunkt	Lokalisation	Blutungsursache
neonatologische Periode	Uterus	• Abbruchblutung
Ruheperiode, Präpubertät	Vulva/Vagina	• Verletzung (z. B. Vergewaltigung, Unfall) • Entzündung • Tumor (z. B. Scheidensarkom)
	Uterus	• Pubertas praecox • Pseudopubertas praecox
Pubertät	Vulva/Vagina	• Verletzung (z. B. Defloration, Vergewaltigung, Unfall) • Kolpitis
	Uterus	• Menarche • Menstruation
geschlechtsreife Periode	Vulva/Vagina	• Verletzung (z. B. Kohabitation, Vergewaltigung, Masturbation) • Varizen • Tumor (z. B. Vaginalkarzinom)
	Uterus	• dysfunktionelle Blutung • Zyklusstörngen (Hypermenorrhoe, Menorrhagie, Metrorrhagie) • Schwangerschaft (z. B. Nidationsblutung, Placenta praevia, vorzeitige Plazentalösung, Abort) • Geburt (z. B. vorzeitige Plazentalösung, Uterusruptur, Plazentalösungsstörung, atomische Nachblutung)
	intraabdominell	• Tumor (z. B. Zervixpolyp, Uterus myomatosus, Zervixkarzinom) • Extrauteringravidität • Corpus-luteum-Blutung • postoperativ

Zeitpunkt	Lokalisation	Blutungsursache
Postmenopause, Senium	Vagina	• Verletzung (z.B. erhöhte Verletzlichkeit bei Östrogenmangel, Pessar-Druckulkus) • Tumor (z.B. Vulvakarzinom, Vaginalkarzinom, Tumordurchbruch von Nachbarorganen)
	Uterus	• Abbruchblutung (bei Östrogentherapie) • Tumor (z.B. Polyposis uteri, Zervixkarzinom, Ovarialkarzinom, Tubenkarzinom)

Tab. 11.1: Zeitpunkt und Lokalisation gynäkologischer Blutungen

Klinik

- Blutung aus dem äußeren oder inneren Genitale bzw. auch intraabdominal
- ggf. sichtbare Verletzung von äußerem oder innerem Genitale
- z.T. mit akuten Schmerzen verbunden
- je nach Blutungsstärke evtl. hämorrhagischer Schock

> **!** Bei akuten gynäkologischen Blutungen muss man immer eine **Verletzung oder Beteiligung von Nachbarorganen** (Blase, Harnröhre, Harnleiter, Rectum) in Betracht ziehen und ausschließen

Diagnose

Anamnese

genaue Zyklusanamnese, vorherige Blutungen, Ursache der Blutung (Trauma, Einnahme von Mitteln zur Blutverdünnung), Schmerzen, Schwangerschaften

Untersuchung

- **Inspektion** des Genitales: Suche nach Blutungsursache im Vulva-/Vagina-/Zervixbereich (z.B. Malignom)
- **Palpation** zur Abklärung von Tumoren oder etwaigen Anomalien

Labor

Hb-Kontrolle, Elektrolyte, Gerinnung

apparativ

- **Sonographie:** Lokalisation der Blutungsquelle, Aufsuchen des Douglas-Raumes

> Der Douglas-Raum ist anatomisch gesehen der **tiefste Punkt der Bauchhöhle.** In diesem Bereich sammelt sich Flüssigkeit (z.B. im Rahmen von Entzündungen oder Blutungen).

- ggf. **Röntgen** Abdomen, **CT** Abdomen

operativ

ggf. **Laparoskopie** oder **Laparotomie** als diagnostische und/oder therapeutische Maßnahme

Differentialdiagnose

nicht-gynäkologische Blutungsursachen (z.B. Hämorrhoiden, Dickdarmpolypen, Hämaturie)

Therapie

supportiv

- Blutstillung durch **Kompression**, z.B. vaginale Tamponade
- medikamentöse Sicherung der **Vitalfunktionen** (z.B. Infusionen, Blutkonserven)

operativ

- rasche chirurgische Versorgung der Wunde (z.B. bei akuter Lebensgefahr durch starke Blutung, Hb-wirksamen Blutungen oder starken Schmerzen)
- Laparotomie bei Verletzung des hinteren Scheidengewölbes und V.a. intraabdominelle Blutungen
- ggf. chirurgische Versorgung mitverletzter Nachbarorgane

Prognose

je nach Ursache und Ausmaß der Blutungen sowie der anschließenden Therapie verschieden

11.2 Akutes Abdomen

Definition: lebensbedrohliche Erkrankungen mit akuten Bauchschmerzen
Ätiologie/Pathogenese: sämtliche Fachgebiete · gynäkologische Ursachen
Klinik: Verschlechterung des Allgemeinzustandes · abdominelle Schmerzen · peritoneale Reizung
Diagnose: Anamnese · allgemeine/gynäkologische Untersuchung · Labor · apparativ · operativ · Differentialdiagnose
Therapie: Sicherung der Vitalfunktionen · Schmerztherapie · Ursachenbeseitigung · Prognose

Definition

Akutes Abdomen ist der **Sammelbegriff für verschiedene Krankheitsbilder, die mit akuten, heftigen Bauchschmerzen einhergehen.** Diese in der Regel lebensbedrohlichen Krankheitsbilder bedürfen einer sofortigen Diagnostik und oft einer raschen chirurgischen Therapie.

Ätiologie/Pathogenese

Die Ursachen eines akuten Abdomens sind mannigfaltig und **betreffen sämtliche Fachgebiete** (siehe Differentialdiagnose und Lehrbücher der Chirurgie)

gynäkologische Ursachen

– bei jungen Frauen
- Extrauteringravidität
- Adnexitis
- stielgedrehtes Ovar
- intraabdominelle Blutung

– bei älteren Frauen
maligner Tumor

Klinik

- zunehmende **Verschlechterung des Allgemeinzustandes**
- akut auftretende **Schmerzen im Abdomen**
- Störung der Darmmotorik und /oder Miktion
- peritoneale Reizung
- Fieber
- Übelkeit, z.T. mit Erbrechen

Abwehrspannung, Druck- und Loslassschmerz weisen auf eine **peritoneale Reizung** hin.

Diagnostik

Anamnese

Zyklusanamnese, Schwangerschaften, genaue Schmerzanamnese (Beginn der Schmerzen, Dauer, Schmerzcharakter, Lokalisation, Ausstrahlung), Frage nach Miktion und Stuhlgang, Auslandsaufenthalten, Geschlechtsverkehr, Infektionskrankheiten

allgemeine Untersuchung

- **Inspektion** der Bauchdecke: Hautveränderungen, Narben, äußere Verletzungen
- **Perkussion:** geblähtes Abdomen
- **Palpation:** Beschaffenheit der Bauchdecke (harte Bauchdecke mit Abwehrspannung bei intraabdominellem Krankheitsbild), Resistenzen (z.B. walzenförmige Resistenz im linken Unterbauch als Zeichen einer Sigmadivertikulitis), Druckschmerz
- **Auskultation:** Darmgeräusche, Nebengeräusche (z.B. Strömungsgeräusch von Blutgefäßen)

gynäkologische Untersuchung	• Inspektion des Genitales • bimanuelle Untersuchung • Untersuchung mit dem Spekulum
Labor	Hb-Kontrolle, Elektrolyte, Lactat, Gerinnung
apparativ	• **Sonographie:** je nach Ursache z. B. freie Flüssigkeit im Bereich des Douglas-Raumes, Ruptur von Organen • ggf. Vaginalsonographie • ggf. Röntgen Abdomen • ggf. CT
operativ	ggf. Laparoskopie oder Laparotomie
Differentialdiagnose	Es kommen Differentialdiagnosen aus vielen Fachbereichen infrage, z. B.: – **Chirurgie** (z. B. Appendizitis, Sigmadivertikulitis, Darmruptur, Ileus, Mesenterialinfarkt, Meckel-Divertikel, Ulkusperforation) – **Urologie** (z. B. Nierenkoliken, Harnwegsinfekte) – **Innere Medizin** (z. B. Gastroenteritis)

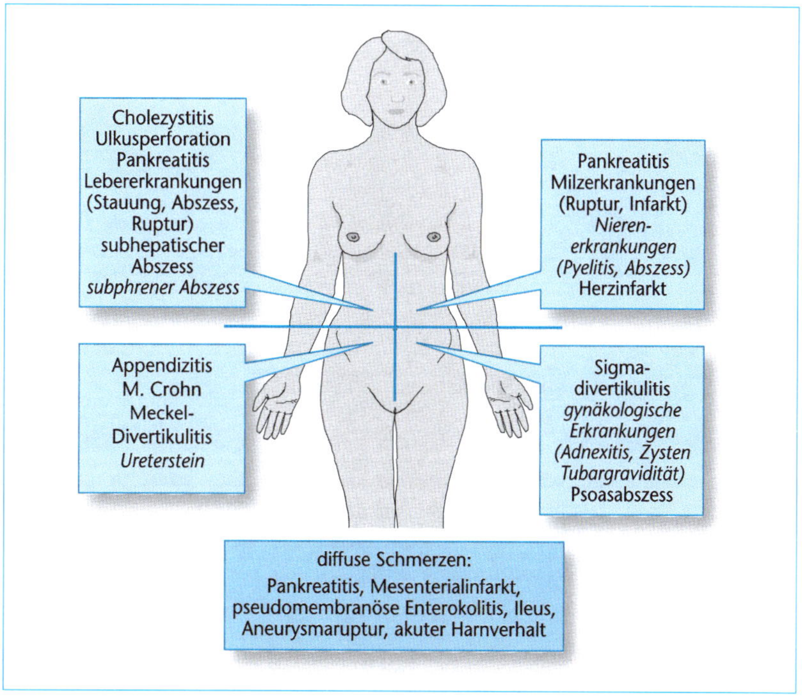

Abb. 11.2: Differentialdiagnose des akuten Abdomens [8]

Therapie

Sicherung der Vitalfunktionen	• Sauerstoffgabe • Volumengabe • Sicherung der Atemwege
Schmerztherapie	• Mittel erster Wahl: Buscopan und Novalgin i.v. • bei Versagen dieser Medikation Opiat oder Opioid (z. B. Dipidolor oder Fentanyl)

> **Schmerzmittel** sollte man **erst nach Abschluss der körperlichen Untersuchung** verabreichen, da sonst eventuell wichtige Symptome bei der körperlichen Untersuchung nicht bemerkt werden **(Verschleierungsgefahr).**

Ursachenbeseitigung ggf. durch Operation

Prognose je nach Ursache und Ausmaß der zugrunde liegenden Erkrankung sowie der anschließenden Therapie verschieden

11.3 Toxisches Schocksyndrom

siehe Kap. 7.2.3

11.4 Ovarielles Überstimulationssyndrom

siehe Kap. 1.7.3

11.5 Vergewaltigung

Definition: Geschlechtsverkehr gegen den Willen der Frau · Synonym · Epidemiologie
Ätiologie/Pathogenese: Verletzungen · psychisches Trauma
Klinik: Verletzungen des äußeren Genitales bis zu Pfählungs- oder Rissverletzungen
Diagnose: kurze Rekonstruktion des Tathergangs · Anamnese · Untersuchung · Labor · apparativ · Differentialdiagnose
Therapie: Wundversorgung · Empfängnisverhütung · psychologische Betreuung

Definition Eine Vergewaltigung liegt vor, wenn der **Geschlechtsverkehr gegen den ausdrücklichen Willen der Frau** (unter Androhung bzw. Anwendung von körperlicher Gewalt oder anderer nachteiliger Folgen) erzwungen bzw. bei **Bewusstlosigkeit** oder **Willenlosigkeit** vollzogen wird. Es handelt sich dabei um eine **strafbare Handlung**, die der Polizei angezeigt werden muss.

Synonym Sexualdelikt, Notzucht

Epidemiologie sehr hohe Dunkelziffer, da nicht alle Straftaten der Polizei zur Anzeige gebracht werden

Ätiologie/Pathogenese Vergewaltigungen sind als dringende Notfälle zu betrachten, da einerseits der erzwungene Geschlechtsverkehr häufig zu **Verletzungen** (v.a. Genitalorgane, Rektum- und Dammbereich) führt, andererseits die Opfer **psychisch stark traumatisiert** sind.

> ! Eine Vergewaltigung ist **altersunabhängig,** deshalb auch bei Säuglingen, Kindern und älteren Frauen bei entsprechender Verletzung an eine potentielle Vergewaltigung denken! **Meist sind die Täter dem Opfer bekannt,** oft sind es Verwandte, Bekannte oder der Lebenspartner, deshalb bei Bedarf solche Personen aus dem Raum bitten.

Klinik

Die Symptomatik ist sehr unterschiedlich und reicht von leichten **Verletzungen der Scheidenregion** bis zu komplizierten **Pfählungs- oder Rissverletzungen,** die u. U. bis ins Peritoneum reichen können.

Diagnose

Vergewaltigungsopfer befinden sich in einer psychischen Extremsituation. Um die Patientin keinem weiteren emotionalen Stress auszusetzen, sollten **Anamnese und Untersuchung möglichst behutsam** durchgeführt werden. Bei Möglichkeit sollte die untersuchende Person weiblich sein und die Untersuchung in Anwesenheit einer weiteren Person vornehmen.

> ! Der Arzt ist erst nach schriftlicher Einverständniserklärung der Patientin von der **Schweigepflicht gegenüber Dritten** (z. B. Polizei) entbunden.

kurze Rekonstruktion des Tathergangs

vorsichtiges, beruhigendes Eingehen auf die Patientin, brüske Formulierung der Fragen vermeiden. Wenn die Patientin bei eindeutigen Hinweisen auf eine Straftat **keine Angaben machen will,** ist es ratsam, sie trotzdem genauestens zu beraten (ggf. Telefonnummer eines Frauenhauses oder einer Beratungsstelle mitgeben). Bei **Kindern** sollte jedem Verdacht sehr genau nachgegangen werden (ggf. Jugendamt oder Staatsanwaltschaft benachrichtigen).

- **Tathergang:** Ort, Zeit, Art und Dauer der Gewaltanwendung (z. B. Schläge, Würgen)
- **Art der sexuellen Handlung** (z. B. Verwendung von Fremdkörpern)
- **Verhalten nach der Tat** (z. B. Duschen, ausgiebiges Waschen, Erstversorgung von Verletzungen)
- **Art der Verletzungen**

Anamnese

Frage nach Zyklus, Schwangerschaften, Krankheiten (v. a. Geschlechtskrankheiten), letztem freiwilligen Geschlechtsverkehr, Medikamenten (v. a. Kontrazeptiva), aktuellem Drogen- oder Alkoholgenuss

Untersuchung

dient v. a. der **Feststellung von Verletzungen** und dem **Asservieren von Spuren** für eine etwaige rechtsmedizinische Untersuchung. Folgender Untersuchungsgang sollte berücksichtigt werden:

- Beurteilung des Allgemeinzustandes
- **Untersuchung des gesamten Körpers:** Suche nach Verletzungen und Spuren des Täters (z. B. Bissabdrücke, Haare, Körpersekret). Körpersekrete des Täters (z. B. Speichelreste) werden mit einem feuchten Tuch entfernt und im getrockneten Zustand an das rechtsmedizinische Institut weitergeleitet.

> ! Alle erhobenen Befunde, z. B. Hämatome, Kratzer, Würgemale, Schlagfolgen, Schürfwunden usw., müssen genauestens dokumentiert werden. Ggf. sind Skizzen oder Fotografien anzufertigen.

- gynäkologische Untersuchung:
  - **Inspektion des äußeren Genitales** mit Suche nach Verletzungen (z. B. Schleimhautschäden, Fissuren, Defloration)
  - **Inspektion des inneren Genitales** mit Abstrichentnahme (dabei mehrere Wattetupfer benutzen, nach dem Abstrich lufttrocknen und sicher verwahren)
- **Untersuchung der Analregion**, ggf. Abstrichentnahme
- **Untersuchung der Mundregion**, ggf. Abstrichentnahme

> Die **körperliche Untersuchung nach Vergewaltigung** sollte mit größter Vorsicht durchgeführt werden, um nicht zu einer weiteren Verletzung beizutragen. Außerdem empfinden vergewaltigte Frauen große Angst vor einer vaginalen Untersuchung. Als Mann sollte man, wenn möglich, eine weibliche Kollegin bitten, die Untersuchungen durchzuführen.

Labor

- Urinprobe
- Gonorrhoe-, Lues-, HIV-, Hepatitis-Screening
- HCG-Bestimmung zum Schwangerschaftsausschluss

> ! Nach Vergewaltigung empfiehlt sich eine sofortige serologische Untersuchung, um den **Status vor der Vergewaltigung** zu dokumentieren. Der HIV-Test sollte deshalb zusätzlich nach 1, 6 und 12 Monaten wiederholt werden

apparativ

je nach Verletzungen Durchführung **weiterer diagnostischer Maßnahmen** (z. B. Sonographie, Röntgen, CT)

> ! Beweismaterial für Rechtsmedizin:
> - Körpersekrete des Täters
> - Abstriche (genital, anal, oral)
> - Auskämmen der Schamhaare
> - Urinprobe
> - (Unter-)Wäsche

Therapie

je nach Verletzung sollte die entsprechene Therapie eingeleitet werden:

Wundversorgung

- Blutstillung
- Wundversorgung
- Naht von Rissen im Vaginal-, Damm- und Anusbereich bzw. Operation
- Entfernung von Fremdkörpern

Empfängnisverhütung

bei unsicherem Empfängnisschutz **Möglichkeit zur Empfängnisverhütung** anbieten

- Medikament der Wahl ist die „Pille danach“ (z. B. Tetragynon)
- bis 5 Tage postkoital Einsetzen eines IUP

psychologische Betreuung

die Patientin sollte möglichst zeitnah die Möglichkeit einer **psychologischen Betreuung** erhalten

Register

F

G

L

M

Q

R

S